U0135195

中医入门大医讲记

——胡永盛医述

赵德喜　贾秋颖　主编

全国百佳图书出版单位

中国中医药出版社

·北京·

图书在版编目（CIP）数据

中医入门大医讲记：胡永盛医述 / 赵德喜，贾秋颖主编 . —北京：中国中医药出版社，2023.2

ISBN 978-7-5132-7831-7

Ⅰ.①中… Ⅱ.①赵… ②贾… Ⅲ.①中医医学基础

Ⅳ.① R22

中国版本图书馆 CIP 数据核字（2022）第 181733 号

中国中医药出版社出版

北京经济技术开发区科创十三街 31 号院二区 8 号楼

邮政编码　100176

传真　010-64405721

三河市同力彩印有限公司印刷

各地新华书店经销

开本 880×1230　1/32　印张 9.5　字数 204 千字

2023 年 2 月第 1 版　2023 年 2 月第 1 次印刷

书号　ISBN 978-7-5132-7831-7

定价　49.00 元

网址　www.cptcm.com

服 务 热 线　010-64405510

购 书 热 线　010-89535836

维 权 打 假　010-64405753

微信服务号　zgzyycbs

微商城网址　https://kdt.im/LIdUGr

官 方 微 博　http://e.weibo.com/cptcm

天猫旗舰店网址　https://zgzyycbs.tmall.com

如有印装质量问题请与本社出版部联系（010-64405510）

《中医入门大医讲记——胡永盛医述》
编委会

主　编　赵德喜　贾秋颖

副主编　刘立明　赵金祥　张丽秀　张冬梅

编　委（以姓氏笔画为序）

丁盈月　于松萍　于俊超　王　迪　王　檀

王希元　王维琼　王新娜　牛　萍　史方舟

付玉娟　刘　璐　刘立明　苏　政　苏　获

苏　晶　苏　鑫　李金剑　杨道迪　张文风

张冬梅　张丽秀　张海波　赵金祥　赵德喜

贾秋颖　徐巧丽　粟　栗　翟　超

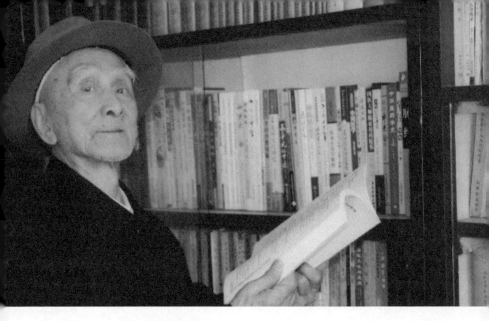

胡永盛简介

胡永盛（1926—2018），男，汉族，吉林省吉林市人。7岁入学，12岁毕业于乡里小学后，在吉林市平瑞医塾研读兼实习六年，师从于吉林市名医盖受益。盖老为清末进士杨静修的弟子，盖老教徒甚严，对于所教课程，如"四书""四小经典"和"四大经典"等，要求熟练掌握，并能快速背诵，故而胡老得以在少年时期打下坚实的国学及医学基础。

1945年，胡老在长春东方医学院附设汉医讲习会进修，同年就职于吉林市中医师公会，任办事员。1949年，参加卫生部东北区统考中医师合格（证书编号：01497），在吉林市河南街第八联合诊所任内科主任。1954年，奉调长春中医学院任教。

胡老曾担任国家自然科学基金会医学评审组评委、吉林省新药评审委员会评委、吉林省高等学校中医学科职称评委、吉林省高级卫生技术职务评审委员会中医内科专业评委，吉林省中医学会理事、长春市中医学会理事、吉林省药学会理事，张仲景国医学院名誉教授，长春中医学院国际部顾问。1991年，被选定为首批国家人事部、卫生部、中医药管理局全国名老中医药专家学术经验继承工作指导教师。

1985年获省优秀教师荣誉称号。同年，中成药"颐和春"的研制获省级科学技术进步四等奖。1986年中成药"颐和春"获长春首届发明与革新奖（第一发明，革新者），1992年起享受国务院政府特殊津贴。

胡老从事中医教学工作35年，主讲过中医基础学、中医内科学、中药学、方剂学、中医各家学说等课，曾任方剂学和中医各家学说教研室主任，尤其对方剂学研究颇深，并参加高等医药院校《方剂学》教材的审编工作。胡老在教学工作中治学严谨，以身作则，对学生诲人不倦，呕心沥血，为中医药事业培养了大批人才。

在教学之际，胡老并没有放弃临床，而是将教学与医疗结合，理论与实践互补，有大量临床实例与经验作为源头，令胡老课堂的氛围如流水般生动活泼，获得学生一致好评。

三代医学传承、自幼练就的理论及临床功，加以多年的教学经验，使得胡老对医学的理解不断深化，融会贯通，自成一炉。

老人家孜孜于医学，疏懒于名利，浓粥淡茶，怡然自乐。常以"伤寒论序"及"大医精诚"律己，并要求门下弟子必须背诵纯熟，扎好医德的根。对慕名而来的求医者，从不问其贵贱贫富，一视同仁，用他自己的话来说，是"从来不记得患者是多高的官，但是记得患者的病"。正因为他简于应酬，精于业务，故其医疗水平日日精进。常见各种疑难杂证在其手中如春风化雨般化解消匿，人称"小胡仙"。

胡永盛名老中医药
专家传承工作室全体成员

指导老师： 胡永盛

负 责 人： 赵德喜

成　　员：（以姓氏笔画为序）

王　迪　　王　檀　　王维琼　　史方舟　　付玉娟

刘立明　　苏　荻　　苏　鑫　　杨道迪　　张文风

张冬梅　　张丽秀　　张海波　　赵金祥　　赵德喜

贾秋颖　　粟　栗

编写说明

中医药是中华民族优秀文化的瑰宝，是中国特色医药卫生事业的重要组成部分。我国的中医药学具有悠久的发展历史，从远古时代医药学的经验积累，到秦汉时期大量经典著作的问世，中医药学逐步完成了其深厚的理论框架的构建。在中医药学漫长的发展历史中，涌现出了诸多杰出的医药学家，对于中医药理论的丰富和完善作出了不可磨灭的贡献。

一直以来，党中央、国务院高度重视中医药事业的发展。国家中医药管理局更是高度重视名老中医药专家的学术经验继承工作，此项工作以遵从中医药学术思想和临床经验师承授受的自身发展规律，以及突出中医临床疗效为出发点，有效继承和发展中医药学术，进一步推动中医药事业的发展和临床人才的培养。

胡永盛教授是长春中医药大学已故著名教授，在校任教35年，从事临床工作60余年。胡老先生医术精湛，出诊早年即被誉为吉林四小名医之一，因诊病疗效出神入化，同时还流传有"小胡仙"的称号。

胡老先生一生诊务繁忙，著述不多。但在先生临床及教学过程中，常常妙语连珠，常常令跟师者茅塞顿开，犹如醍醍灌顶，跟师者常常多年后还能记得先生的谆谆教诲、音容笑貌。在胡老先生仙逝之后，我们收集整理先生生前的一些手稿，编撰成书，以飨读者。其内容无论对于中医的初学者，抑或一定临床经验的医生，都会引发不同程度的思考。同时，对于胡老先生学术经验的传承与发扬也具有深远的影响。

由于编写者学识有限，时间仓促，必然有很多不足之处，而且不能完全代表胡老先生的学术水平，还请读者不吝赐教。

编委会

2022 年 5 月

目录

第一章

大医之路

胡老学习中医历程

公元1926年农历腊月初一，胡永盛教授出生于吉林省吉林市船营区，1933年，入吉林市迎恩街小学就读。胡老自幼体弱多病，曾患有颈淋巴结结核，因自身病痛而推己及人，遂萌发学医之念。小学毕业后，胡老在吉林市平瑞医塾研读学习，师从吉林市名医盖受益。盖老为清末"进士及第"杨静修的弟子，教徒甚严，对于所教课程，如"四书""四小经典""四大经典"等，要求通读快熟，这使得胡老在少年时期打下了坚实的国学及医学基础。

胡老的授业恩师盖受益，初为平瑞医塾先生，后为沈阳医科大学中医科主任，教授。胡老经常赞叹："恩师不仅学识渊博，而且医德高尚，淡泊名利，退休之后，推掉一切世俗虚名，勤学不倦，继续诊病育人，实为中医界之楷模。"胡老认为恩师对自己的影响极深，他总是说："教我的盖受益先生是一位儒医兼备之士，亦是一位具有真才实学的好老师。恩师常说'费些心思才有心得'，遵师所言，脚踏实地，循序渐进，为自己的业务打下了基础。恩师对学生的要求亦很严格，常说'学医的路子一定要正，不能因为图快，走歪了道'，这教导我一直牢记在心，并影响到我后来的工作。"盖受益先生堪称为对胡老成才和学术影响最重要的一个人。

在学医期间,胡老同门弟子不下 50 人,均先从"四小经典"(实际是四本启蒙书)开始"念诵",不管是否完全理解,均要求熟读和背诵。以《药性歌括四百味》《濒湖脉学》《汤头歌诀》《医学三字经》开列书目,循序渐进地开始了中医药入门学习,每日"号书"(即每天按师父规定,背诵一定数量的内容)。把书放在老师面前,侧身背诵;完成后再接受新的"号书"(即再接受新一天的背诵内容)。如果没有完成规定的背诵,则会受"打手板"的处罚。熟记"四小经典"后,才开始学习"四大经典",除熟读、背诵外,老师始开始讲解,以《伤寒论》《金匮要略》《黄帝内经》《神农本草经》之序学习。因为有"四小经典"的基础,握有了学习中医的第一块敲门砖,所以学习起来比较容易理解和记忆,经过数年的学习,从熟读、背诵,至初步理解"四大经典"的内容和掌握了中医思维方式,日积月累,终学有所成。

胡老现在还感慨这种学习方法的益处,如《医宗金鉴·凡例》中说:"医者,书不熟则理不明,理不明则识不清,临证游移,漫无定见,药证不合,难以奏效。"即"背诵"是为了"书熟","书熟"是为了"理明","理明"是为了"识清",而"识清"最终是为了临床上能够"药证相合"。他常说:"这好比盖楼房先打好地基一样,务求固其根本。有些古典医籍读时可能很费力,但读懂了,深化了,不仅不易忘掉,终身受益,而且也有利于将学过的知识系统化、条理化,便于触类旁通,举一反三。"当时,在理论学习的同时,老师也经常在往诊时带其临诊,胡老耳濡目染,对临证也有了初步感受。

盖受益老师的一次起死回生的诊疗救治经过，对胡老影响颇为深刻。一日，吉林东寺胡同一急诊患者家属前来求治。胡老随师父急去出诊，盖老师诊其为"痉病"（相当于现代传染病之流行性脑脊髓膜炎）。患者除抽搐外，已半月不大便，甚为危重，曾在外国传教士开的"高大夫医院"治疗半月，毫无起色，行将就木，家属已经准备了棺材。盖老师用增液汤合大承气汤予以治疗，药仅两剂，患者燥屎尽出，下来的粪便十分坚硬。其后，患者神清痉解，起死回生。此次经历对胡老影响最为深刻，使其真正认识到了中医的"神奇"，也坚定了走中医之路的信念，故此毫无彷徨地为中医的继承和振兴奋斗了数十年。此次随师救危的一次铭心诊疗，可谓是对胡老成才和学术影响最重要的一件事。

1945年，胡老于盖老师门下出徒后，又就读于汉医讲习会办的"长春东方医学院"，学制4年，但因"光复"日本投降，学校停办而辍学。胡老后又"挖门"求人，投于曾任吉林省汉医会会长、吉林市中医学会名誉会长的王仙舟门下，从师习医临床。王氏擅长补土、滋阴，对内科杂病、虚劳痼疾、经产诸科的诊治均有独到之处。

1947年，胡老开始自行从业，为邻人及亲朋诊治疾病；1949年，新中国成立后，胡老参加并通过国家卫生部医师资格统考，获得"中医师"行医证（证号01497）；同年，与师兄白士俊、汪申等人一同开设吉林市河南街第八联合诊所，任内科主任。

由于理论功底扎实，如其自述"到了临证，心之所向，手之所指，方药娴熟，理论功深，则左右逢源，无往而不胜"，胡老活人无数，而成为吉林四小名医之一，人称"小胡仙"。

1954 年，吉林省省会由吉林市迁往长春市。9 月 20 日，胡老调入吉林省中医进修学校任教员，开始了中医教学生涯。时值建校伊始，教师人少，胡老以对中医的无限热爱之情，投身到教学第一线。他曾主讲医史、诊断、中药、方剂、内科（部分）、各家学说等六门课程，不断交替，天天有课，工作量大，常常备课到夜半，却从不叫苦，每门课程都严谨地写出教学方案和讲稿，从不为图省事而使用旧讲稿。他注重理论结合实践，讲课条理清晰，把一些疑点、难点，喜用一些大家熟悉的事物来比喻，生动有趣，易懂易记，课堂效果非常好。在课程中胡老时刻强调医德内涵，常说："技术差点还可以通过学习来补上，而医生职业道德要一生恪守。"

1958 年，吉林省中医进修学校在原有基础上，扩建为"长春中医学院"。胡老身为建校元老，曾在中国医学史、中药学、中医诊断学、内经知要、内科学、方剂学、各家学说等课程建设及教学中作出贡献，并曾任中药方剂、各家学说等教研室主任。在多年的教学实践中，无论是传道授业，还是师徒相传，胡老均做到了"倾囊相传弘国粹"，并对中医成才模式等有了深刻的体会和感悟。

胡老在课堂教学中，总是精神矍铄，语言精练，并能充分调动学生的学习热情，使课堂气氛生动活泼。如讲授《方剂学》，胡老在讲到解表剂概说部分时，为强调立法依据——"汗法"的重要性，将其概括为"治早、治好、治了"；在讲授小柴胡汤柴胡与黄芩二药"和解少阳"配伍时，用"柴胡透达少阳半表（在经）之邪；黄芩清泄少阳半里（在腑）之热"来概括；在讲授大承气汤大黄、芒硝相须配伍时，于详细讲解大黄、芒硝之作用及现代药理知识后，用一句"芒硝配大黄，必定走大肠"来概括。这些语言形象生动，便于同学理解和记忆。

胡老在课堂教学中，注重临床经验和现代研究等"新知"的纳入。首先，胡老认为中医学是一门综合医学，方剂学又是从基础过渡到临床的桥梁课程，因此，结合临床经验十分重要。胡老师在讲授课程中，不断融入临床经验，如仙方活命饮中穿山甲、皂角刺，在疮疡未成脓（用量5g左右）和成脓后（用量10g左右）的用量变化；根据十枣汤化裁并改变用法（将方中三味峻下逐水药煎汁后浸入山药，阴干后制散），使峻药缓治，制成"涤饮散"的经验等，使课堂教学引人入胜。其次，胡老又主张现代研究成果的纳入，尤其是在课堂讲授中结合方剂的现代药理研究成果，从而验证中医方药配伍的合理性，指导合理选用药物。如此，学生在扎实中医基本功底的同时，又吸收现代医学的知识与思维，在两种医学的渗透、互补、完善中提升认识。胡老在教学中非常注重基本功训练。他认为中医要想发展，必须"在继承中变革，在变革中创新"，没有继承，就无从创新。因此，学习中医，首先"重在继承"，要打下良好的基本功底，只有"根深"，才能"叶茂"。胡老在担任方剂教研室主任期间，组织教研室老师制作方剂标本，并在期末考试中加入口试内容，让同学首先辨认标本，然后背诵方剂歌诀，再回答相关提问，使同学在"认药""方歌背诵""方剂相关知识"等方面，均打下了良好的基本功底。同时，胡老又在课后指导学生阅读书目：以自己的亲身学习体会指导学生，先从"四小经典"开始"念诵"，以《药性歌括四百味》《濒湖脉学》《汤头歌诀》《医学三字经》之序，循序渐进地学习。熟记"四小经典"后，再学习"四大经典"，以《伤寒论》《金匮要略》《黄帝内经》《神农本草经》之目次学习。他同时强调"四大经典"必须通过熟读－背诵－理解的过程，才能深扎根基，否则根底不牢，就会被大风刮倒，如同"豆腐渣"工程。胡老还指出，"背诵"是为了"书熟"，"书熟"才能"理明""识清"，才可在临床应用时脱口而出，做到心中了然，触机即发，驾驭自如。

胡老虽然推崇师承教育模式，然而亦认为身在其位，须谋其职。故自从1955年调入"吉林省中医学校"后（现长春中医药大学前身），胡老作为一名中医教师，从教三十余载，一直兢兢业业得从事着院校的中医教育，在理论教学的同时，还担任临床带教等工作。直至1991年经国家人事部、国家卫生部、国家中医药管理局批准，决定为全国500名著名专家配备学术继承人，胡老才正式收了第一名徒弟。其后，胡老又分批收了多名弟子，并长期为长春中医药大学方剂学科研究生义务临床带教。胡老带徒，严格要求，言传身教，口授心传，弟子耳濡目染，潜学真传。名师出高徒，岐黄薪火传，弟子们在临床跟师的过程中慢慢感悟中医的深厚内涵，以及老师的人格魅力和学术魅力。他们如今已在中医教学和临床中起到了骨干作用。在研究生临床带教中，胡老也毫不含糊，随时指教，当遇到有意义的病例时，会现场给学生讲解，事后结合病例进行讨论，毫无保留地传授学术经验，使学生们临床用药更加灵活，临床疗效得到很大幅度的提高。这种临床带教的实质，是将传统师承教育的方法融入现代高等中医教育之中，是高等院校教育的补充和延伸，可谓是培养高质量中医药人才的重要途径之一。除上述高层次的师承教育外，胡老也曾为"自学成才"的民间医生指点迷津。如一位长春近郊的"赤脚医生"，曾来胡老家拜师，面对他渴求的师傅"长跪不起"。胡老虽年事已高，也只好应允收其为徒。其后，家里就多了一位求师问技的"常客"。这位"常客"曾感慨："我这一跪，跪来了神医胡老，跪来了高深的辨证医术，跪来了传统的医学知识，跪来了悬壶济世的信心，跪来了做人的原则……胡老有着精湛的医术，认真负责的思想，刻苦钻研的精神，对学生孜孜不倦教导的高尚情操，他永远是我们医门后代的榜样。"

胡老认为，要想成为中医的"有用之才"，要重视以下三要素：①重在继承，勇于创新：胡老认为，中医要想发展，必须"在继承中变革，在变革中创新"，没有继承，就无从创新。在"继承"中，胡老善采诸家之长，曾有"正确地对待各家学说，在继承发扬中医学遗产上是值得重视的课题"之言，要"汲取各家之长，以补自家之短……通过实践融会贯通"；在"创新"中，胡老又倡导"医疗人文精神"，重视医患合作和信息反馈。"继承"和"创新"两相结合，从而验证中医方药配伍的合理性，指导药物的合理选用，以及在临床实践中的中西医结合治疗。要为创造我国独特的新医学、新药学而奋斗。②踏实学习，不断进取：学习不能找窍门，必须踏踏实实，没有捷径可走。学问之道，可用"四不得"概括——藏不得、掖不得、虚不得、假不得。③善于总结，汲取教训：胡老认为，借鉴他人的经验固然重要，而总结自己的经验更为重要，要把自己认识清楚了再去认识别人，不然就会如人所说"嘴尖皮厚腹中空"。其中，尤其要重视总结失败的案例，失败之后吸取教训，这才是经验。胡老曾说："自已在日常临床过程中，也有失误的例子，为了警惕自己，每在初诊处方笺底记下过程，晚间查书对证，倘此方不效时，复诊时应改换何方，想好下一步治疗措施，做到心中有数，临诊时方能忙而不乱。因为乱则马虎，马虎则易出差错。对误治或久治不愈者，从中吸取失败教训，不断积累经验，提升自己的思维，这一点对医生很重要。"

胡老的主要著作有《中药方剂学讲义》（长春中医学院方剂教研组编，吉林人民出版社1959年出版）《〈串雅内编〉选注》（人民卫生出版社1980年出版）《新编中成药》（吉林科学技术出版社1987年出版）《民间医方传心录》（吉林科学技术出版社2004年出版）《民间偏方奇效方》（吉林科学技术出版社2007年出版）等，发表学术论文近30篇。

胡老1985年获"吉林省优秀教师"称号；1988年获中国中西医结合研究会颁发的"为我国培养中西医人才做出贡献"的荣誉证书；1990年获吉林省卫生厅颁发的"在吉林省医学教育战线辛勤耕耘卅年对发展医学教育事业做出贡献"的荣誉证书；1991年被选定为第一届国家人事部、国家卫生部、国家中医药管理局500名全国名老中医药专家学术经验继承工作的导师；1992年10月起，享受国务院政府特殊津贴；作为第一发明人研制的中成药"颐和春"，于1986年获长春市首届发明与革新奖，1987年获农牧渔业部优秀产品奖，被列为国家药品监督管理局科研产品。

胡老学术思想

医学流派是医学理论（包括学术思想）产生的土壤，其提出的理论或方法，是同时代其他医学流派没有提出或不完全具备的，即开拓了某一个新的领域。因此，中医学的发展史，可以一定程度上理解成中医流派的发展史。而胡老在医学流派及医学理论传承上，则主要经历了由"经方派"到"时方派"，再到"补土派"的三次转变。

胡老为人诚恳朴实，治学严谨。他不追名逐利，不喜交际应酬。几十年来，他孜孜不倦地钻研中医学术，汲取古今名家的思想精华，对四大经典探讨尤深。他早期医风酷似其恩师盖受益老先生（经方派），喜用经方；后期他在临床中见到温热性病尤多，于是开始上溯伤寒之源（对《伤寒论·辩阳明病脉证并治法》更是着力尤多），下汲温热之流，逐渐推崇叶天士，喜读吴鞠通之《温病条辨》，认为不必拘于寒温之争。在国家三年自然灾害期间，由于脾胃病较为多见，胡老则重温《脾胃论》，而后私淑李东垣。他身体力行，博采古今各家之长，为其所用，曾深有体会地说："医法圆通，贵在尊重客观。"如此才能更好地为群众服务。回顾学医之路的三次转化，胡老感叹："真是'书到用时方恨少，事非经过不知难'，其中甘苦、冷暖自知。"胡老经常告诉我们，中医学绝不是单纯的医学，其涵括了天道、地道、人道，三才一贯，外师造化，内得医源。胡老经历数十年临床，终深悟东垣调补脾胃的思想乃"医中之王道"，甚切实用。

东垣提出"内伤脾胃，百病由生"，这一思想来源于《黄帝内经》。又由于其处于战乱时期，故东垣总结出脾胃虚弱，中气不足，易被病邪所侵，必须重视脾胃的理论。胡老私淑东垣思想，在李氏以脾胃为本的理论基础上，提出"精津一体"和"两天并补，以脾为主"的理论，实为对东垣重视脾胃思想的继承和发展。

（一）"精津一体"论

胡老经过多年探索，在学术思想上发展了中医"精血同源""津血同源"之说，提出了"精津一体"论。

中医学素有"肝藏血""肾藏精""精血同源"之说，"精血同源"又被认为是乙癸同源（即肝肾同源）的物质基础。"肝藏血""肾藏精"的论述，早在《黄帝内经》中就有明确的记载。"精血同源"在《黄帝内经》中虽没有直接的论述，但有关于精、血"并属于水"的间接论述。清代唐容川指出："男子以气为主，故血入丹田，亦从水化，而变为水，以其内为血所化，故非清水，而极浓极稠，是谓之肾精。"也就是说，精血并属于水，只是颜色和稀稠不一。

中医学历来又有"津血同源"之说，是基于对其成分主要由水构成的认识。津液和血，性皆属阴，均来源于水谷精气。津液和调，变化而赤为血。津液与血在生理上可相互转化，在病理上亦相互影响，同盛同衰。津液注之于脉，可转化为血；血中之液渗于脉外，即成为津。故称"津血同源"。

胡老认为，既然"精血同源""津血同源"，自然可引申、发展为"精津一体"的理论。也就是说，阴精与津液并属于水，在生理上可相互转化，在病理上亦相互影响，同盛同衰。且精、津、血、汗同类而异名，皆为人体的阴精，根源于肾，生化于脾胃，其中尤重于脾胃。气血精津与脾胃在生理、病理方面有着密切相关性，即脾胃既是气血精津的生化之源，也是导致气血精津病变的根本所在。由于二者相互间的生理关系，在气血精津因其他原因而发生病变后，也可导致脾胃发生病变。因而，在临床治疗中，无论病情有多么复杂，都应以脾胃为核心，主治脾胃所以治气血精津，治气血精津当从脾胃论治。于此，既强调了胡老对脾胃的重要认识，充分体现其"精津一体"的理论，又发展了东垣重视脾胃的思想。

验案举例：

赵某，男，35岁。1980年5月7日初诊。患病半年，经常口渴，每昼夜能饮4暖瓶水，小便过频，日夜10余次，尿液混有脂膏。体质消瘦，神疲困倦，肢体乏力，语声低微，腰痛腿软，时有头晕，两颧微赤，口干，唇皲裂；舌尖微红，苔稍黄而燥，脉细数无力。化验：尿糖（+++），空腹血糖13.32mmol/L。诊为肾消（西医诊断：糖尿病），病属肾虚精耗，阴虚阳亢之肾消（下消）。治宜补肾填精，生津止渴。处方：茯苓10g，党参20g，天花粉15g，黄连10g，萆薢15g，玄参20g，生地黄40g，鸡内金30g，覆盆子20g，甘草10g，黑豆50g，猪胰1具。先以水煮猪胰（切成小块）和黑豆熬开，取凉汁再合前10味药同煎，分2次温服（猪胰与黑豆亦可加调料制熟，佐餐食）。

复诊：前方服 6 剂，口渴轻，饮水量减至每昼夜 2 暖瓶，腰痛、乏力有所减轻，惟头晕重，服上方加天麻 15g，生龙骨 50g。

三诊：前方又服 6 剂，饮水量减至每昼夜 1 暖瓶，小便量、次已转向正常。化验：尿糖（－），空腹血糖 5.55mmol/L。诸症消失，体力恢复，能上班工作。总计连服 18 剂而获痊愈。

消渴一证，多由脏腑阴虚燥热，而致津液输布失常，故治以清热生津为要。方中茯苓、党参健脾养胃，以补气血精津生化之源；玄参、生地黄清润补肾，化生精津；天花粉清养肺胃，生津止渴；黑豆入肾补虚；萆薢、覆盆子泌别清浊，固脂缩泉；黄连以除热因；猪胰润五脏，与鸡内金均属以脏治脏的疗法；甘草调和诸药。本病例虽为下消，病主在肾，但其方肺、脾、肾同治：补脾以资精津生化之源；补肾养精，补肺生津，肺肾同源，金水相生，精津互化。故本方既强调了"精津一体"的理论，又体现了东垣重视脾胃的思想。

上述方虽以治下消为主，亦可通治三消：上消以本方加杏仁、佩兰宣畅上焦气化；中消加生石膏、连翘宣畅中焦气化。对体重减轻明显者，党参改用白干参。本方以"猪胰润燥解热论治消渴"之题，载于《糖尿病中医药防治指南》（中国中医药出版社，2003 年出版）。

（二）"两天并补，以脾为主"论

中医学历来有"补肾不如补脾"与"补脾不如补肾"的学术之争，胡老纠其偏颇，提出"两天并补，以脾为主"的观点。而此观点是有其理据的，正如李中梓在《医宗必读》

中提出"先天之本在肾……后天之本在脾",以及在《删补颐生微论》中指出:"未有此身,先有两肾,故肾为脏腑之本,十二脉之根,呼吸之本,三焦之源,而人资之以始者也。故曰先天之本在肾……谷入于胃,洒陈于六腑而气至,和调于五脏而血生,而人资之以为生者也。故曰后天之本在脾……"

胡老认为"补肾不如补脾"与"补脾不如补肾"是古代医家可贵的经验总结,但也存在一定偏颇,这就需要辨证分析,灵活运用,才能有效地指导临床实践。脾为后天之本,肾为先天之本。脾主运化,须借肾中阳气以温照;肾藏精气,又赖脾化生精微以充养。因此,在生理上,脾与肾是后天与先天相互资助、相互促进的关系;在病理上,两者亦常相互影响、互为因果。如肾阳不足,不能温煦中焦;或脾阳久虚,损及肾阳,均可导致腹中冷痛、下利清谷等脾肾阳虚证。其实,"补肾不如补脾"与"补脾不如补肾",正是从两个不同的角度揭示了脾与肾的这种依存关系,只是由于两派医家的临床经验不同,对脾肾关系的理解各有偏重。因此,他们在著作中不遗余力地阐述各自的学术观点,重此而略彼,从而形成了历史上的门户之见。由于疾病的发生、发展是错综复杂的,因此在临床上不能固守拘泥于这二说,而应灵活变通。胡老私淑东垣思想,东垣十分重视人体的"元气",云:"真气又名元气,乃先身生之精气也,非胃气不能滋之。"胡老认为脾胃是元气之本,元气又是健康之本,特别强调"人以胃气为本"。这是由于脾胃为后天之本,气血生化之源,灌溉五脏六腑,故五脏六腑中皆有脾胃之气。若脾胃发生病变,必然影响他脏。总之,东垣学说的根本在于强调了脾胃病变是内伤疾病本质的思想。胡老宗其以脾胃为本的理论,但又不拘泥于此。他认为脾与肾二脏，确实是在生理上相互资助、相互促进；在病理上，亦常相互影响、互为因果，而脾胃则是这个资助、促进、影响、因果的"中轴"。脾胃居中焦，是人体阴阳升降运动的枢纽。上焦肺气，赖此以宣发肃降；下焦肾阳，借此以升腾敷布，即其只有借助中焦的升发，才能顺利地伸达于上而布护一身。脾胃功能健旺，则上下之气承顺输转，阴阳水火彼此协调，机体可守其升清降浊之常。若脾胃功能衰颓，不能正常发挥其斡旋上下、输导气行之用，则当升者无力以升，当降者无力以降，中焦匮乏运转之力而呆钝抑郁，上下失畅达之机而困窒不舒，往往引起整个脏腑（包括先天肾）的功能运动失调紊乱。故胡老提出"两天并补，以脾为主"的观点，即五脏功能衰减或异常的病变，第一阶段补脾，待脾胃之气渐复，则上下之气才有承顺输转之机，阴阳水火才有彼此协调之能；第二阶段再行脾肾同补，才能达到"两天并补"，协调诸脏之效。如此治疗，体现了脾肾同补、同调的同时以补脾为主的理念，既纠正了"补肾不如补脾""补脾不如补肾"门户之争的偏颇，又丰富和发展了东垣重视脾胃的思想。

验案举例：

卢某某，男，24岁。2003年10月12日来诊。瘦弱、胃胀气不舒数月。患者自诉数月来体乏无力，胃纳不佳，食后胃胀，神少嗜睡，夜尿遗精。刻症：体瘦面黄，食少便溏；舌淡苔少，脉细弱。诊断其为虚劳，证属脾肾虚弱，治以补脾和胃为先。处方：茯苓20g，白术15g，焦三仙各15g，炒莱菔子15g，清半夏10g，陈皮15g，连翘15g，砂仁15g，川贝母15g，白蔻仁15g，竹茹10g。4剂，水煎服，1日半1剂。

10月19日复诊：服药近1周，自觉体力恢复，食欲好转，但夜尿遗精之症未减，故于上方加入补肾固精缩泉之品，以脾肾同治，先后天并补。处方：党参15g，茯苓20g，白术10g，木香10g，砂仁15g，鸡内金20g，焦三仙各15g，乌药15g，益智仁20g，川贝母15g，竹茹15g，甘草10g。4剂，水煎服，1日半1剂。

10月25日三诊：药后诸症均减，体力渐复，效不更方，仍以本方加减进退，调治月余而愈。

第二章

中医入门提要

阴阳学说在医学上的应用

阴阳学说具有古代朴素的唯物论和辩证法思想，是事物对立双方的总概括。其试图用阴阳的对立统一概念来阐明事物运动变化的规律。但是，由于当时历史条件所限，人们还不可能构建完备的理论体系，还不能就阴阳学说解释宇宙万物的变化规律。中医学运用阴阳这一朴素的辩证思想，说明人体生长、发展、变化的规律，其贯穿于中医学生理、病理，诊断、治疗以及药理等方面。我们学习阴阳学说在医学上的应用，目的就是要通过学习阴阳学说，了解中医学在人体生理和病理上的认识，以及疾病诊断和治疗方面的一般规律，从而能够正确认识和防治疾病。

我国劳动人民在长期生活、生产和医疗实践中，认识到自然界的物质运动和生物的生命活动中，都包含有对立统一的形式，如天与地、上与下、寒与热、内与外、升与降等。事物又都具有不同属性，用阴阳概括则是：一切沉静的、抑制的、消极的、寒凉的、在内的、向下的事物，都属阴；一切活动的、兴奋的、积极的、温热的、在外的、向上的事物，都属阳。由于事物是复杂的，又是千变万化的，所以又有阴中有阳、阳中有阴的变化。尽管事物千变万化，也不能超出阴阳对立统一的范畴。

　　古人用阴阳学说解释了自然界的现象，同时也解释了人体的生理、病理以及疾病的诊断、治疗等方面，均说明了事物的发展变化和对立统一关系。现就阴阳学说在医学上的应用简述于下。

一、阴阳在生理上的应用

　　我们知道，阴、阳是事物不同属性的代名词。《黄帝内经》云："夫言人之阴阳，则外为阳，内为阴。言人身之阴阳，则背为阳，腹为阴。"这是以阴阳代表人体内外的部位。《黄帝内经》又云："肝、心、脾、肺、肾五脏皆为阴，胆、胃、大肠、小肠、膀胱、三焦六腑皆为阳。"这是以阴阳代表脏腑之间的联系。

　　古人在长期的医疗实践中也认识到，人体的生理活动是极其复杂的，其各个生理活动之间的相互依赖、相互制约，亦是一种对立统一的关系。除上述用阴阳代指内外、脏腑以外，阴阳之中还有阴阳：肝、心、脾、肺、肾五脏为阴，而五脏之中又可分阴阳，如肾阴、肾阳、脾阴、脾阳等。此外，还有血为阴，气为阳；物质为阴，功能为阳等。

　　气和血、功能和物质，互相依赖又互相制约，两者相统一才能发挥作用。例如：气和血的关系是血为气之母，气为血之帅，气行则血行；物质和功能的关系是营养物质要靠各脏腑的功能活动才可被利用，而营养物质又是脏腑功能活动的物质基础。用阴阳来举例：人体储存于内的阴精，是卫外之阳气供给的物质基础，而阳气作用于外又是阴精的保卫者，可见人体的生理机能是互相为用、相辅相成的。总之，阴阳的相对平衡是机体维持生理活动（健康）的基础，而阴阳平衡的破坏（偏盛、偏衰）则是疾病发生的必要条件。

二、阴阳学说在病理上的应用

疾病是由于致病因素作用于机体，使机体内正常的互相依存、互相制约的对立统一关系遭到破坏，也就是阴阳出现偏盛、偏衰，进而导致的一系列病理变化。

人体内阴阳对立统一关系被破坏后，会表现为一方的偏盛或偏衰，而一方的偏盛或偏衰则必然要影响到另一方的变化，如阴偏盛则损阳，阳偏盛则耗阴，阴不足可致阳偏亢，阳不足又可致阴偏盛。《黄帝内经》云："阳虚则外寒，阴虚则内热，阳盛则外热，阴盛则内寒。"这是因为寒属阴，热属阳，若一方偏盛或偏衰，临床即呈现出寒或热的不同证。例如：感冒时出现发热、恶风寒、头痛、身痛、面红、气粗、脉浮等症状为阳证；出现四肢逆冷、身寒、欲静卧、面青白，或伴有呕吐、腹泻等症状则为阴证。前者的阳证是由于阳偏盛而致（阳盛则热）的实热证；后者的阴证是由于阳气不足，阴偏盛而致（阳虚、阴盛皆寒）的虚寒证。这里阴盛是由于阳的不足所致，阴盛是相对的偏盛，故为虚寒证。

因为疾病的变化是极其复杂的，所以阴阳的变化也是多方面的。以五脏中肾之病为例：在生理状态下，肾阴、肾阳相对平衡，并与心、肝、脾、肺四脏以及全身卫气营血有密切关系。当肾阴或肾阳发生偏衰时，除肾本身的病理改变以外，也会影响到其他四脏或卫气营血。肾阴不足影响到肝，则肝阳上亢，而见头痛、眩晕、耳鸣、四肢震颤等症状；影响到心，则心阳浮越，而见心烦、心悸、失眠、记忆力减退等症状。肾阳不足影响到脾，则脾失健运，而见脘腹满闷、腹泻、肢冷等症；影响到肺，则肺气失宣，而见咳逆而喘等症。同理，心、肝、脾、肺的阴阳偏盛偏衰也可以导致他脏产生某些改变。由肾阴、肾阳偏衰导致的各种改变，肾是主要的，起决定性作用，其他脏处于次要的从属地位。同理，心、肝、脾、肺的阴阳偏盛偏衰也可以影响到其以外的四脏，其中主要的、起决定作用的，也是某一脏的本身，其余的脏则起次要的作用。阴阳的相互影响还有"阴胜则阳病，阳胜则阴病"和"寒极生热，热极生寒"（即阴极生阳，阳极生阴）等变化，可以触类旁通，不再一一叙述。

三、阴阳学说在辨证上的应用

辨证在总的方面来讲，就是辨别阴阳，《黄帝内经》云："察色按脉，先别阴阳。"这是因为中医学将大多疾病的病理变化和临床表现，用阴阳加以归纳和总结。辨证是通过望、闻、问、切四诊的方法，了解疾病的发生发展和变化过程，再经过全面的、客观的、细致的分析和判断，最终找出阴阳的变化所在，这样疾病的主要矛盾也就抓住了。例如：八纲（阴阳、表里、寒热、虚实）辨证用阴阳统帅其他六纲，即表实热属阳、里虚寒属阴；六经（太阳、阳明、少阳、太阴、少阴、厥阴经）辨证也是以阴阳为纲；同样，脏腑辨证和卫气营血辨证也不能离开阴阳。辨证有阴阳之分，脉象也有阴阳之分，如脉象浮数为阳，沉迟为阴。上述即是阴阳在辨证中的运用。

四、阴阳学说在治疗上的应用

疾病的病理变化和表现出的许多证候，都是阴阳偏盛偏衰的反映，而治疗的目的就是要使失调的阴阳向着协调的方向转化，使之复归于平衡的状态，使有病的机体转向健康。《黄帝内经》云："谨察阴阳所在而调之，以平为期。"这说明了治病时协调阴阳的重要性。例如：因阳盛而出现高热者，用寒凉药物治疗；阴盛而致的寒证则用温热药物治疗，正所谓"寒者热之"。反之，若因阳虚不能制阴而出现的寒证，则用助阳制阴的温热药治疗；因阴虚而致阳亢的症状，则用滋阴潜阳的药物治疗。这既体现了"阳病治阴，阴病治阳"的治疗原则，又体现了协调阴阳的不同方法。不仅如此，药物也要按阴阳分类，从而构成理、法、方、药的整套体系。阴阳又是辨证论治的理论基础。故学习中医学，先学阴阳学说，道理也在于此。

脏象

一、脏象的含义

脏象是研究人体脏腑生理功能、病理变化及其互相联系的学说。脏，是内脏，主要是指五脏、六腑；象，是指脏腑的形态及反映于外的征象。

脏象学说是建立在整体观念基础上的，它以五脏、六腑为核心，说明脏腑之间的对立和统一是维持机体正常生命活动的基础。内在因素和外在环境对机体所产生的影响，主要是通过改变脏腑之间对立统一关系而产生的。疾病的发生、发展和转归等，也是如此。中医学运用这个理论来指导临床实践。

脏和腑虽然都是人体的内脏，但二者是有区别的。脏是心、肝、脾、肺、肾五脏，他们的主要功能是储藏精气；腑是胆、胃、大肠、小肠、膀胱、三焦六腑，他们的主要功能则是受纳腐熟、消化吸收和排出废物。因此脏以藏为主，腑以通为用。

脏与脏之间是通过互相资生又互相制约的对立统一关系

而维持相对的平衡关系。

腑与腑之间是传化关系，如水谷入口，则胃实而肠虚，食下则胃虚而肠实，通过如此一入一出，一虚一实而完成消化、吸收和排出废物的任务。

脏与腑是表里关系：脏为里属阴，腑为表属阳，一表一里，一阴一阳，互相依存又互相制约，形成对立统一关系。他们的表里关系是：小肠与心；大肠与肺；胃与脾；胆与肝；膀胱与肾；此外还有三焦腑与心包络。脏腑还与五官（舌、耳、鼻、目、口）、五体（筋、骨、脉、肉、皮）有关系。气血、津液和精神也与脏腑机能活动密切相关，其中"精"是脏腑活动的基础；"气"为动力；"神"是表现。人体的生命活动和病理变化都与气血、津液、精神有关，所以认识、理解和分析这些功能作用，以及它在疾病发生中的变化反应，也是十分重要的。

从上述内容可知，中医学所指的脏象除了指解剖所见的实质性脏腑之外，还概括了人体生理功能活动和病理变化的复杂反应。因此，不能单纯以现代医学的解剖、生理以及病理等观点来理解脏象理论。

二、脏腑的生理病理

（一）心

1. 生理

（1）心主神志

心为神明之府，神明出于心，所谓神明是指精神思维活动等。

心在全身是起主导作用，有支配、调节和制约全身脏腑器官功能活动的作用。心的功能活动，使机体达到矛盾对立统一的状态，并协调其生理活动。

"主神志"的"心"和"眉头一皱，计上心来"的"心"是一致的，两者说的"心"是概括了大脑的部分功能活动。中医学中如"诸髓者皆属于脑""脑为元神之府""灵机记性不在心而在脑"等记载，均说明了脑的部位和功能。临床实践中则多把心和神明、精神联系起来，并以此为指导，如治疗上的清心、安神等。

心除了对脏腑器官等起着支配作用外，对外在环境的适应和抵抗外邪上，也起着主导作用。心脏坚固，外邪则不能侵入，说明良好的精神条件可成为向自然环境和病邪作斗争的有利因素。

（2）心主血脉

心居于胸中，"心者……其充在血脉"，说明了心与血脉有着密切的关系。血所以能循经脉周流不止，是靠心气动力的鼓动；心在推动血液的循环运行中与脉是相互联结、相互合作的，在一定条件下双方共处于一个统一体中，完成运行血液于周身的任务。《黄帝内经》云："心之合脉也，其荣色也。"又云："经脉流行不止，环周不休。"这就说明心主血脉，并输送血液营养周身。心气健全，血脉充盛，则人的面色红润光泽，奕奕有神，是为"其华在面"；反之，面色晦暗少光泽，是为少神，乃是心气不足、血脉不充盛的表现。

（3）心与小肠

心的经脉下络小肠，小肠的经脉上络于心，为脏腑表里关系。小肠的主要功能是接受胃腐熟后的水谷，进行消化吸收和泌别清浊，也就是将胃移下的食糜中的精华和糟粕进行分化。清者（精华部分）吸收，经脾输送到全身各部；浊者（糟粕）一部分向下传入大肠，一部分经水道下输膀胱而为尿液。这就是"水入小肠，下于胞，行于阴，为溲便也"的含义。

2. 病理

（1）心主神志

心病则神志紊乱，如《黄帝内经》云："神有余则笑不休，神不足则悲。"心神正常则情志有节，喜笑不休或过度悲哀都是神志逆乱的反应。喜笑不休是由于情志抑郁生热化火，或痰火上扰清窍而致神志逆乱，不能自主而出现的症状，属实证或热证；治法为泻心火，常用药物为黄连、栀子等。过度悲哀则是由于思虑太过，伤及心脾，造成气血虚弱，不能涵养心神，是心气虚的表现，属于虚证；治法为养血安神，常用药物为当归、生地黄、丹参等。

感受时邪，毒热化火，或痈肿疔毒内陷攻心，神志受扰，或痰火蒙闭清窍，也可出现神志紊乱，呈现烦躁不安、神昏谵语以及四肢抽搐等。上述这些症状都是与大脑有关的神经精神症状，属于中医学的心神方面的改变。由是，临床治疗上，治法为化痰开窍。常用药物：陈皮、半夏、远志、胆南星、菖蒲、郁金等；属痰火者，加用竹沥、白矾、黄芩等。

（2）心主血脉

心病或血脉不足，血不养心，初起心气衰弱，则心烦、心悸或气短、面色㿠白不华等；进而损及心阳，则血脉阻滞，而出现心悸、怔忡、唇紫、颈青以及指甲青紫等阳虚血滞之症。治法为补心气，常用药物为桂枝、人参、五味子、麦冬等。

（3）心与小肠的关系

病理上心与小肠相互影响。心经实火，可移热于小肠，引起尿少、尿赤涩刺痛、尿血等小肠实热的症状。反之，小肠有热，亦可循经脉上熏于心，可见心烦舌赤糜烂等症状。此外，小肠虚寒，化物失职，水谷精微不生，日久可出现心血不足的病证。

附：心包络

心包络是心的外围，它代心行事，不再多叙。

（二）肝

1. 生理

（1）肝主疏泄

肝主疏泄，可通过对精神情志的调节，使机体心情舒畅。若肝气不舒，则可致精神抑郁或性躁善怒。

《杂病源流犀烛·肝病源流》云："肝和则生气，发育万物，为诸脏之生化。"肝通过其自身的疏泄作用来维持各脏腑间相对平衡的状态。在资生和制约的关系中，最明显的是肝与脾胃。例如：脾胃的运输和消化水谷的功能，均要靠肝的疏泄。肝经常向肠内疏泄胆汁以助消化吸收，即是消化过程中的重要一环。肝不疏泄就容易郁滞，肝气郁滞，脾则不能健运，因而可出现一系列消化不良的症状。上述理论经常用来指导临床实践。

肝还可以疏泄储藏之精气。除胆汁以外，肝还可以疏泄"食气入胃，散精于肝"，或"藏精于肝"的"精"。在人体中，肝还是储藏营养物质的一个大仓库，随时疏泄给全身，以营养五脏六腑和肢体筋肉等。另外，体内废物的排泄也与肝的疏泄有关。

（2）肝藏血

肝以血为体，以气为用，"肝藏血"是指肝为人体最大的血库，并对人体的血液有储藏和调节作用，正如"人动则血运行于诸经，人静则血归于肝"所言。

（3）肝主谋虑

《素问·灵兰秘典论》云："肝者，将军之官，谋虑出焉。"肝气不足而失刚强之性，则使人恐惧、胆怯，说明肝与精神情志调节功能是有关系的。古人把肝形容为"勇而能断""刚强急躁"的"将军之官"，也说明肝与情志活动相关。

肝主谋略还表现在其有防御外侮，保护机体的作用。"肝者主为将，使之候外"，肝起到统率与先导作用，"使之候外"就是抵抗病邪侵袭的意思，类似所说的解毒和防御作用。

（4）肝主筋

人体骨节的运动，全靠筋的收缩弛张。筋的营养，来源于肝的供给。"肝主筋"和"散精于肝，淫气于筋"，都是说明肝通过调节人体的血液以营养筋肉等组织。肝主筋的功能是否正常，可以通过爪甲而表现出来。肝血充足，筋力健壮，则爪甲多坚韧、具有光泽，这就是"肝之合筋也，其荣爪也"的意思。

（5）肝与胆的关系

胆附于肝叶间，内藏胆汁，其经脉络肝，与肝相表里。"肝之余气"输送于胆，聚集而成胆汁。胆汁的形成与肝的疏泄功能有密切关系。肝疏泄脾胃，助脾胃消化吸收水谷，其中一部分即指疏泄胆汁而言。

2. 病理

（1）肝主疏泄

肝以血为体，以气为用，性喜条达、舒畅。"肝主怒""怒则伤肝"。肝伤，则先见肝气郁滞，进而影响到血行障碍，造成血瘀。肝气郁滞时，一方面是精神、情志不舒畅，表现为心情不舒、闷闷不乐、急躁多怒等；另一方面则是肝郁不疏脾胃，表现为饮食不佳、消化不良、腹泻、肚胀等。血瘀，表现为胁痛如针刺、消瘦，以及妇女月经不调等。治法为疏肝理气，常用药物为柴胡、白芍、香附等。

肝失疏泄，气滞血瘀，多在胁下逐渐形成包块。因郁积可生热化火，肝火上炎就可表现为口苦咽干、目赤肿痛、头涨且痛、心烦易怒，或发狂谵语等。治法为泻肝火，常用药物为龙胆草、黄芩、夏枯草等。

火热耗伤阴液或肾阴不足，阳不潜藏，肝阳上亢，则见头晕胀痛、耳鸣易怒、失眠多梦，或头重脚轻等症；进一步发展为肝风内动，可致眩晕、肢麻，甚则发生昏迷、抽搐等。

若暴怒伤肝，肝火炽盛，气火（痰）上冲，血郁于上，络伤血溢，清窍失灵而发中风之证。治法为平肝息风，常用药物为天麻、钩藤、蜈蚣等。

若肝郁生热，脾不健运，致使水湿停蓄，湿热蕴滞于肝胆，则见右胁痛及消化不良等症；如湿热熏蒸胆汁，胆汁渗溢到营血及肌肤，则致面目以及全身发黄；若湿热下注可致阴囊湿痒等。治法为清利湿热，常用药物为茵陈、蒲公英、山栀子、大黄等。

（2）肝藏血

肝血不足，则见头晕目眩、眼干、视物不清、四肢麻木或筋挛拘急，以及妇女月经失调、量少色淡等症。

（三）脾

1. 生理

脾位于上腹部左胁内，其经脉络胃，与胃为表里，二者一阴一阳，互相制约又互相合作，完成受纳、腐熟、运化水谷和布散津液的任务。

（1）脾主运化

脾的运化功能，是指运化水谷精微和水液。

一方面，饮食入胃，经过胃的腐熟消化，其营养物质（水谷精微）的吸收和输布全赖于脾。被吸收的营养物质，一部分由脾上输到心、肺，化生气血，营养全身；另一部分由脾气散布精微的作用，直接输布全身。而输入肝的营养物质，用以养肝和筋及相关器官后，余之则贮藏于肝（肝藏精）。脾与胃在消化食物，吸收、输布津液方面，虽各有所主，却又是互相依赖，彼此影响着的。脾为阴脏，其性湿而主升；胃为阳腑，其性燥而主降，脾湿胃燥。脾湿胃燥，互相作用，水谷才能腐熟、运化。胃主降，水谷才得以下行；脾主升，津液才赖以上输。燥与湿、升与降，相反相成，这就是脾胃相互合作完成消化吸收水谷的整个过程。

另一方面，通过脾的运化作用与肺、肾共同完成全身水湿之气的环流和排泄，以维持人体的水液的正常代谢。若脾虚不能健运，就可以出现水湿的停留，而发生水肿、痰饮等。所谓"诸湿肿满，皆属于脾"，即指脾具有运化水液的功能。

（2）脾统血

脾具有生成、统摄、调节和裹护血液的作用。"血者水谷之精气也。源源而来，而实生化于脾"，这说明血液来源于脾所摄取的营养物质。血液又在脾的统摄下，依赖心的推动、肺的调节，进行有规律的运行。而脾统摄血液运行的功能，主要依靠脾胃之气（中气）。"气为血帅，血随气行"，即是指血液循经流通而不外溢是靠脾统血功能的健旺。若脾虚失其统摄之功，则血溢脉外，出现"崩漏"等出血性疾病。

（3）脾主肌肉、四肢

肌肉的丰满和四肢的健壮，有赖于经脾运化，所布散水谷精微的营养。脾主健运，营养充足，精微能以化气，则四肢健壮而有力；反之，就会肌肉、四肢失养而出现消瘦和四肢沉困无力等征象。

脾脏功能正常与否也常反映于口唇。例如：脾健运，营养良好，则口唇红润光泽；反之则口唇枯萎不泽。这就是"脾之合肉也，其荣唇也"的实际表现。

（4）脾与胃的关系

胃位于膈下，上口为贲门，与食管相接，下口为幽门，与小肠相通，与脾有经脉互相联络。胃的主要功能是受纳和腐熟水谷（食物），故有"水谷之海"的称号。因脾胃为表里关系，故胃中水谷之精微由脾运化输布。脾脏和胃腑均是化生营养的主要脏器，是人体生存的重要器官，故称脾胃为"后天之本"。

2. 病理

（1）脾主运化

脾病则运化失常，主要表现为消化、吸收和布散水谷精微方面的改变，如饮食生冷、肝胜乘脾或脾被湿困等均可导致脾失健运。脾失健运，则现脘腹胀满、不思饮食、腹泻、肠鸣等症。《黄帝内经》云："脾病者……虚则腹满肠鸣，飧泄食不化。"

脾失健运，不能布散水谷精微和化生气血，失其中洲灌溉之职，以致内脏、四肢、肌肉失养，表现为肌肉消瘦、四肢无力、唇色淡白不华等征象。

脾主运化水液，为胃行其津液。脾病失其运化，致使水湿不能布散或下行，湿蕴于中则生痰、成饮，泛于肌肤而成水肿。因而不少水肿病人，以健脾化湿的方法治疗，临床往往行之有效。

若脾病不愈，日久则中气耗伤，脾失固摄则中气下陷，表现为小腹胀满、内脏下垂，或脱肛、疝气、女子子宫脱垂等。治法为补中益气，常用药物为黄芪、党参、升麻、白术、茯苓、甘草等。

胃以和为善，以降为顺，喜润而恶燥。凡饮食失节、凉热不适，或情志所伤等，均能影响胃气的和降，或导致胃之脉络郁滞，进而导致纳呆（食欲不振）、胃痛与呕吐等。治法为和胃消食，常用药物为神曲、麦芽、山楂、鸡内金等。

（2）脾统血

脾病中气不足，失于统摄血液之职，或中气下陷，冲任不固，则血海不宁，血随气陷，可见妇女月经过多（崩漏），或便血等。临床采用补脾摄血，或引血归脾之法，常可收到显著疗效。常用药物为黄芪、党参、白术、仙鹤草等。

（四）肺

1. 生理

肺位于胸中，有肺管连气道，开窍于鼻，其主要功能是：

主气、司呼吸，输布津液，主肃降。

（1）肺主气、司呼吸

肺是主呼吸的脏器，空气经口鼻和气道进入肺脏。被吸进的新鲜氧气，通过肺朝百脉和气化作用供养全身；而体内的废气又是通过肺的气化作用，排出体外。这种气体交换过程称之为呼吸。古人认为，肺主司呼浊吸清，故称肺"司呼吸"，或为"肺主气"。

（2）输布津液

肺虽为气体出入、升降的枢纽，但它对水谷的精微也有输布、通调的作用。"饮入于胃，游溢精气，上输于脾，脾气散精，上归于肺，通调水道，下输膀胱"，说的就是水液进入体内循环代谢的过程。肺将津液输布到全身，以充肢体，滋润皮毛，称为"输布津液"。肺为水之上源，其性清肃，能通调水道，通过三焦将体内属"浊"的水湿输送至膀胱，再经过肾的气化排出体外。

（3）肺与大肠的关系

大肠上连于阑门与小肠相连，下通直肠至肛门。它的主要功能是传糟粕和吸收水分。由小肠传入的糟粕，经大肠吸收其中水分形成粪便，最后由肛门排出体外。大肠与肺有经脉相络，肺与大肠为表里关系。

2. 病理

（1）肺主气、司呼吸

肺病则失其清肃，升降失常，气逆则咳嗽、喘。肺为娇脏，不耐风寒、热邪，与皮毛相表里，故外感时邪常先犯肺，肺受邪失清肃则咳。

脾为生痰之本，肺为贮痰之器。脾失健运或火热煎津生痰，内聚于肺，壅阻气机，肺失清肃或咳或喘，故古人有"咳证虽多，无非肺病"之说。

肺主一身之气。肺病则不能行气以温煦机体，故见形体瘦弱、皮毛焦枯，或自汗盗汗。若卫外不固，腠理空虚，则不耐风寒邪热，易患外感。治法为温肺化痰时，常用药物为杏仁、半夏、麻黄等；治法为清肺化痰时，常用药物为如黄芩、桑白皮、芦根等。

（2）肺主肃降

肺失肃降，除导致肺气上逆可致咳喘之外，还可以影响体内水液的运行和排泄。肺若不能通调水道下输膀胱，即可使水湿内停为痰饮，泛溢于肌肤，则为水肿。临床上对这种水肿、小便不利或不通的患者，采用肃降肺气之法，以达到利尿消肿的目的。

肺与大肠相表里，大肠病则传导失职，可致出现便秘、泻利、便血等症状。

（五）肾

1. 生理

肾位于腰部，在肋下后方脊柱两旁，左右各一。

肾主要的功能是藏精，为生殖发育之源，故有肾为"先天之本"之说；肾主水液司开合，为维持体内水液平衡的重要器官。另外，肾与"命门学说"也有着密切的关系。

（1）肾藏精

藏精是肾的重要功能。精是生命起源和生命活动的物质基础。先天之精，即生育繁殖之精，它来源于父母，从胚胎到出生后的发育成长，都不断地发挥它的生命力。《黄帝内经》云："人始生，先成精，精成而脑髓生，骨为干，脉为营，筋为刚，肉为墙，皮肤坚而毛发长。"这说明精与发育和成长的关系，是为生育繁殖的根本（生命之源）。后天之精，五脏六腑之精，即饮食水谷之精，是人体维持生命活动的精微物质。先天之精与后天之精互相依赖，又互相合作。先天之精依赖于水谷之精的供养，水谷之精要靠先天之精的蒸动而化生，二者相辅相成，促进机体生长发育，不断地发挥他们维持生命活动的作用。

肾所藏精构成了肾气（推动人体一切功能活动的动力）盛衰的物质基础。肾气，分肾阴和肾阳，精足则肾气盛，精不足则肾气衰。肾气充盛，各脏腑的机能就旺盛协调，人体就能正常的生长发育。人的生长发育又与肾生髓、主骨、益脑的功能有密切关系。肾气充盛，则骨髓充盈、骨骼坚强、脑力灵敏、生长发育正常；反之，则骨髓空虚、骨骼弯软、智力迟钝、发育不良。齿为骨之余，耳为肾之窍，故肾气亏虚可出现耳聋耳鸣，或牙齿松动等症状。

肾气又是生殖机能的本源。人发育到一定年龄，就具有生殖能力，这种能力是以肾阴为基础，肾阳为动力而产生的。如男性成长到十七岁左右，女性生长到十五岁左右，就逐渐有了生殖能力。这是因为到这个年龄后，肾气就逐渐充盛，产生一种名为"天癸"的物质。它能促使男女性成熟，男性有精液，女性来月经，也就逐渐有了生殖能力。

女性到五十岁左右，男性到六十岁左右，肾气渐衰，"天癸"也就逐渐消失，性机能和生殖能力也即随之衰退而最终消失。肾气充盛与否，关系到性机能和生殖能力，所以说肾为生殖之源。

（2）肾主水液

肾为水脏，主津液。水液入胃，经肺的转输，以及肾和三焦的气化蒸发而布散全身，以滋润脏腑和肢体等组织；其残余部分经三焦水道下输膀胱，再经肾之气化而排出体外，这就是"肾者胃之关也"的含义。

（3）肾与膀胱的关系

膀胱是贮藏尿液的器官。尿液在膀胱能贮存而不外流，是肾阳的固摄作用。在尿液贮藏到一定程度时能及时排泄，是肾阳的蒸化作用。故可见膀胱的贮存和排泄尿液都与肾有密切关系。膀胱与肾有经脉联络，肾与膀胱是表里关系。

2. 病理

（1）肾主藏精

若先天亏损，肾气不足，则生长发育迟钝。肾藏精，精生髓，脑为髓之海。若肾精亏损，则髓海空虚，而见失眠、多梦、健忘、腰酸、乏力等症。若肾气虚寒，可致滑泄无禁、精冷或阳痿等症。若妇女阳虚不能温暖冲、任二脉，则胞络失养，血海蓄溢失常，可致月经不调、不育等症。若阴虚，则可见五心烦热、男子遗精或早泄等。

肾藏五脏六腑之精。肾精不足时，也往往反映出脏腑整体的虚弱，可见腰酸乏力、食少、气短等症。治法为益肾温阳时，常用药物为附子、肉桂、鹿角胶等；治法为滋阴益肾时，常用药物为熟地黄、枸杞子、女贞子、山萸肉等。

（2）肾主水液

如肾不足，气化失常，可致水液失其正常的排泄，停聚则为饮，泛溢于肌肤则为肿。肾虚开合不利，膀胱气化失司，可致癃闭等证。肾气虚乏，不能固摄，膀胱失约便为淋漓。

若清浊不分，水津直倾而下，可致消渴病中的下消等证。

　　水液的代谢还与肺、脾、三焦等脏腑有关，但肾阳的蒸腾、推动作用，和肾分清浊、司开合、主升降出入的功能仍占有重要地位，亦有"肾为水脏""肺为水之上源""三焦为水腑""脾土能制水"等说。上述脏腑之功能异常，均可发生水肿、腹水等。治法为温阳利水，常用药物为附子、桂枝、茯苓、泽泻等。

（六）命门、胞、三焦

1. 命门

　　命门附于肾，先天的元阴、元阳存在于命门之中，是人体一个极其重要的脏器，其气与肾相通，也就是命门之元阴、元阳通过肾来发挥作用。所以，命门内之元阴、元阳也称为"肾之真阴、真阳"，或称"真水""真火"。

　　命门是人体生命活动的根本。古人把命门称之为"五脏六腑之本，十二经脉之根，呼吸之门，三焦之原"，也就是说五脏六腑、三焦、十二经脉等均依赖于命门的气化蒸腾，才能发挥其本身的作用。所以命门又有"生气之源"的说法。

2. 胞

　　胞，包括胞宫和精室，均为人体之生殖器官。"女子胞"和"胞宫"是指女性生殖器官，有通调月经和孕育胎儿的功能。"精室"则是男性生殖器官。

　　胞的生理活动和肾，以及奇经中冲、任二脉有着密切关系。"女子胞"能否正常排经和孕育胎儿，取决于冲、任二脉的盛衰。冲脉为血海，任脉主胞胎，女子到十四岁左右，"天癸至"，任脉通，太冲脉盛，下注胞宫，开始来月经。冲任二脉和胞宫均与肾相联系，"胞络者系于肾"，故月经与生育的正常与否，又直接与肾相关。肾气盛则月经、生育正常，肾气虚则冲任脉虚，女子月经不正常、男子精少，即会影响生育。由于通行月经和孕育胎儿都和血液运行分不开，进而联系"心主血脉""肝藏血""脾统血"可知，"女子胞"的生理活动又与心、肝、脾有一定关系。心、肝、脾可以影响血液的运行和冲、任二脉的盛衰，因此也可以影响到"女子胞"的功能和导致月经不正常等。

3. 三焦

三焦是上焦、中焦、下焦的总称。从其部位和功能来分：上焦是心与肺；中焦是脾与胃；下焦是肝与肾及膀胱、大肠等。概括来说三焦是气血、水液运行的道路：上焦心、肺，行气血、布散津液；中焦脾、胃，腐熟水谷和输布水谷精微；下焦肾、膀胱、大肠等，排泄糟粕废料。三焦种种功能的维持，又要靠命门即先天之真火的气化作用。三焦病则气化不行，水道不利，经络壅塞，水液不得施布，停蓄为饮，泛溢为水肿。

附：

表1　脏腑辨证参考表

脏腑	脏象	病症
心	主神志，主血脉；位胸中；荣华于面，开窍于舌	癫、狂、痫、昏迷、谵语、不省人事、不寐、健忘、心痛、面色不华、舌卷、舌硬、舌尖赤、舌疮等
肝	主疏泄，主谋虑，主藏血，主筋；位胁肋；荣华于爪，开窍于目	胁肋胀痛、肢麻、筋抽、头痛、眩晕、气逆多嗳、易怒、呕血、爪甲不荣、目涩昏花、目赤肿痛等

脏腑	脏象	病症
脾	主运化，统血，主肌肉四肢；位大腹；荣华于唇，开窍于口	脘腹胀痛、食谷不化、肠鸣泄泻、四肢乏力、大腹水肿、环唇不华、口甘、口淡、口糜等
肺	主气，主肃降，主皮毛；位胸中；荣华于皮毛，开窍于鼻	咳嗽、哮喘、胸闷、少气、肺痿、喉痛、肺痈、鼻塞、鼻衄、皮肤枯燥等
肾	主藏精，主水液，主骨髓；位腰与小腹；荣华于发，开窍于耳	腰痛腰酸、小腹冷痛、牙齿松动、发枯脱发、耳鸣、耳聋、水肿、癃闭，男子阳痿、早泄、滑精及妇女月经不调等
胃	主受纳和腐熟，为水谷之海；位脘部，与脾同主肌肉、四肢、口唇	胃痛、呕吐、纳呆食少或消谷善饥、脘闷胀痛、嘈杂泛酸、吐血、便黑、或消谷善饥、或泄泻、口臭、口干糜烂、肌肉瘦削等
大肠	主传送糟粕，通导大便；位在腹。	便秘、便血、泄泻、肠鸣腹痛、脱肛等
小肠	主化物，分别清浊，主小便；位在腹	小便不利或多、尿血、小腹痛等
膀胱	主藏津液，化气而通行小便；位小腹	小便不利、淋痛、癃闭、尿频数或失禁、小腹痛等

中医入门大医讲记
——胡永盛医述

说明：

1. 心包络为心脏外围，在病症上与心一致，所以心脏的证候，就包括心包络的证候在内；三焦概括上、中、下三焦而言，每一部分都包括某些脏腑（亦说三焦主气化疏通水道）的证候，因此三焦的证候，不复列举。

2. 脏腑有表里关系，在功能上有分工、有合作；在证候上表里传变，相互影响。此表仅举其概要，临床症状常错综复杂出现，应当结合各个方面辨证施治。

三、脏腑之间的关系

脏腑之间的关系，主要是脏与脏、腑与腑和脏与腑的互相关系。

脏腑之间，是互相制约，互相依存，又互相合作的对立统一关系。

脏腑之间的协调和统一是有条件的、相对的；斗争则是无条件的、绝对的。这种有条件的、相对的同一性和无条件的、绝对的斗争性相结合，构成了机体新陈代谢的矛盾运动，从而维持其正常的生命活动。脏腑的对立统一关系，包含着"矛盾着的双方，依据一定的条件，各向着其相反的方面转化"的思想。在日常生活中，由于内外因的影响，有时就会出现脏腑相生相克的太过与不及。这时相对的统一关系遭到破坏，就会产生不同的病理变化和病证。

以心为例说明如下。

1. 心与肝

心主血，肝藏血而能疏泄，从而维持心与肝的对立统一关系。若心血不足，则不能养肝，肝之阴血亦亏，肝阳则偏亢，出现心悸、心烦、眩晕等症状；若肝虚，则心不得滋养，导致心气虚，也可以产生上述诸症。另如肝火亢盛，上扰于心，则见心烦、目赤、口舌生疮等症状。而心火盛亦可影响于肝，致肝风内动而现神昏抽搐等症状。

2. 心与脾

脾的运化功能，赖心气之鼓动。脾"得心火以温之，乃健运而不息"，若心气虚不能助脾阳，则脾虚而不健运，症见心悸、气短、倦怠、纳后作胀以及面黄消瘦等。心血的生成又赖脾运化的水谷精微，若脾虚不健运，营血的生化来源不足，血不养心，则现心虚之证，症见如心悸、怔忡以及心动不安等。

3. 心与肺

心主血，肺主气，血为气之母，气为血之帅，气血互相为用。血之运行赖肺气之统帅、宣发，肺之真气又贯注于血脉而濡养全身。"气得血以濡之，血得气以煦之"，这就是气血互相为用的关系。若久咳伤肺，肺气虚不能助血养心，导致心气虚，则症见心悸、气短等；若心火盛消灼肺之气阴，则症见咳嗽、鼻燥、咽喉干痒等。

4. 心与肾

心肾之间，具有升降相因、阴阳相济的关系。心阳下降于肾，肾火化气，上济于心，为之"心肾相交"。若心火盛不能下降于肾，或肾虚不能上济于心，则为"心肾不交"，症见心烦不眠、腰酸、梦遗滑精等。若肾阳虚，开阖不利，水气不得下行而上泛，影响心阳则出现心悸、气短、水肿，甚则喘不得卧、口唇青紫，成为"水气凌心"之证。

四、脏腑和五官及诸窍的关系

鼻、目、口、舌、耳称为五官。五脏与五官的关系是：鼻为肺之官，目为肝之官，口唇为脾之官，舌为心之官，耳为肾之官。五脏居于体内，从五官的表象可以察知和推测内脏的变化，所谓"五官者，五脏之阅也"。理由在此。

五官亦称七窍，加上前后二阴为九窍，都与脏腑有密切关系。分述如下。

（一）鼻

鼻为呼吸之门，肺主气司呼吸，所以鼻为肺之窍。肺和，则鼻能知香臭；肺虚，可致鼻塞；肺热，则鼻赤；肺病喘急，可现鼻翼扇动。

（二）口

口唇为脾之官，脾气通于口。脾健，则知饥欲食；脾虚，则食欲不佳、口唇色暗、无光泽；脾热，则口有甜味，或口唇红赤等。

（三）舌

心气通于舌，舌为心之窍。心和，则舌能知五味；若心病，则食而不知其味。心经有热，可致舌卷或舌硬；心与小肠为表里，小肠有热也可见舌尖赤、舌疮等症状。

（四）目

1. 肝与目

肝藏血，目为肝之窍。"肝受血而能视""肝和则目能辨五色矣"，若肝血不足，不能上荣于目，则视物模糊不清或夜盲。可见视力是与肝有关系的。

2. 心与目

目的视觉受心之神明所主。"心明眼亮"，倘心神紊乱，则视物也不清。

3. 五脏六腑之精气皆上注于目

例如：瞳孔属肾，白睛属肺，眼睑及目系（上系于脑）

属于脾，黑睛属肝，眼络属心等。

（五）耳

1. 肾与耳

肾开窍于耳，肾藏精充足则耳聪；肾生骨髓，脑为髓之海，髓海不足可现耳鸣。

2. 心与耳

耳赖心之血脉供养。若心气虚亏，或气血运行不利，不能养于耳，就会出现耳鸣、失聪等症。

3. 肝胆与耳

肝藏血，主疏泄。肝血不足，疏泄失司，或肝气太过，影响到耳，也可致耳鸣、失聪等症。

（六）前阴

1. 肾与前阴

肾为胃之关，司二便。若肾虚不化气，则见小便不通或不利；肾阳虚，则见夜多尿、阳痿、滑精等。任脉空虚，子宫寒冷，则见月经不调或不孕。

2. 肝与前阴

肝之经脉循阴器；肝主筋，前阴为宗筋所聚之处，故阴囊、睾丸等部位的疾病与肝有关系。

（七）后阴

后阴即肛门，为大肠之下端。肺与大肠相表里，肺移热于大肠，大肠气血不和，则见便秘、痔疮、肛裂等。脱肛与痔疮，也与脾、肾有关系。

通过以上脏腑和五官及诸窍的联系可见，脏腑与五官、九窍都不是孤立存在的。内在病变，可以反映于五官、九窍，而五官、九窍的外候又可以推察出脏腑的内在功能活动。然而这种联系，只是一般总的概况，实际临床上还须与整体相结合，才能有助于疾病的诊治。

五、脏腑与精、神、气、血的关系

人是一个有机的整体，脏腑、精神、气血都是构成人体的重要组成部分。其他的生理活动又各有特点，在整个活动过程中是互相依存、互相制约又密切配合的。

精、神、气、血是机体生命活动的根本。精、神、气、血的正常与否，可以直接或间接地反映出脏腑的生理功能和病理变化。例如：精为物质，有精则有神，精伤则神无所依；精为气之根，血为气之母，精血不足则气弱，人无气则死。

精、神、气、血又是以脏腑为基础的。它既是脏腑生理活动的物质基础，又是脏腑生理活动的体现和产物。这在五脏篇已有所叙述，兹不重赘。今将临床有关的重点内容简介如下。

（一）气和呼吸运动

气的含义有三：一是流动着的精微物质，包括水谷之气和呼吸之气；二是人体的机能活动，包括脏腑之气和经脉之气等；除此之外，还有先天之元气。

水谷之精气和吸入之大气结合，积于胸中气海者，名曰"宗气"。宗气主要是促使心、肺发挥呼吸和运行气血的功能。宗气与元气结合为"真气"，真气是充养周身，维持生命活动的重要物质。真气充养脏腑，使之发挥脏腑的功能活动，又称为脏腑之气，如肾气、肺气、脾气、心气、胃气等。脾胃之气又称"中气"。真气运行于脉中，构成血液的组成部分并营养周身者，名曰"营气"；真气行于脉外，温养周身并有保卫肌肤和防御外邪侵袭功能者，谓之"卫气"。

肺主气，司呼吸。肺是气之出入交换的枢纽，肺气充沛则呼吸宣畅，但肺又与脾有密切关系。肺的功能健全与否，要赖脾运化输布的水谷精微来营养，脾又赖呼吸之气及布散的津液来滋养，以维持它的本身的健运功能。例如：脾失健运，水湿停蓄则生痰饮（脾为生痰之本），水湿不能布散则蕴滞于肺（肺为贮痰之器），肺失肃降则气逆，就会发生咳喘等证。临床上，运用健脾养肺之法治疗某些咳喘病，常能收到良好疗效。

呼吸运动除了和肺、脾有关系外，和肾也有关联。由肺吸进的清气随经脉肃降到肾，经肾的气化再上升到肺而呼出，这是肺与肾所司气机的出入升降，也就是"肺为气之主，肾为气之根"。例如：肾气虚，肾不纳气，或肺气不足，气不能归于肾，就容易出现呼吸短促，发为哮喘。临床上的温肾纳气法，即运用该理论指导。

此外，心主血脉，气血互相为用，所以心气不足也可以影响肺的呼吸。

（二）血和循环

血是由先天之肾气与后天之谷气化生而成，营气是补充血的重要物质。血循环于脉中，内注五脏六腑，外濡形体肌肤，以维持脏腑组织的功能活动，"肝受血而能视，足受血而能步"，说明了血在维持脏腑功能中的重要作用。

血液在体内的循环运行依赖于心和肺的推动。心主血脉，肺主气，"气为血之帅，血为气之母，气行则血行，气滞则血瘀"。心、肺又赖于血液的滋养，才能发挥他们推动血液运行的功能。血液在脉中循环运行，不至于过多、过少，或渗溢脉外，又受肝的调节和脾的统摄。因此，血液在机体内正常循环运行，除与心、肺有关外，与肝、脾也有关联。他们之间如有一脏发生功能障碍都可发生血液方面的病变。

（三）食物的消化和吸收

饮食入胃，在胃内进行腐熟消化，通过幽门进入小肠，在小肠中分别清浊，即将饮食中的精华部分加以吸收，经脾输送到全身；将其糟粕部分传入大肠。大肠吸收其中大部分水分，其中一部分经脾输送到肺，另一部分经三焦水道下输膀胱，排出体外，留余在大肠的糟粕也经肛门排出体外。脾胃的功能在整个消化吸收食物的过程中起了重要作用，但脾胃的功能又靠肝之疏泄和肾之气化，才能共同完成对食物整个消化吸收的整个过程；肝之疏泄和肾之气化又赖脾胃所输布的精微物质的滋养，才能保持其正常功能。如肝失疏泄、肾失气化，则可使脾胃之消化吸收功能受到影响而发生障碍，以致食欲减退、腹胀、腹泻等消化不良的症状出现。所以，食物消化吸收功能与脾、胃、大肠、小肠，及肝、肾的对立统一、协调共济，密切相关。因此，临床许多消化系统病证，多归之于肝脾不和、脾胃不和以及脾肾两虚等，道理也即在此。

（四）水液的代谢

水液以津液的形式在体内运行。津液是由饮食入之水谷变化而成。清者为津，浊者为液。津在表，滋润肌肤；液在里，滑利关节，濡空窍，补脑髓。津液滋养脏腑组织之后，一部分的气化产物：出于腠理是为汗，下输膀胱是为尿。汗多则尿少，汗少则尿多，互相转化，以维持体液的平衡。津液的另一部分则渗入孙络，还归经脉之中，构成血液的组成部分。因此，津液的盈亏还可影响到血量的调节。"夺血者无汗，夺汗者无血""亡血家，不可汗"，其道理也在于此。

脾主运化；肾为胃之关，司开合、主水；肺布散津液；三焦是水液上下升降的通道。由此可见水液在体内的运行，是靠肾、脾、肺和三焦来共同完成的。如脾虚不能健运，则水湿内停，可以为饮、为痰，流于皮肤则成水肿；如肾虚不能蒸化，或开阖不利，或肺失肃降不能通调水道，都可以使水湿内停，出现痰饮、水肿等症；如三焦气化失常，水道不通，也可影响水液的正常运行而发生病变，并有可能进而影响到肺、脾、肾等脏的生理活动而发生上述病变。（见图1）

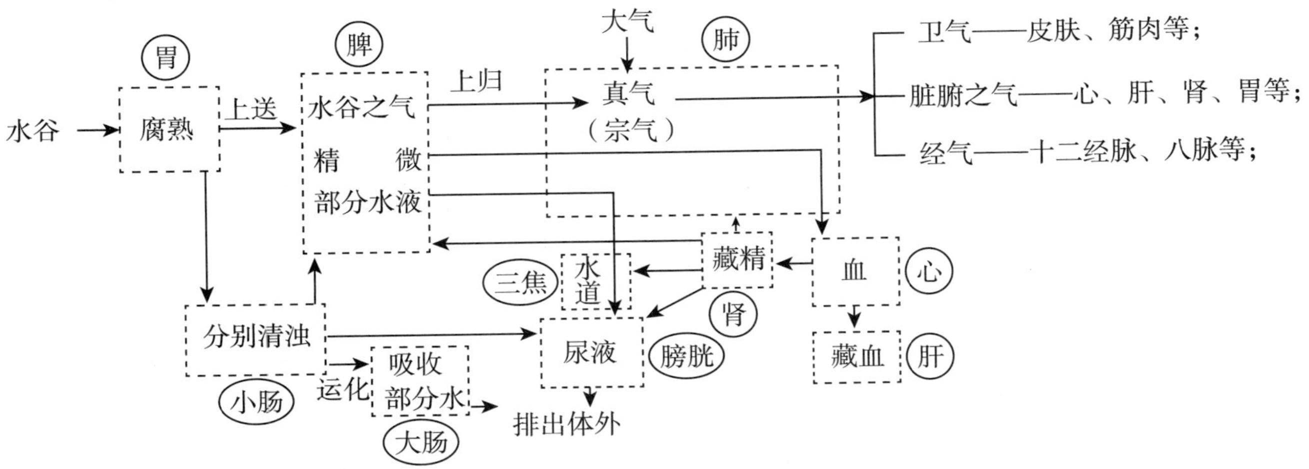

图 1 水谷运行示意图

卫气——皮肤、筋肉等；
脏腑之气——心、肝、肾、胃等；
经气——十二经脉、八脉等；

心 肝 肺 肾 膀胱 三焦 脾 大肠 小肠 胃

大气
真气（宗气）

血 → 藏血

藏精

水道
尿液
排出体外

水谷之气
微
精
部分水液

上归

吸收
运化
部分水

分别清浊

腐熟
上送

水谷

经络

经络学说是中医学的重要组成部分，是劳动人民在长期和疾病斗争中发现并总结出来的。"一切真知都是从直接经验发源的"，经络学说来源于实践，也已经被大量的临床实践所证实。

通过对经络学说的深入研究，临床为其增添了新的内容，开辟了新的道路，所研发出的"针灸麻醉""穴位结扎"等各种新疗法也取得了良好的疗效。经络学说的古今应用，创造了医学上的奇迹，为中医学和西医学的发展做出了新贡献。

一、经络的含义

经和络，是两种大小不同的脉络组织。"经"，有路径的含义，它是体内运行气血的干脉；"络"，有网络的含义，网络遍布全身，是"经"的分支。"直行曰经，旁支曰络"说明了经和络的关系。

经与络虽有区别，但其循行分布却互相衔接，把人体上下、内外紧密地联系在一起，构成一个统一的有机体，并进行着有规律的生理活动和反映各种病理现象。

经有正经和奇经，正经有手足三阴经和手足三阳经，计十二经；奇经有任脉、督脉、冲脉、带脉、阴跷脉、阳跷脉、阴维脉、阳维脉，亦称"奇经八脉"。络脉有十五络脉、浮络和孙络等。十二经脉和奇经中的任脉、督脉、冲脉、带脉，为经络中的主要部分，故作为本章的重点讨论内容。

二、经络的功用

（一）经络在生理上的功用

十二经脉、奇经八脉和全身的络脉组成了一个循环整体，它内联脏腑，外络筋骨、皮肉和五官，把人体构成一个完整的有机体。气血的运行，虽与其所主脏腑的活动有关，但也必须依赖作为通路的经络，通过经气的活动才能使气血运行不息，传输于全身，濡养脏腑、筋骨和关节等组织，人体才能正常发挥各种功能活动。经络除有运行气血、转输水谷精华以营养全身的作用外，还有调节气血的功用。总之，经络是构成人体生命活动不可缺少的重要组成部分。

（二）经络在病理方面的作用

经络循行有着脏腑相合、表里相接、阴阳相关的错综复杂关系，因而病邪一旦侵入机体，在经络方面便有所反应，正所谓："是故百病之始生也，必先客于皮毛，邪中之则腠理开，开则入客于络脉，留而不去，传入于经，留而不去，传入于腑，禀于肠胃。"

外邪伤人，其由表传里的病变过程，要通过经络的作用；反之，脏腑发生病变时反映到体表，也是通过经络的传导作用。例如：肝脏有病时出现的阴器痛、少腹痛或胁痛，就是通过肝的经脉"环阴器，抵少腹，布胁肋"的通路而传导来的。

肝脏有病可以通过经络影响其他脏腑，其他脏腑有病也可以反之影响肝脏；同时，健康的组织器官对有病的脏腑器官有调节作用，能促进功能失调的组织器官恢复正常，从而保持有机体的协调平衡。

为了便于临床辨证施治，现将经络主要病证归纳如下。

1. 肺经病证

肺的生理活动主要是主气、司呼吸和通调水道，故肺病也是以肺气和水液输布失调为主。肺为娇脏不耐寒热，肺开窍于鼻，与皮毛相表里，肺经行于锁骨上窝，上肢内侧至手拇指端。外邪侵袭经络，则缺盆或上肢痛，或拇指麻木等。邪犯皮毛，卫阳外束，则病寒热；卫阳伤，则自汗。邪传入肺，则胸闷、胸胀、气逆咳喘等。

2. 大肠经病证

大肠的主要功能是传送糟粕和吸收部分水分。本经循行上肢外侧，经颈部绕口止于鼻旁。外邪侵袭经络，可于循行部位上发病，如食指麻痛、上肢疼痛、颈肿、口干、牙痛、鼻衄等。邪传入大肠则泻利或便秘。

3. 胃经病证

胃主受纳腐熟，消化水谷，以降为和。其经循行于面、胸、腹部及下肢前外侧，止于足次趾。胃经受邪，可表现为鼻衄、齿痛、口眼歪斜、咽痛、颈肿、乳房痛、下肢及足背痛，足中趾不用等。胃热，则消谷善饥，或精神异常；胃寒则胀痛。

4. 脾经病证

脾主运化水谷精微，营养全身，并能统摄血液，起于拇趾，其经循行于两侧胸、腹部和下肢内侧。经病则足大趾不用，胫膝痛，身倦体重，舌本强痛；脾病则食少，腹胀，泄泻，黄疸，水肿等。

5. 心经病证

心主血脉，推动血液运行，又主神志，其经循行于胸部，上肢内侧，止于手小指。经病，则舌强难言、咽干、心痛、胸胁满痛、上肢内侧痛、掌中热；心病，血液运行失常，则心烦、心悸、气短、形寒怕冷、面色苍白、头昏、耳鸣、失眠、健忘、口舌糜烂，甚则烦躁不安、精神痴呆、狂躁等。

6. 小肠经病证

小肠的生理功能是分别清浊，清者转输到脾，浊者传入大肠、肾和膀胱，小肠经内循腹胸，外循上肢的外侧，止于手小指，经病则小指及上肢痛，咽痛，颈颌肿痛，不能回顾；小肠病则肠鸣，腹痛，泄泻，心烦，口疮，小便不利，尿路疼痛等。

7. 膀胱经病证

膀胱承受肾之气化，可贮存和排泄尿液，其经循行于头项，腰背及下肢后面，止于小趾。经病，则流泪、头项痛、腰痛、髋关节痛、下肢及小趾痛；膀胱病，则小便频，淋沥不止，甚则石淋、血淋、排尿痛等。

8. 肾经病证

肾主藏精是人体生命活动的源泉，为先天之本，只宜固藏，不宜多泄。肾是体内水液调节的重要脏器，起于小趾，斜走足心，其经脉循行于胸腹，下肢内侧。经病则足心热痛，下肢内侧痛，心烦，咽干痛，咳唾有血；肾病则腰酸痛，形寒怕冷，四肢不温，头昏，耳鸣，腹泻，水肿，遗精早泄，阳痿不举，潮热盗汗，气喘，妇女月经不调，不孕等。

9. 心包经病证

心包代心受邪，其经循行于胸部及上肢内侧，止于中指。经病，则胸满、心烦而痛、腋下肿、肘臂拘挛或痛、手心热；心包病，则喜笑无常、神昏谵语。

10. 三焦经病证

三焦为水谷运行的通路，起于无名指，其经循行于腹胸内及上肢外侧。经病则小指、无名指不用，上肢痛，耳痛或失聪，颊肿，目痛，咽肿干痛。三焦病则水湿不行，小便不利，肿胀。

11. 胆经病证

胆的主要功能是贮存胆汁，助肝疏泄，促进脾胃消化吸收。其经循行于头及躯干两侧，下肢外侧，止于足四趾。经病，则目痛、干呕、耳聋、偏头痛、瘰疬、胸胁痛、下肢麻痛，足小趾、足四趾不用；胆病，湿热内蕴，则食少、脘腹胀、上腹痛，牵引右肩，甚则呕吐、发黄、寒热往来、失眠多梦等。

12. 肝经病证

肝主疏泄和藏血，与消化和调节血行有密切关系。起于足大趾，其经循行于胸胁、腹部及下肢内侧。经病则胁痛，头痛，目赤，耳聋，男子则疝气、睾丸肿痛，女子则少腹痛。肝病则易怒，头晕，肢麻，头重脚轻。肝病及胃则胃痛食少，甚则呕吐；及脾则腹泻，腹胀，黄疸；肝血不足则视物不清，妇女月经不调等。

13. 奇经八脉的病证

奇经八脉以督脉、任脉、冲脉、带脉四脉为临床所常用。督脉行于背正中；任脉行于胸腹正中；冲脉前行于胸腹，后行于背脊，下行于下肢内侧；带脉环腰而行。督脉为病，则脊柱强直、角弓反张；任脉为病，则男子为疝气，女子赤白带下、少腹结块、不孕、流产；冲脉为病，则腹痛、气上冲，女子月经不调、经血过多、不孕等；带脉为病，则腹胀、腰酸痛，女子月经不调、赤白带下、子宫脱垂等。

（三）经络理论在诊断上的应用

经络系统在生理、病理上有着重要的的作用，临床辨证及诊断也离不开经络系统。不论是经络受邪还是脏腑发病，都可以通过经络系统反映到经络循行于体表的某一部位来。例如：心、肺疾病常反映在肘，肝病常反映在腋，脾病常反映在髀，肾病常反映在腘。这都是通过经络诊断脏腑病变的具体体现。另外，某些疾病在特定的经脉腧穴上也有所反映，例如：阑尾炎在阑尾穴有压痛，肝炎在肝俞穴有压痛，以及消化道溃疡在脾俞、胃俞穴有压痛等。再如：若头痛时能辨清属于何经所分布，即前头痛属胃经、侧头痛属胆经、后头痛属膀胱经、颠顶痛属肝经等，就可以大致了解病因所在，从而辨证施治。

上述种种疾病，都是脏腑经气异常，从而在其经脉循行部位上的病变反映。注意并观察这种反映，进而用来认识疾病，会对学习中医有很大的帮助。

（四）经络在治疗上的作用

在临床治疗上，许多医家以经络学说为理论基础，创造了一系列新的疗法。新九针疗法打开了"聋哑禁区"，并且治好了许多患者的"不治之症"，创造出医学史上一个又一个奇迹。又如针灸麻醉、穴位割治、穴位结扎，以及耳针、水针等新疗法的出现，为医学服务增添了新内容。

经络学说除了应用于针灸疗法之外，在药物治疗方面同样有着重要作用。当辨清疾病所在何经或何脏腑之后，即可以用归经或引经药治之，如泻心火用黄连、泻肺火用黄芩、治肝病用柴胡、治肺病用桔梗等，都是以经络学说为理论基础而应用于临床实践的。

三、经络的循行

（一）十二经脉的命名和循行交接规律
1. 十二经脉的命名

$$
\text{手三阴经}\begin{cases} \text{手太阴肺经——手阳明大肠经} \\ \text{手少阴心经——手太阳小肠经} \\ \text{手厥阴心包经——手少阳三焦经} \end{cases}\text{手三阳经}
$$

$$
\text{足三阴经}\begin{cases} \text{足太阴脾经——足阳明胃经} \\ \text{足少阴肾经——足太阳膀胱经} \\ \text{足厥阴肝经——足少阳胆经} \end{cases}\text{足三阳经}
$$

十二经脉与脏腑的配合，是一阴一阳、一脏一腑、一表一里，是互相对立、相互制约、相互为用的关系。

2. 循行规律

十二经脉的分布和走行方向是有规律性的。手三阴经从胸走手，手三阳经从手走头，足三阳经从头走足，足三阴经从足走腹。手三阴经于体表分布在上肢内侧（阴面）；手三阳经于体表分布在头面部和上肢的外侧（阳面）；足三阴经于体表分布在腹部及下肢内侧（阴面）；足三阳经于体表分布在头面部、躯干和下肢外侧面（阳面）。（见图2）

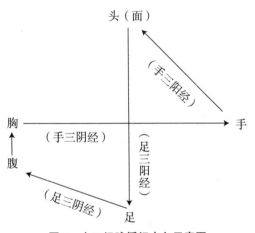

图2　十二经脉循行走向示意图

由于经络分布在人体内外、上下、前后、左右，因而可使内脏和体表以及各种组织紧密联系起来。十二经根在脏腑，布于筋骨、肌肉、皮肤，通达于四肢百骸，网络于全身，成为输送气血、营养全身的通路。在病理状态下，它又是病邪内入或外出的途径。

十二经脉循行次序是脏（阴经）与腑（阳经）的衔接，阳经与阴经的接连，由内脏出筋肉，到达四肢，由四肢经皮肤筋肉回到内脏，形成由内而外，由表达里，自上而下，自下而上，表里相通，上下联贯，如环无端的整体循环。例如：

十二经脉起于中焦（肺经起点）而终于肝，肝脉上贯膈又注于肺中。（见图3）

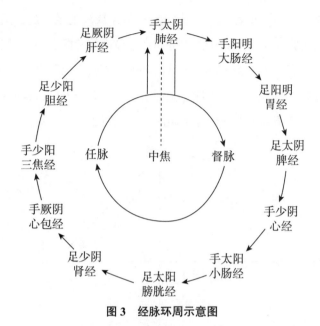

图3　经脉环周示意图

3. 十二经脉相互交接的规律

（1）相表里的阴经与阳经在四肢末端交接

手太阴肺经和手阳明大肠经在食指端交接，手少阴心经和手太阳小肠经在小指端交接，手厥阴心包经和手少阳三焦经在无名指端交接；足阳明胃经和足太阴脾经在足大趾交接，足太阳膀胱经和足少阴肾经在足小趾交接，足少阳胆经和足厥阴肝经在足大趾爪甲后交接。

（2）同名的手足阳经在头面部交接

手阳明大肠经与足阳明胃经在鼻翼旁交接，手太阳小肠经与足太阳膀胱经在目内眦交接，手少阳三焦经与足少阳胆经在目外眦交接。

（3）足、手阴经在胸中交接

足太阴脾经与手少阴心经在心中交接，足少阴肾经与手厥阴心包经在胸中交接，足厥阴肝经与手太阴肺经在肺中交接。（见图4）

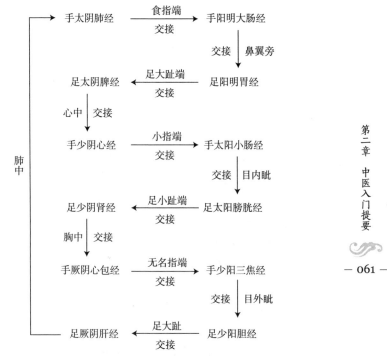

图4　十二经脉走向与相互交接的规律

（二）十二经脉的循行

1. 肺经

肺经：①起于中焦胃脘部，下行联络大肠。②又转而上行，沿胃口过胸膈。③入肺脏，至喉部。④横行出于腋下。⑤沿上肢内侧前缘，过肘至腕，入寸口，直出拇指之端。⑥支脉，从腕后（桡骨头部）直行至食指端。（见图5）

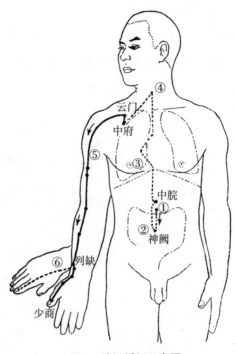

云门
中府
列缺
少商

图 5　肺经循行示意图

2. 大肠经

大肠经：①起于食指桡侧端，沿食指背面前缘，上出于一、二掌骨之间。②上腕至两筋凹陷中。③沿上肢外侧前缘，入肘，上肩。④交于第七颈椎。⑤前下入缺盆。⑥下行联络肺脏，过横膈，入属大肠。⑦支脉，从缺盆上颈，过颊，入下齿中。⑧环绕口唇，交叉于人中，上夹于对侧鼻翼旁。（见图6）

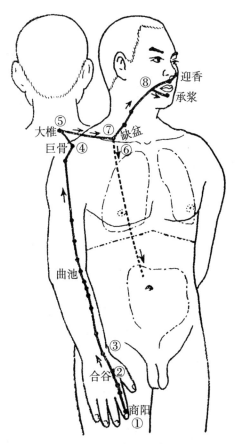

图 6 大肠经循行示意图

3. 胃经

胃经：①起于鼻翼旁，夹鼻上行，左右交会于鼻根部，旁行入目内眦，与足太阳经相交，折向下沿鼻柱外侧下行。②入上齿中，还出，夹口两旁，环绕口唇，下交承浆，向后沿下颌骨后下缘经大迎穴，沿下颌角上行过耳前，经过上关穴。③沿发际，到额颅中部。④第一分支：从颌下缘（大迎穴）分出，下行到喉结旁人迎穴。⑤沿喉咙向下后行至大椎，折向前行。⑥入缺盆，深入体腔，下行穿过膈肌，属胃，络脾。⑦直行者：从缺盆出体表，沿乳中线下行，夹脐两旁，下行至腹股沟处气街穴。⑧第二分支：从胃下口幽门处分出，沿腹腔内下行至气街，与直行之脉汇合。⑨而后沿大腿外侧前缘下行，至膝膑，经髌骨外侧向下，再沿胫骨外侧前缘行至足背，入足第二趾外侧端。⑩第三分支：从膝下三寸处分出，下行入中趾外侧端。⑪第四分支：从足背冲阳穴处分出，前行入足大趾内侧端。（见图7）

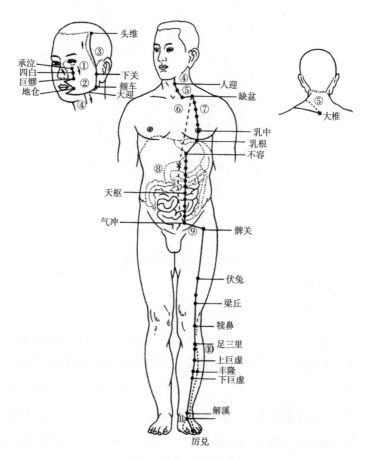

图7　胃经循行示意图

4. 脾经

脾经：①起于足大趾内侧端，沿趾内侧赤白肉际，上行过内踝之前缘。②沿小腿内侧前后缘之中，在内踝上八寸处，交足厥阴经之前。③上行沿大腿内侧前缘入腹，属脾，络胃。④上行过横膈，沿食道两旁，上系舌根，散布舌下。⑤支脉，从胃直上，过横膈，注入心中。（见图8）

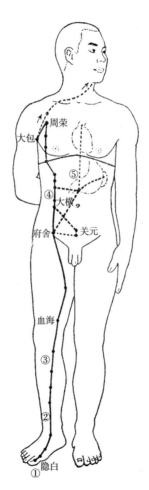

图 8　脾经循行示意图

5. 心经

心经：①起于心中，从心系下膈，联络小肠。②支脉，从心系，上挟食道，联于目系。③直行之脉，从心系上肺，下腋，沿上肢内侧后缘，过肘，达掌，出小指内侧端。（见图9）

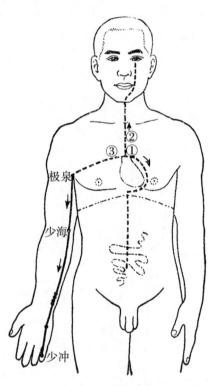

图 9　心经循行示意图

6. 小肠经

小肠经：①起于小指之端，沿手背与上肢的外侧后缘，过腕，达肘，出肩后，绕肩胛，交大椎。②入缺盆，络心脏，沿食道下膈，过胃，入属于小肠。③第一支脉，从缺盆沿颈，上颊，至目外眦，转入耳中。④第二支脉，从颈颊部上颐，至目内眦，又斜行而络于颧部。（见图10）

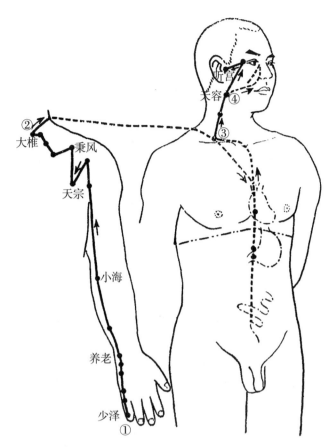

图中标注文字：晴宫、天容、大椎②、秉风、天宗、小海、养老、少泽①、③、④

图 10　小肠经循行示意图

7. 膀胱经

膀胱经：①起于目内眦，上过前额，交会于头顶部。②第一支脉，从头顶至耳上角。③直行之脉，从头顶入颅内，络于脑，复出于外，分别下项。④夹脊一寸五分直至腰部，联络肾脏，入属于膀胱。⑤第二支脉，从腰中下行，夹脊柱一寸五分，贯于臀部，下至腘窝中。⑥第三支脉，从项后，经肩胛骨内侧，夹脊柱三寸，下行至髀枢。⑦经大腿外侧后缘，至腘窝中与第二支脉相会合。⑧又下行贯腨内，出足外踝后。

⑨沿足背外侧，至小趾的外侧端。（见图 11）

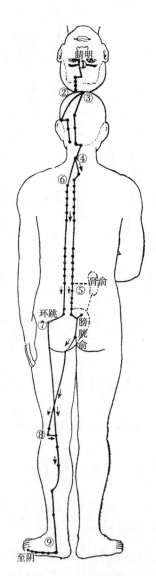

图 11　膀胱经循行示意图

8. 肾经

肾经：①起于足小趾下，斜行至足心。②出然谷下，过内踝前，转内踝后，入足跟，上出于内。③出腘内侧，上股内后侧。④入脊内。⑤属肾脏。⑥联络膀胱。⑦直行之脉，从肾上行，过肝，贯膈，入肺脏。⑧沿喉咙，夹于舌根部。⑨支脉，从肺出，络心脏，注于胸中。（见图 12）

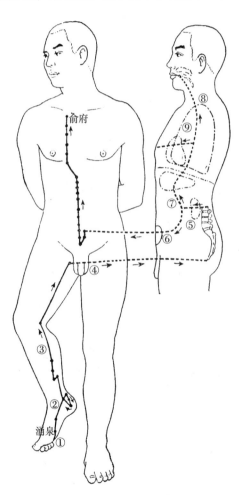

图 12　肾经循行示意图

9. 心包经

心包经：①起于胸中，出于心包络。②下膈，联络三焦。③第一支脉，沿胸横行至腋下三寸处，又上至腋窝。④沿上肢内侧前后缘之中，下肘，过腕入掌中，沿中指出其端。⑤第二支脉，从掌中分出后，沿无名指出其端。（见图13）

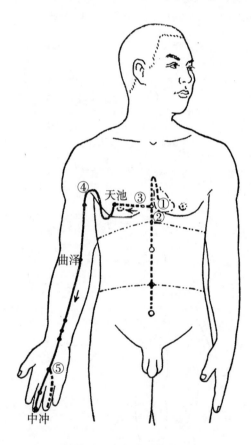

图13　心包经循行示意图

10. 三焦经

三焦经：①起于无名指端，向上沿无名指外侧过手背。②行上肢外侧前后缘之中，过肘上肩。③相交于足少阳经脉之后。④再向前，入缺盆，布于膻中，联络于心包。⑤下过膈膜，属于上中下三焦。⑥第一支脉，从膻中上行出缺盆。⑦上项。⑧沿耳后，直上出耳上角。⑨从屈下颊至目下眶。⑩第二支脉，从耳后，入耳中，出走耳前，过客主人，交于面颊，至眼外眦。（见图14）

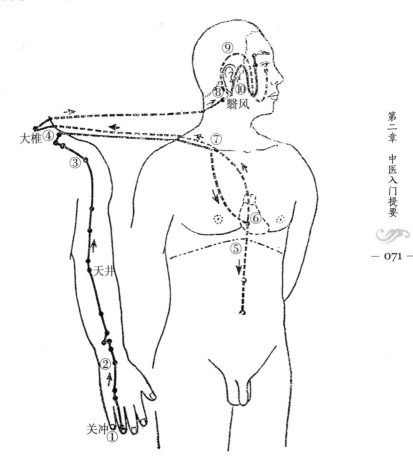

图 14　三焦经循行示意图

11. 胆经

胆经：①起于目外眦，过听会，上至头角。②下耳后，由完骨穴折回至眉上，又回到后头部，沿颈部下行，交于手少阴经脉之前，至肩上。③又交出手少阳经脉之后，入于缺盆。④第一支脉，从耳后，入耳中，出走耳前，至目外眦。⑤第二支脉，从目外眦别行，下大迎，与手少阳经脉会合，至目眶下。⑥过颊车，下颈，与前脉合于缺盆。⑦再下胸中，贯膈，络肝，属胆。⑧沿胁内出气街，绕毛际，横入环跳穴中。⑨直行之脉，从缺盆下腋。⑩沿侧胸，过季胁，入环跳穴与前脉会合。⑪再下沿下肢外侧前后缘之中，过股、膝、胫直至绝骨之端。⑫出外踝之前。⑬沿足背，进入第四趾端。⑭第三支脉，从足临泣穴处别出，入大趾和次趾之间，出于大趾爪甲后丛毛处。（见图15）

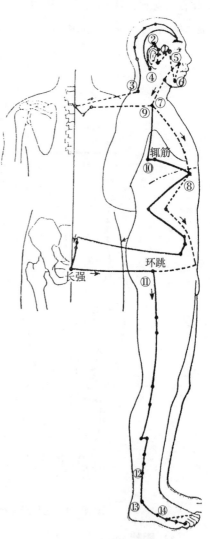

图15　胆经循行示意图

12. 肝经

肝经：①起于足大趾的丛毛处，向上沿足背、至内踝前一寸，至踝上八寸，交叉自足太阴脾经之后。②过膝内，经股内侧前后缘之间，进入阴毛中。③绕过阴器，至小腹，夹胃属肝，络胆。④上贯膈分布于胁肋。⑤沿喉咙进入鼻孔内端，连于目系，出于额。⑥继而上行与督脉会于头顶部。⑦第一支脉，从目系，下于颊部深层，环行于口唇内。⑧第二支脉，从肝分出，上贯膈，注肺中。（见图 16）

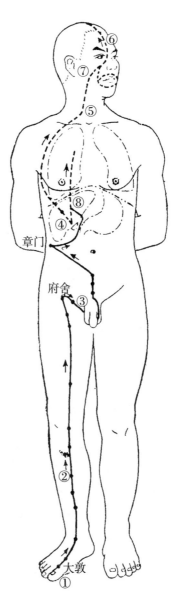

图 16 肝经循行示意图

附：

表2　十二经脉起止穴参考表

经脉（脏腑）		起始穴	终止穴
阴经	手太阴肺经	中府	少商
	手厥阴心包经	天池	中冲
	手少阴心经	极泉	少冲
	足太阴脾经	隐白	大包
	足厥阴肝经	大敦	期门
	足少阴肾经	涌泉	俞府
阳经	手阳明大肠经	商阳	迎香
	手少阳三焦经	关冲	丝竹空
	手太阳小肠经	少泽	听宫
	足阳明胃经	承泣	厉兑
	足太阳膀胱经	睛明	至阴
	足少阳胆经	瞳子髎	足窍阴

（三）奇经八脉的循行和意义

奇经是与正经相对而言，有任脉、督脉、冲脉、带脉、阴跷脉、阳跷脉、阴维脉、阳维脉共八脉。它们与脏腑无络属和表里配合关系，所以称为奇经八脉。其总的功能是调节十二正经的气血。也就是十二经之气血满溢时，则蓄于奇经；十二经之气血不足时，则由奇经之气血以补充之。

1. 奇经八脉与十二经脉的联系

任脉：任脉循行于胸腹正中线，能总任一身之阴经。手足阴经脉皆汇于任脉的上、中、下脘和关元、中极等穴，故有"阴脉之海"之称。

督脉：督脉循行于脊背正中线，能总管一身之阳经。手足三阳经脉皆汇聚于督脉的大椎、神庭、百会等穴，故称"阳脉之海"。

冲脉：冲脉起于胞中，前冲于任脉，后冲于督脉，下合于肾，为"先天之本"，上合于胃肠，为"后天之本"。它总领诸经气血，动则百脉循环不已，故称"十二之海""五脏六腑之海"。

带脉：带如束带，绕腰一周，约束诸经，总束诸脉不得散行，故诸脉者皆归带脉所束。

"跷"有轻健矫捷之义；"维"有维系维络之义。阴阳二跷脉和阴阳二维脉的循行，均与十二正经有相互联系，它们是阴经和阳经的沟通渠道，又维护联系着诸脉。

2. 奇经八脉的经脉循行

（1）任脉

任脉：①起于胞中，出于会阴。②过阴器，上毛际。③沿腹部正中线，直上至咽喉。④再上颊下，绕口唇，循面入眼内。（见图17）

（2）督脉

督脉：①起于胞中，下抵阴器，至会阴，经尾闾骨端。②沿脊柱中间，上行于脑，向上至头顶。④再沿前额下行至鼻柱，止于上齿龈的正中。（见图18）

（3）冲脉

冲脉：①起于胞中，下出于会阴，分前、后、下三条径路而行。②前行之脉：出会阴，过阴器，出于气街，沿足阳明胃经，足少阴肾经二脉之间上行，布散于胸中，③循咽喉络口唇。④后行之脉：过会阴，绕肛门，上行于脊柱里，与任、督二脉相通，出膀胱经大枢穴。⑤下行之脉：由气街穴下行与足少阴肾经相合，沿下肢内侧过股，下胫，循跟骨上缘，下入足大趾。（见图17）

（4）带脉

带脉：起于季胁，横行环腰一周。（见图18）

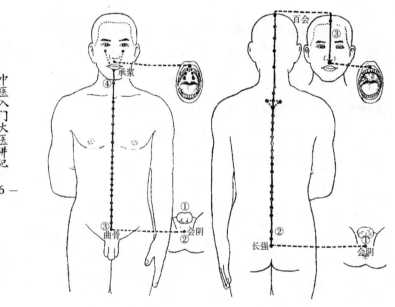

图17 任脉循行示意图　　图18 督脉循行示意图

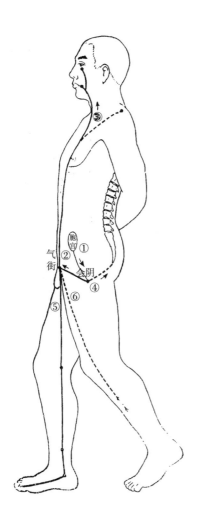

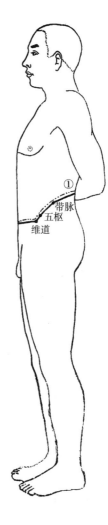

图 19　冲脉循行示意图　　图 20　带脉循行示意图

（5）阴跷脉

阴跷脉：①起于足跟内侧照海穴，通过内踝上行过阴股，入阴部。②循胸内入缺盆，出颈部，上面，至目内眦。(见图19）

（6）阳跷脉

阳跷脉：①起于足外踝下申脉穴，沿下肢外侧上行至髋部的巨髎穴。②经过胁肋，循于肩髆外侧，沿颈上行颊部至口角。③至目内眦，再上行至头角，止于风池穴。（见图20）

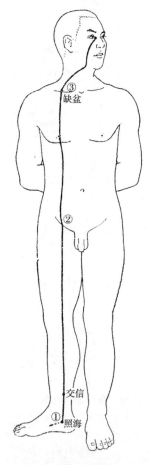

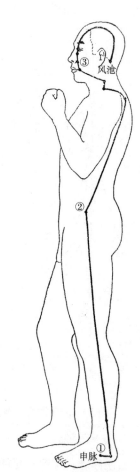

图 21　阴跷脉循行示意图　　图 22　阳跷脉循行示意图

（7）阴维脉

阴维脉：①起于足内踝上五寸筑宾穴，沿下肢内侧上行。

②过腹。③至胁肋。④止于颈部廉泉穴，然后上行至咽喉，与任脉相会。（见图23）

（8）阳维脉

阳维脉：①起于足外踝下，沿下肢外侧上行。②过身侧。③下胁肋，至肩，上项。④经耳后，过侧头部。⑤止于眉上阳白穴。（见图24）

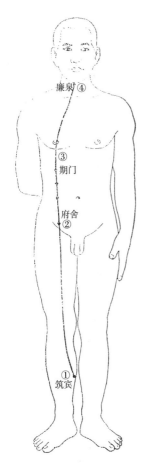

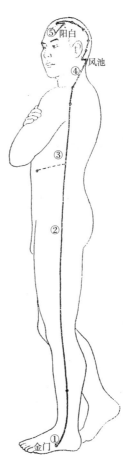

图 23　阴维脉循行示意图　　图 24　阳维脉循行示意图

病因和病机

　　疾病的发生和发展是错综复杂的，它是机体在各种内、外在条件的影响下，矛盾转化的结果。因此，患者在临床上表现的证候就是体内邪正斗争全部过程的反映。具体说就是内外在致病因素作为条件，和机体机能反应形成一对矛盾，疾病是否发生就是"正邪交争"的结果。正气虚的内在因素是形成疾病的根源，外来邪气是致病的条件，外因通过内因而起作用。所谓"邪之所凑，其气必虚""正气存内，邪不可干"也就是这个道理。

　　人体感受毒邪之后，因机体内正气的强弱不同、病邪的性质不同、病邪所在部位深浅不同，也就会产生不同的结果，即有的很快痊愈，有的继续发展下去从而表现出各种不同的病症。

　　在疾病的发生发展中，精神因素也是不容忽视的。中医学历来是重视精神因素的，将其称之为"七情内伤"。"七情内伤"不但可以直接致病，也可以作为复感外邪而发病的条件。临床上通过分析病因，不仅可以认识疾病发生的原因，还可以辨别各种致病因素的致病性和身体抗病力的损害程度，使我们对疾病能作出正确的诊断，提供有效的预防以及治疗措施。所以，掌握病因对临床工作有着十分重要的意义。

　　病因就是疾病发生的原因。中医学中关于疾病发生的各种原因的认识，简要来说可分为内因与外因两大类。内因包括机体的正气不足和七情内伤（精神因素）；外因有六淫之邪、外伤以及饮食所伤等。外因是疾病变化的条件，内因是疾病变化的根源，外因通过内因而起作用。

一、内因

　　内因是机体致病的内在因素，中医学把七情（喜、怒、忧、思、悲、恐、惊）内伤作为致病的内因，并认为其在疾病发生中有重要作用。西医学同样认为精神因素是导致疾病发生的重要原因。研究认识疾病原因的目的，就是为了防治疾病。

　　疾病的发生是事物运动变化的一种形式，它的根本原因也是机体内部的矛盾，情志活动是这种矛盾的体现和反映。我们知道，七情活动在通常的情况下是人体正常的生理现象，对机体并没有害处。只有当情志活动一时过于激烈或持续过久的时候，才会影响整个机体的正常活动，进而引起正气变化失常，久之则发生各种内伤病。例如：情志太过伤心神，心病则心悸、失眠，甚则哭笑不休；伤脾，则食少、腹胀、消瘦、乏力；伤肝，则胸胁胀满而痛、头痛目眩或多怒；伤肾，则腰痛、男子阳痿，女子崩漏、闭经等，临床这些病例是很常见的。又如在疾病发展过程中，病人突然有激烈的情志波动，往往可使病情改变，甚至病情急剧恶化；反之，病情虽然严重，若患者心情舒畅、气血和调，亦可战胜疾病，恢复健康。以青年女工王世芬大面积严重烧伤后的治愈过程为例，就说明了情志活动可以变不利因素为有利因素，同时也说明了内因是疾病发生发展的决定因素。中医学认为异常的七情活动，会伤及脏腑，影响气血而致病，叫作七情内伤（内因）。七情活动又是受外界条件影响的，但外界条件是否会引起异常的情志变化，又要看机体气血是否充盛、脏腑功能是否协调。"邪之所凑，其气必虚""正气存内，邪不可干"同样适用于七情致病，七情活动与精神因素有直接关系，都是受人的主观意识支配的。因此，在防治疾病中也必须把人的因素放在第一位，使其情志活动正常，从而促进气血旺盛、脏腑功能平衡协调，以抵御外界不利条件的影响和侵袭，同时还可以变不利条件为有利条件，战胜疾病。

二、外因

（一）六淫之邪

风、寒、暑、湿、燥、火，在正常情况下称为"六气"；而在非其时有其气的反常情况下，六气的太过、不及就会直接或间接影响人体，从而引起疾病的发生，为六气淫胜，简称"六淫"。"六淫"是中医学对外感病致病因素的概括。

六淫致病往往与季节有关，如春多风病、夏多暑病、秋多燥病、冬多寒病等，这是一般规律。但是气候变化是复杂的，人体的感受也各有不同，所以同一季节可有不同性质的外感病发生，而一种疾病又可由多种病邪引发。因此六淫为病，其所呈现的症状也是错综复杂的。

1. 风

风性善动，变化无常，为百病之长。湿、寒、暑、燥、热诸气，多依附于风而侵袭人体发生疾病，如风湿、风热、风寒、风温之类皆是，所以风气实为外感病的先导。

风邪侵入人体，在表则停留于皮毛，或逗留于肌肉、腠理之间，或游走于经脉、关节之中，入里能损及脏腑，上逆则直犯颠顶，在下可伤及足膝。

如外感风邪，先有表证，多见头项疼痛、恶风、恶寒等症状。感受风邪还可以发生消化不良、腹胀、腹泻等脾病的症状，这是风盛乘脾而致病。

内风："风胜则动""诸暴强直，皆属于风"，这是概括一些动摇眩抽的证候，如头晕目眩、四肢抽搐、颈项强直、角弓反张、口眼㖞斜、猝倒不知人事等。"诸风掉眩，皆属于肝"，肝体阴而用阳，这些症状的产生和病机的变化在于肝。若经汗泄等伤耗津液，津乏血枯，阴不潜阳，风阳内动，上扰清窍则头晕目眩，此属"虚风"；邪热炽盛，热极生风，风火相煽，上扰心灵，神志紊乱，或火热煎津成痰，痰火上扰，蒙闭心窍，而致昏厥抽搐、颈项强直等，则属实证。

2. 寒

寒为阴邪，侵入人体最易伤人阳气。寒邪外束与卫气相搏，阳气不得宣泄，便会出现恶寒、发热、无汗等症状。"今夫热病者，皆伤寒之类也""人之伤于寒也，则为病热"，故寒又为热病之因。由此可见，寒邪实为多种发热疾病的主要原因。

寒又为痛证的原因之一。所谓"痛者，寒气多也，有寒故痛也"，这是因为寒性收引，寒邪留滞于经络、筋肉、关节之间，就会使络脉卷缩、气血流行被阻、筋肉拘急收引，从而发生疼痛；寒气入经，客于脉中则气不通，不通则痛。寒在腠理，则毛窍收缩，闭阻无汗；寒在肌肤、筋肉，则冷厥不仁、挛急不伸；寒在筋骨、关节，则为痹；寒在胃肠，则拘急而腹痛。

此外，寒邪侵入脏腑还可以导致烦躁、咳喘、水肿等。

内寒：寒自内生，主要是由于阳气虚衰。所谓"气虚者，寒也""阴盛则内寒"，而阳气之本，根出于肾，所以有"诸寒收引，皆属于肾"之说。阳虚阴盛，即生内寒，凡水肿、痰饮、下利清冷之类，多属于寒。

3. 暑

暑为阳邪，乃火热之气所化，主升主散，故暑热侵入则腠理开而多汗。汗泄太过，就会耗伤元气，煎熬津液，因此伤于暑邪，每见头晕、心烦、口渴多饮，甚至猝然昏倒等症状。

4. 湿

湿为阴邪，其性重浊黏腻，长夏多得湿病，湿伤阳气，阻塞气机，湿邪留恋不去，则可导致发生各种病证。

湿邪侵入人体，多因涉水淋雨，居住潮湿，或经常接近水湿之地所致。湿邪伤人多先自下部起，如足胫肿、关节疼痛、腰酸背楚，以及皮肤麻木等。若湿邪侵于上，则头重如裹，这是由于头为诸阳之会，湿邪阻遏阳气，清阳失宣所致。另外，湿邪常和寒、热、暑、风之邪结合致病，如风湿、暑湿、寒湿、湿热等。

内湿：湿邪内停，是体内津液转输失职所致，多与肺、脾、肾、三焦等脏腑功能失调有关。如痰饮、水肿、濡泄等都是湿邪内停所致。脾失健运，湿自内生，下迫于肠则濡泄，泛溢肌肤则浮肿；肺虚，升降失职不能通调水道，导致水湿内停，则可发生痰饮之证；肾主一身水液的调节与排泄，肾阳虚衰不能温脾制水，或不能温煦蒸化三焦之水液，致使水湿泛滥，可见水肿、小便不利、肢重、脘腹闷胀等症。综上，故有"盖水为至阴，故其本在肾；水化于气，故其标在肺；水惟畏土，故其制在脾"之说。

总之，内湿之停是肺、脾、肾三脏运化失职，不能行其津液，聚而成湿，停而为痰，留而为饮，积而为水。虽然说"诸湿肿满，皆属于脾"，但也与肾、三焦有关，因肾为水脏而主津液，三焦又为津液之腑。此外，脾病生湿，与六淫之湿又可相互影响。湿邪易伤脾阳，脾阳不运又可生内湿。倘脾气健运则有利于外湿的宣化排出。

5. 燥

燥为秋季主气，有凉燥与温燥之分。燥邪侵犯人体易伤肺、肝两脏：若伤于肺，则见皮肤干枯、鼻干咽痛、咳喘、便秘等症；伤于肝脏，则见两胁痛、少腹痛、目赤眦痛等症。

内燥：所谓"燥胜则干"乃指津液不足而言，多因汗、吐、下后伤阴，或高热灼伤津液而致。因为津液耗损，不能内溉脏腑，外濡孔窍，故见皮肤憔悴、毛发枯焦、爪甲脆折、口渴唇燥、鼻干咽痛、目涩、便秘等症。

燥之内生多由津不化气，或过伤阴液所致。如肺气不足，则津液不能四布而致皮毛焦燥；又如胃肠有热，火灼津液，而致津枯液少，肠胃失调则便结不通。

6. 火

火与热同属一气，热甚则为火。火为阳邪，主动主升，散而不敛。因此高热、大汗、伤气耗津，都是火热为病的常见症状。火热之气最易伤肺，故火热伤人常见咳喘、烦热、咯血、衄血等症。

火与热的病机和症状基本上是一致的，唯在程度上有所差别。火与热、热与寒之间不是固定不变的，而是相对的、暂时存在的。如热甚化火、火减转寒、寒极生热、热极生寒等，都说明火与热、热与寒之间是矛盾的，又是互相联系的，并依一定的条件可以互相转化。

火热内生：一是由外感六淫之邪，郁而化火，如伤寒邪气传入阳明，可呈现壮热、大汗、大渴，以及实热内结等症状；二是脾胃损伤，转输失司，湿自内生，蕴积化热，湿热甚则成痰火，症见口干、喜冷饮、脘腹胀满、大便浊秽、苔厚而黄等；三是情志怫郁，郁久化热，症见头昏、目赤、舌干、口苦、烦热等。上述诸热表现均属于实证。如因精亏血虚，阴虚阳亢而生热化火者，或由实热伤阴化火者，则属虚证。

热甚则化火，火盛则神伤。在热病过程中常见有神昏谵语、烦躁不宁、项强肢抽，甚至狂乱等症状，多为热入营血，火扰心神之故。

热主开泄，在表热盛的疾病中，阳气得泄，其热也随之散减或消退；若热甚不退，则热壅血瘀，腐蒸气血，蕴毒化脓而成痈。

（二）饮食所伤

1. 饮食不节

大饥大饱是可以造成疾病的原因。如经常暴饮暴食，胃肠负担过重，就会引起消化不良、脘腹胀满等，正所谓"饮食自倍，肠胃乃伤"。饱食肥甘厚味，令人生内热，可以引起痈疮疔毒；饥而不食，则营养无所补充，精气缺少了，势必影响身体机能，造成疾病的发生。

2. 饮食寒热不适

饮食的过凉过热，也可以损伤胃肠阳气，造成脾胃病。同时还可以波及肺脏，引起咳嗽，甚至气喘等。

3. 偏食

饮食偏嗜，如过食酸、苦、甘、辛、咸各味也可以造成疾病的发生。过食咸味可造成血流滞涩，皮肤变色；过食苦味可致皮枯发落；过食辛味则筋挛而爪枯；过食酸味则肉皱唇焦；过食甘味则骨痛发落。这说明了长期偏嗜五味均会引起某种疾病。五味偏食还可以作为饮食调养方面的参考。

三、其他原因

如外伤、虫兽所伤等，从略。

辨证纲要

辨证是在四诊得来的病史、体征基础上进行分析、综合、归纳，抓疾病发生发展过程中的主要矛盾和矛盾的主要方面。因此，在临床上要认识疾病发生发展的规律，就要对疾病发展过程中的病史、体征有一个正确的认识，从而才有可能把握正确的治疗方向。

中医学中的辨证方法，是对疾病发生发展规律的概括，其中有八纲辨证、病因辨证、脏腑辨证、六经辨证、卫气营血辨证等。现将八纲辨证、六经辨证、卫气营血辨证等纲要，讨论于下。

一、八纲辨证

通过四诊把所得疾病征象，分析归纳为阴阳、表里、寒热、虚实，以概括和辨别疾病的性质、病变部位、体质的强弱和病邪的盛衰，称为八纲辨证。八纲是分析病情、辨认证候的纲领，阴阳、表里、寒热、虚实，都各有自己的单独表现，又是互相联系不可分割的，例如：表证有虚实寒热之分，实证也有表里寒热之别，热证亦可分表里虚实。

（一）阴阳

阴阳是八纲的总纲。一切疾病的属性，总体可分为阴证和阳证两大类。里、虚、寒证属阴，表、实、热证属阳。

疾病的发生是人体阴阳互相依存，互相制约，相对平衡关系的破坏，形成阴阳偏胜或偏衰。它的互相关系有阴盛则阳衰，阳盛则阴衰；反之，阴虚则阳盛，阳虚则阴盛。它的病理变化则是阴虚阳盛则热，阴盛阳虚则寒。从表里、脏腑、经络、气血等病理生理讲，都有阴阳两个方面的反映。因此，中医学认为阴阳是观察分析疾病发生变化的总纲。

1. 阴证

精神萎靡、面色苍白暗淡、舌质淡红、声微气短、静不欲言、大便溏泄、小便清长、四肢逆冷、腹痛喜按等症，或阳痿精冷、身肿、气喘、头晕、自汗等症，为阳虚则寒之虚寒证。

面红颊赤、咽干、舌红干无苔、腰酸肢软、骨蒸盗汗、多梦遗精、手足心热、脉细数无力等症，为阴虚则热之虚热证。

2. 阳证

面色潮红、身热发狂、躁动不安、唇口焦裂、舌质红绛、语声粗壮、烦而多言、呼吸气粗、大便秘结、小便短赤、腹痛拒按、手足皆热、脉洪大有力等症，为阳盛之实热证。

3. 阴证和阳证的关系

疾病的过程不是静止不变的，而是不断发展变化的，阴证和阳证在一定条件下，可以互相转化。阴证可以转阳证，例如：突感寒邪之腹泻、四肢逆冷、体温不高、脉沉无力为阴证；当机体阳气渐复之后，出现发热、口渴、舌干、脉数有力，即由阴证转为阳证，这是病势好转的征象。疾病也可由阳转阴，例如：发热病人因出汗过多，出现身冷、四肢逆冷、脉微欲绝，为病势之恶化。

总之，阴阳可以互为因果。如阴盛导致阳虚，或阳盛导致阴虚，这种阴阳偏盛的病变，属实证；反之，如阴虚导致阳偏亢，或阳虚导致阴偏亢，这种阴阳偏衰的病证，属虚证。前者是以阴阳偏盛为主要矛盾，治疗当制其偏盛；后者是以阴阳偏衰为主要矛盾，治疗当以补其不足。

4. 阴阳辨证参考表

表3　阴阳辨证参考表

类别	阴证	阳证
症状	不发热，四肢发凉，呼吸微弱，语言无力，尿色清淡，大便溏薄	发热，四肢灼热，呼吸气粗，烦躁不安，尿色黄红，大便秘结
舌苔	舌苔淡白	舌红苔黄
脉象	迟细无力	数而有力

（二）表里

表、里是疾病所在的部位。凡六淫之邪伤人，首先伤及皮毛、经络而发生疾病的称为表证；病邪内传脏腑，或病自脏腑而发称为里证；表里证又可互相转化，表证可以入里，里证还可以出表，表邪内入未达里，或里证外出未达表者，为半表半里证。

1. 表证

发热、恶寒、头痛、身痛、无汗、脉浮紧者为表寒证；发热、微恶风寒、有汗或少汗、口渴、脉浮数者为表热证。

2. 里证

潮热、恶热、腹痛、便秘、口渴、舌苔黄、脉沉数者为里热证。如恶心、呕吐、腹痛、便溏、四肢冷、口不渴、脉沉迟者为里寒证。

3. 半表半里证

往来寒热、胸胁满闷、口苦、咽干、目眩、心烦喜呕、默默不欲饮食等为半表半里证。表里变化，由表入里为之病进，由里出表为之病退，这是认识疾病变化的又一规律。

4. 表里辨证参考表

表4　表里辨证参考表

类别	表证	里证
部位	皮毛、肌肉、经络、四肢	五脏、六腑
症状	恶寒发热，头痛，身痛等	口渴，烦躁，呕吐，胸痞，腹痛等
脉象	浮	沉
舌苔	薄白	黄燥或干黄
病机	邪气在表，正气未伤	邪入已深，正气渐伤

（三）寒热

寒热是指疾病的性质。凡由寒邪，或因机体阳气不足，所产生的证候为之寒证；凡由热邪，或因机体阳气亢盛，所产生的证候为之热证。

1. 寒证

怕冷、手足凉、面色苍白、口不渴、喜热饮、尿清、便溏、舌淡苔白、脉沉迟者为寒证。

2. 热证

发热、口渴、喜冷饮、面红、烦躁、尿赤、便干、舌干苔黄、脉数者为热证。

3. 寒证与热证的关系

寒证与热证在某种条件下是可以互相转化的。如发烧的病人，由于大汗或吐泻过度，引起机能衰退，表现为体温降低、四肢逆冷、面色苍白、血压下降、脉微弱，即为由热证转为寒证；又如外感寒邪之后，开始恶寒身痛，接着出现发热、不恶寒反恶热、口渴、大汗出、苔黄、脉洪大，即由寒证转为热证。

在疾病发展过程中寒证与热证也可以交错存在，如上热下寒、内热外寒等。在辨别寒热时还应该注意到真寒假热，或真热假寒等伪象，以免误诊。

4. 寒热辨证参考表

表5　寒热辨证参考表

类别	寒证	热证
症状	面色苍白、恶寒、蜷卧、脘腹疼痛、得热痛减、大便溏薄、小便清长、四肢不温等	身热、面红、目赤、口干喜饮、大便秘结、烦躁、谵语、小便黄赤、咳黄痰、唇焦等
舌脉	脉沉、迟、无力，舌苔白润	脉洪、数、有力，苔黄腻干燥
病机	气血不足，阴盛阳衰	邪盛正盛，阴虚阳亢

（四）虚实

虚实，是在正邪斗争中，就机体抗病能力的强弱和病邪的盛衰而言。"邪气盛则实，精气夺则虚"是虚实的病理基础。

1. 虚证

久病而体虚，气血亏损，生理机能衰退，抵抗力减弱，症见如形体消瘦、气短无力、面色苍白、自汗盗汗、二便失调、或梦遗滑精、舌淡无苔、脉细弱等。

2. 实证

体壮而新病，机体抗病能力旺盛，邪正斗争激烈势均力敌，症见如面红、气粗、高热、腹满痛拒按、便秘、苔厚、脉洪有力等，以及病理形成的水肿、痰饮和腹腔包块等。

3. 虚证与实证的关系

疾病是正邪交争的过程，在疾病的发展过程中，正气与邪气也在不断地发生变化，反映在临床上就是虚证和实证的不同表现，因此，虚证和实证有其一定的规律性。在疾病发生过程中，除了因体质虚弱，直接表现为虚证外，大多数是由实证在失治（或误治）等条件下转化为虚证的。例如：新病高热、口渴、烦躁、苔黄厚、脉洪大的实证病人，由于失治，日久不愈，以致气血虚弱，出现精神不振、嗜卧、肢冷、气短无力、脉细等症，即是由实证转为虚证。反之，虚证亦可转为实证：病人如素有脾胃虚弱，又因饮食不节，脾不健运，造成食积，而致脘腹胀痛、大便秘结、苔黄厚等实证表现；再如素有脾肾阳虚，不能运化水湿，致水液内停，出现水肿，也为实证。

4. 虚实辨证参考表

表6　虚实辨证参考表

类别	虚证	实证
病性	病势发展较慢，机能衰退，脏腑虚弱，气血不足	病势发展较急，机能未衰，未及脏腑，气血尚充
症状	畏寒厥冷、下利清谷、小便不禁、气短等	高热烦躁、大便秘结、尿赤热痛、谵语狂妄、腹痛拒按，好动等
脉象	细、弱	洪、弦、滑
舌苔	舌苔薄，舌质淡嫩	舌苔厚腻，粗糙，舌质红绛
病机	正气耗损，反应性弱	邪盛正盛，反应性强

二、六经辨证

六经为太阳、阳明、少阳、太阴、少阴、厥阴。六经辨证是外感病的辨证纲领，根据外感病发病过程中的不同证候及其传变关系等，用八纲加以归纳概括，进而分经辨证，以便定出恰当的治疗措施。

（一）太阳证

太阳主一身之表，太阳证是肌表的病证。外邪伤人，首先侵犯太阳经，邪束卫阳，郁而不疏，则症见发热、恶风寒、无汗、或汗出不彻、头身痛、脉浮等。

（二）少阳证

少阳证是病邪从太阳传向阳明的过程中，尚未达脏腑之里，但又不在表，故称半表半里证，实为表里两兼之证。症见寒热往来、胸胁苦满、口苦咽干、目眩、心烦欲呕、不欲进食、脉弦等。

（三）阳明证

阳明证为里热证。病邪入里，郁而热甚。它与胃肠有密切关系，其主要症状有：身大热、不恶寒反恶热、烦渴、多汗、脉洪大、甚则可见潮热、腹满、便秘、烦躁、神昏谵语等。

（四）太阴证

太阴证为里寒证。病在阳明不愈，脾胃受伤，脾阳不振，寒湿内盛，症见脘腹胀满时痛、或呕吐、不思饮食、腹泻、口不渴、四肢倦怠无力、苔白、脉缓等。

（五）少阴证

少阴证为里虚证。阳虚则寒，症见畏寒、四肢逆冷、嗜睡、腹痛、吐泻、脉微细等；阴虚也称热化证，可见心烦不得卧、口干、咽痛、胸满、下利、脉细数等。少阴证多与心肾有关系。

（六）厥阴证

厥阴证为寒热错杂的里证，与肝和心包关系密切。寒热错杂表现为"上热下寒"，上热则心中疼热、消渴、头痛目赤、气上冲胸；下寒则饥不欲食、呕吐或吐蛔虫、下利、脉细弱或欲绝。

以上是六经症见，大体上是将外感病的复杂病证归纳为六个不同阶段，以便掌握规律进行治疗。

六经的传变，由于病人的内因条件不同，其传变关系甚为复杂。如正盛邪衰，病则不传而愈；邪盛正虚，或治疗失当则易传经，传经可以循经，即由太阳传入少阳或阳明，也可以直传三阴经。这种传与不传的关键，主要取决于人体内在因素的强弱，如正气恢复，病虽传里，复可由阴转阳，病出于表而愈。

（七）六经辨证参考表

表7　六经辨证参考表

六经	主要症状	脉象
太阳证	恶寒、发热、头痛、身痛	浮
阳明证	发热（潮热）、烦渴、燥屎（有里证）	洪大
少阳证	往来寒热、胸胁苦满、口苦咽干、目眩欲呕	弦
太阴证	自利、腹痛、手足自温	缓
少阴证	自利、咽痛、欲寐、手足厥冷	微细
厥阴证	下利、消渴、吐蛔	细、欲绝

三、卫气营血辨证

卫气营血的辨证，是结合卫气营血的生理功能来阐明温热病发展过程中的病理变化，并将其病理过程用"卫""气""营""血"概括为四个阶段的证候分类，并作为辨证施治的纲要。

（一）卫分证

温邪初犯，先伤卫阳，卫气与病邪相争，病在肌表，肺合皮毛与卫气相通，卫气郁遏，肺气也将失宣，其症状为发热、微恶寒、头痛、咳嗽、口微渴、无汗或少汗、苔薄、脉浮数等。

（二）气分证

邪在卫分不解，深入气分，正邪剧争，里热渐盛，其证不论在肺胃还是肝胆均为实热征象。发热、不恶寒反恶热、壮热烦渴、汗出，为共有症状。热壅于肺，则咳喘；热壅胸膈，则心烦不安；热聚于胃肠，则腹胀满痛、大便干燥；热郁肝胆，则寒热如疟状、口苦胁痛等。风温病邪不在卫分而又未入营血，但发热不恶寒、苔黄、尿短赤者，亦为气分证。

（三）营分证

病邪侵入营分，则营阴被热邪所迫而受损，进而扰乱心神，症见心神不安、烦躁不眠、身热夜甚、口微渴、身现瘾疹等；若邪热内闭，则可见神昏谵语、舌质红绛等。

（四）血分证

营血内行脉中，血为营气所化，营和血有时难以分开。通常营分不解则入血分，邪热迫血，此时除有营分证的表现外，还可见斑疹透露及吐血、衄血、便血、尿血等诸多血证，和躁动发狂、抽搐、昏迷等症状。

温热病以卫气营血作为辨证纲领，不仅能反映出热邪侵入部位的浅深、病情的轻重，还能表示出急性热病的发展过程，如温热病的传变规律是由卫传气，再传营，最后入血。病在卫分、气分是正邪交争激烈的阶段，到营分、血分则正气渐伤。温热病传变：由卫分到气分称之顺传；若由卫分不经气分，而直接出现神昏谵语、舌绛等营分证候，则谓"逆传心包"，多表示病情严重。

但病邪由卫分传入气分、营分和血分时，往往难以明显区分，有的病人经常表现为气分和营分，或营分和血分的症状同时存在，临床上应从实际出发，灵活运用，以利辨证施治。

（五）卫气营血辨证参考表

表8　卫气营血辨证参考表

卫气营血	主要症状	舌苔	脉象
卫	发热，微恶寒或不恶寒，无汗或少有汗，头痛鼻塞，咳嗽微渴	薄白	浮
气	发热，恶热，小便黄赤，汗出，气粗，或潮热谵语，腹满且痛，大便秘结或自利	黄燥或焦黄	洪大
营	烦躁，夜寐不安，神昏谵语，口不渴	舌绛而干	数
血	神昏谵语，抽搐，斑疹透露，或吐血、便血	舌绛少苔	细数

治则

疾病的发生发展是邪正矛盾的斗争过程，在此过程中，矛盾是不断产生和解决的，因而矛盾也是一直存在的。我们在辨证中应尽全力找出它的主要矛盾，在治疗中捉住了疾病的主要矛盾，一切问题即迎刃而解了。治则是治疗原则，也就是用不同的治疗方法，去解决疾病不同的矛盾，它必须是根据疾病的发生发展规律而确定，具体病人要具体分析。同一疾病，可因人、时间、证候等条件不同，而采用不同的治疗方法（同病异治）；不同的疾病，只要证相同，还可以采用相同的治疗方法。如同是胃病，有的用清热法，有的则用祛寒法；清热法可以用于胃热，也可以用于肝、胆、心、肺等脏腑的热证（异病同治）。这样，就提示出治疗疾病的一些基本原则——热证宜清、寒证宜温、虚证宜补、实证宜泻、在表当汗、里实当下等。

当然这些只是一般规律，还要具体情况，具体分析，按照病情灵活运用。同时，疾病的发生发展和痊愈，离不开患者自身的特异性因素，那种只见物不见人的医疗思想和医疗作风，必须加以批判。

中医学中的治疗法则，是劳动人民长期同疾病斗争中，根据疾病的发展规律总结出来的。这些治则有标本治则、正治反治以及辨证立法等，今简述如下。

一、标本治则

标本是对疾病分先后、主次，进而安排治疗次序的方法，也就是先抓主要矛盾，解决主要矛盾的方法。标本之间既互相对立，又互相依存、互相联系。以正邪来说，正气为本，邪气为标；以疾病来说，病因为本，症状为标；以发病时间来说，先病为本，后病为标；以疾病部位来说，里证为本，表证为标。总之，通过标本的分析、归纳，可以分清疾病的主次，审察病情轻重缓急，从而采取急则治标、缓则治本或标本兼治的治疗方法。

（一）治本

治本是根据疾病病因、病机，从而抓其根本来治疗的一种方法，适用于大部分疾病的治疗。如外感风寒，可见发热恶寒、头身痛，可用辛温解表法祛除风寒，即是治本的方法之一。又如因脾肾虚寒而致的五更泻，治疗不直接用收涩止泻法，而用温阳健脾法，使脾肾得以健运而泻利自止，这也是治本方法。治本是解决疾病的本质问题，也是解决主要矛盾的一种方法。至于根据旧病、新病分标本的方法，除非新病与旧病有关且两者不是急证，可以选择先治本，一般情况下多先治标或标本同治。所以有"缓则治其本"之说。

（二）治标

"急则治其本"。治标是对急、危重证采取紧急治疗措施

中医入门大医讲记
——胡永盛医述

的方法，其以消除威胁生命的某些症状为出发点。例如：剧烈的疼痛，用止痛法；腹水、水肿，用泻下利水法；各种出血证，用止血法等。再如先患有某种慢性病又得感冒时，先治感冒也是治标方法之一。总之，治标是通过解除一时的症状，来为治本创造条件。

（三）标本同治

标本同治，是上述两种方法同时兼用，如采用扶正祛邪法治疗正虚邪实的病人，就是标本同治。标病急，本病也急，两者都可以威胁生命者，必须同时治疗。例如：既心气不足，有水肿气喘的表现，又新患感冒，则二者必须同治，否则往往互相影响，加重病势。此外，标病、本病虽都不甚严重，但二者互有影响，标本同治则可以提高疗效，使患者早日恢复健康。例如：贫血病人，症见午后身热、心悸、衄血、口燥、咽干等，心肾不足是其本，阴虚血热是其标，治以补养心肾兼顾养阴清热，也是标本同治法。

总之，临床上标本同治的实例很多，只要把标本分清，注意主次缓急，治疗即可有的放矢，随证变通。

综上所述，标本的治疗原则，虽有"急则治标，缓则治本"和"标本同治"之分，但必须根据患者具体病情，确定不同的治疗原则，而皆当以治本为重点，所说治病"必求其本"意义亦在于此。

二、正治与反治

正治与反治是中医辨证施治的又一治疗原则。

（一）正治

正治法又叫"逆治"，就是逆其病性而治之，如寒证用热药、热证用寒药、虚证用补药、实证用泻药等，均属正治法，也是辨证施治的常法。正治法适用于绝大部分病机和证候表现相一致的病证。《黄帝内经》云："寒者热之，热者寒之。"又云："实则泻之，虚则补之。"这正是反其病性而治之的正治法。

（二）反治

反治法又叫"从治"，也称"顺治"，是顺从其症状表现而进行治疗的意思，如寒证用寒药、热证用热药、大便不通用补药、下利用泻药等。在一般情况下，这样用药是不对的，甚至可以造成各种不良反应。这里讲的反治法，是指在特殊情况下而采用的一种治疗方法。所谓特殊就是疾病由于"寒极"或"热极"而表现出来的一种假象，如内真寒而外假热或内真热而外假寒的病证，治疗就要采用反治法。这说明反治法，是在病情比较复杂、病机与症状表现不一致的情况下（假象），而采用的一种变通的治疗方法。从其病机分析，仍是以热治寒、以寒治热、以补治虚、以泻治实的正治法，也是治病必求其本的具体体现。因此，反治法也可以看作是正治法在特殊情况下的变通应用。

此外，临床处方治热病常用大剂寒凉药，少佐以温热药；治寒病用大剂热药，少佐以寒凉药。服寒凉药采用温服的方法，服温热药采用凉服的方法，亦当属于从治法的范畴，在此一并提出，仅供参考。

三、辨证立法

辨证施治是中医学的核心，也是中医治病的基本原则。

辨证就是用分析的方法找出疾病发生发展中的主要矛盾，对病情进行整理、分析、推理、判断，以得出疾病的原因、部位、性质、深浅等，从而确定采取什么样的治疗方法，即辨证施治。我们这里将根据临床辨证施治常用的一些治疗方法加以讨论。

（一）表证

病邪在表，治以发汗解表法，解表法又分为辛温解表法和辛凉解表法。

1. 辛温解表法

即以辛温解表药用来发散在表之风寒（表寒证）。

2. 辛凉解表法

即以辛凉解表药用来发散在表之风热（表热证）。

（二）里证

病在脏腑，如邪气内停、气血郁滞、肝脾不和、心肾不交以及气血不和等，均属里证。治疗里证的常用方法如下：

1. 泻下法

泻下法是用泻下通便、泻火逐水、驱虫等药物来排除病邪的一种治疗方法，适用于胃肠实热便秘、水肿、腹水以及虫积等证。

2. 和解肝脾法

和解肝脾法适用于肝气郁结、肝脾不和等证，可见胸胁胀满、嗳腐吞酸、食少以及腹泻、腹胀等症。

3. 补脾养肺法

补脾养肺法适用于虚劳咳嗽，症见气短、食少、懒言、消瘦以及肢体无力等症。

4. 交通心肾法

交通心肾法适用于心悸失眠、头晕、腰酸、遗精等心肾不交之证。

（三）寒证

由阳虚所致的虚寒证和由阴盛而发的实寒证，"寒者热之"是治疗寒证大法，又叫温法，如：

1. 温中祛寒法

温中祛寒法用于治疗脾胃受寒证，症见腹痛、腹泻等。

2. 助阳救逆法

助阳救逆法用于治疗阳虚之厥逆证，症见脉微细、四肢逆冷以及精神萎靡不振等。

（四）热证

包括有实热证和虚热证。常用治疗方法如下：

1. 清热泻火法

清热泻火法适用于心火、肺火、肝胆火旺等实热证，症见发热、咳嗽、胸胁苦满、口苦、头痛等。

2. 清热凉血法

清热凉血法适用于因血热妄行而致的各种出血证。

3. 养阴清热法

养阴清热法适用于阴虚发热，或热病后阴液耗伤，余热未清者。

4. 清热解毒法

清热解毒法适用于痈疽疔毒、疹以及各种毒热盛的病证。

（五）虚证

气血不足或脏腑虚弱者，可用"虚则补之"之法进行治疗，如用补益扶正药物来补充气血、阴阳的不足，谓之补法。这类方法多可以增强体质，以达恢复脏腑、气血功能，或达扶正祛邪之目的。补法具体又有补气、补血、补阴、补阳等法。

（六）实证

"邪气盛则实"，治疗实证当以祛邪为主，如清热、泻火、攻下、活血化瘀、消积、化痰、利水以及行气、破气等法，均属泄实之法。

1. 理气降逆法

理气降逆法适用于气机郁滞、升降失常所致的胸痞胀满、嗳气、呕吐或咳喘等症。

2. 活血化瘀法

活血化瘀法适用于由血瘀而致的肿块或疼痛等症。

第三章

中医经典导读

《黄帝内经素问》篇目通论

一、《黄帝内经素问》小引

《黄帝内经素问》一书，现存版本以唐代王冰于宝应元年（公元 762 年）所注次的《黄帝内经素问》最为通行。王冰笃好医学，刻意研求经旨，精勤博访，历十二年所注排抉隐奥，多所发明，有功医林，已有定评。王冰在整辑《黄帝内经》时，非常重视医学理论体系的完整性。就其在序列层次的排比，也是用心良苦，具有深意的。因此，本节拟就八十一篇专题的内涵来研讨一下内在的逻辑必然，试图把分论合观作为学习《黄帝内经》意蕴的方法，不当之处，诚望求得教正。

二、八十一篇通论

《上古天真论》篇第一，论述调精。《四气调神大论》篇第二，论述调神。《生气通天论》篇第三，论述调气。《金匮真言论》篇第四，论述调血。

以上 4 篇揭示精、神、气、血为生身立命之基础，突出强调颐养形神的养生方法，为防病治病之圭臬，并为通部之纲领。以下77篇反复申明、推衍此4篇之义。

《阴阳应象大论》篇第五，论述阴阳总体。《阴阳离合论》篇第六，论述阴阳大用。《阴阳别论》篇第七，论述阴阳功能；此处为所有篇名中第一次出现"别"字，示阴阳乃一气所分。

《阴阳应象大论》篇至《阴阳别论》篇论述阴阳。阴阳气化俱于人身，所以酝酿精、神、气、血，宜平宜和，忌偏忌离，和之则脏腑调平，神志安宁，正气充实于内，元真通会于外，则疾患无以作；偏之失和，则为疾病所由起。总之，防病治病总以调和阴阳为第一要旨。

《灵兰秘典论》篇第八，论述脏腑总体。《六节藏象论》篇第九，论述脏腑大用。《五脏生成》篇第十，论述脏腑功能。《五脏别论》篇第十一，论述脏腑名实；此处即所有篇名中第二处"别"字，示脏腑乃一体所分。

《灵兰秘典论》篇至《五脏别论》篇论述脏腑。脏腑者，所以分阴阳而蓄养精神气血，形与神俱，体用健旺，显微呈象，据此诊治而有客观指证可凭。

《异法方宜论》篇第十二，论述天时地理。精神气血，人所同具，因饮食、起居之习惯，有东、南、西、北、中之法宜。良工医法圆通，从权而辨证论治。

《移精变气论》篇第十三，论述人事古今。精神气血，阴阳脏腑，人所固有，然因思想动作之淳漓，有临床治疗之难易。

《汤液醪醴论》篇第十四，论述药饵针灸。善养生者，保身长全，祛疾延年而益寿，针药虽备而弗用，失其养者，良工早期调理而勿失。

《异法方宜论》篇至《汤液醪醴论》篇，总结了上第一至第十一篇，论述了生命之理路，教人注意调摄于平时，可弥补后天之失养，防治结合，防重于治。

《玉版论要》篇第十五，论述脉动全体，论脉动之主体，形神混成。《诊要经终论》篇第十六，论述脉动大用，论先、后天之滋乳，气血合化。《脉要精微论》篇第十七，论述脉动纲领，探阴阳之机缄。《平人气象论》篇第十八，论述脉动条目，测脏腑之本原。《玉机真脏论》篇第十九，论述脉动功能，环周不休，濡灌通体，元真融会，胃气匀平以致冲和柔顺。《三部九候论》篇第二十，论述脉动凭据，血气相偕，营卫所行，经络遍体一隙无遗，脏腑生长形层片刻不息。《经脉别论》篇第二十一，论述脉动原委；此处即所有篇名中第三处"别"字，示脉动由先、后天资益。脉动契机根于先天，续于后天，先天其体，密藏于中（喘汗），后天其用，生长于外（饮食），阴阳平秘而不偏，脏腑冲和而有象。

《玉版论要》篇至《经脉别论》篇论述脉动之有形，切以指参，验无形于有据。

《上古天真论》篇至《经脉别论》篇论述人身之精神气血、阴阳脏腑，升降出入、整体恒动之一贯，自然之天时，地理、人事之异同。

《脏气法时论》篇第二十二，论述精神气血，人身形脏之化机与天地和德，以饮食为来源。《宣明五气》篇第二十三，论述阴阳脏腑，人身形脏之化机，由气味生成，而起居尤足重。《血气形志》篇第二十四，论述形神一体，人身形脏之化机，气煦血濡，阴阳交泰于表里，脏腑会通于经脉，有形之骸质舒适，无形之神志从容。天时、地理、人事及脉动亦在其中，总结第一篇至第二十一篇之意。

《宝命全形论》篇第二十五，论述人身形脏以无形神统摄有形体，如天覆地载。《八正神明论》篇第二十六，论述人身形脏以有形八正而运用无形神明，如四时更替。《离合真邪论》篇第二十七，论述人身形脏，真气一贯而周于外。《通评虚实论》篇第二十八，论述人身形脏，冲气融和而守于中。《太阴阳明论》篇第二十九，论述人身形脏之精神气血，以太阴阳明合化而为资益。《阳明脉解》篇第三十，论述人身形脏之精神气血，独赖阳明胃气为大源，此处为所有篇名中第一处"解"字。

《脏气法时论》篇至《阳明脉解》篇，合论人身形脏，言人生有形之中，合观精神气血。阴阳脏腑，以及天时、地理、人事之涉，而脉动循环连带相关，概述后天之事。中心在于五脏和胃气两宗，五脏藏先天之精，胃府生后天之精，积精全神，神舍于形，神足则形旺。

《热论》篇第三十一，论述表病之总体。一气分为六气，六经布络一身，感邪有六层入侵之证，正气有六层外达之机。《刺热》篇第三十二，论述表病之大用。表邪内侵，里证外现，外刺经络之邪，内之脏腑自如，可知表里之相应。《评热病论》篇第三十三，引申表病之源，论述表证之不同，里气本有异。《逆调论》篇第三十四，区别表病之派，论述表有异常之证，里之天赋本殊。

《疟论》篇第三十五，论述半表半里之总体。腠理募原，为气血出入之途，借疟病之休作有时，论营卫之进退有据，即所以论三焦之体。《刺疟》篇第三十六，论述半表半里之大用。内外一体，形层不一，腠理亦有多层网络。统言之，为元真通会之区；分论之，乃经络分野之点。《气厥论》篇第三十七，论述半表半里之衍传。脏腑阴阳有自然之配合，脏自传脏，腑自传腑，无论寒热，皆为气厥（逆），是元真通会的反例。

《咳论》篇第三十八，论述里病；论司气之升降失调，肺脏者，上焦也。《举痛论》篇第三十九，论述里病；论司血之循环有阻，心脏者，上焦也。《腹痛论》篇第四十，论述里病；论肝为气血之归宿，脾为气血之来源，肝脏、脾脏者，中焦也。《刺腰痛》篇第四十一，论述里病；论生气之原始，精气为根，凡诸十二经、十五络、奇经八脉，皆精气之分枝布叶，肾藏精，肾脏者，下焦也。

《风论》篇第四十二，论述里虚而招表邪；论筋膜之气，肝所司也。《痹论》篇第四十三，论述里虚；论表邪里邪合病，肌肉之气，脾所司也。《痿论》篇第四十四，论述里虚；论里邪重，表邪轻。肺主气，以行营卫阴阳。若肺中液少，或气烁，或血耗，脏腑之体干涸，形层之质痿废。《厥论》篇第四十五，论述里虚而无表邪。肾藏骨髓之气，若肾之精液亏，或火亢，或水衰，元真虚弱于内，则寒热偏见于外。

《热论》篇至《厥论》篇，论疾病。疾病者，化机之变象，有表分、有里分，有半表半里、表里轻重之分。逐层辨白，借病发挥，详审精神气血、阴阳脏腑之变，推气化神机之常。

《病能论》篇第四十六，以疾病之能，观胃气化机之能。《刺热》篇至《病能论》篇，总论人后天之化机，始于胃气通畅，以运化水谷为来源。中焦之胃气和，则上肺下肾皆和，自然气从血流，而先天之神安静。所谓胃气为本，生死系之，揆情度理之凭，奇变恒常之据。

《奇病论》篇第四十七，论述以奇异之疾病，验肾脏奇异之化机。《刺热》篇至《奇病论》篇，总论人身先天之化机，原于肾脏之起亟，精化为气为根本，皆出于肾，聚于脐（气海即育原），而后充于周身（身体之髀、股、胻及脐等），濡养筋络，灌注脉髓，而后天之脾液，胆汁，各效功能，则脾为胃行其津液而胃不偏盛，肺为肾通调水道而气不上逆，内外冲和，无有余，无不足，表里相通而协调。复申明天乙之精气，根舍胞中，蓄诸髓海，藏于肾脏。

《大奇论》篇第四十八，论述以病脉之大奇，而知肾气（先天）、胃气（后天）化机之大奇。《刺热》篇至《大奇论》篇，总论人身先后二天之化机，有交互相济之效应。先天之化机，生于五脏所藏之精气。精气虽不可见，然气之升降不已，血之循环无端，五脏各司其职，此则显现先天精气之用，阴气起亟于胞中之冲任，阳气鼓舞以三焦为道路，此先天精气之体。气血化同各异，营卫相得益彰，则经络中阴阳充塞（三阳三阴），心肾（少阴）之气枢转血气于内，肠胃之气蒸腐水谷于中，助脾气为胃行其津液，健运不停，灌溉内外，气柔和（不搏）而血流行（不涩）。先天合后天之化机，生于胃腑所盛之水谷，水谷之精气起于中焦（膈），布于周身（左右），下至胞中，上至舌本（瘖），此后天精气之用。血和（不搏）气顺（不喘），而往来平均（不如数），六经通畅（经气），三焦咸同（心、肝、肾），此后天精气之体。而胃液、胆汁复能腐化水谷，水谷之精气资养先天，胞中之精气上达至头（不言），左升右降，条分枝布，然后滋润皮肤之际（太阳），肌肉之间（肌气），外濡腠理，十二俞血气俱盈，内溉脏腑，精华独归于肾脏（肾者主水，受五脏六腑之精而藏之），化津化液，（大、小肠）为气血有质之源，为精神无形之辅，后天合先天之化机，所以造化大奇之。

《脉解》篇第四十九，论述以经脉开阖枢之病证，解人与自然之理，此处为篇名中第二处"解"字。《刺热》篇至《脉解》篇，总论阴阳脏腑之气，通乎天地，因乎四时，升降出入，三才一体；总结以上 48 篇（《上古天真论》篇至《大奇论》篇），起以下刺法诸篇。

《病能论》篇至《脉解》篇，论述疾病。以病之能，论后天化机之能；以病之奇，论先天化机之奇；以脉病之大奇，论先后天合化之大奇，统论精神气血者也；以病有应时之证，解化机在经脉升降出入之端倪。结上 45 篇（《上古天真论》篇至《厥论》篇）中，凡言病者，皆阴阳脏腑之变象，精神气血之失调，故观脉象病证之能与奇。以常衡变，万殊一本。

《刺要论》篇第五十，论刺浅不能伤深。形层内根五脏，外合四时，化机随之。《刺齐论》篇第五十一，论刺深不能伤浅。上论刺浅，此论刺深。刺中病所，则化机通畅，形层安和。

《刺禁论》篇第五十二，论气化神机不显见，刺而伤于要害则可见，故禁之。形骸涵载气血于外，脏腑秘藏精神于内，外内相应，则元真会通。但有所伤，则生逆变。《刺志论》篇第五十三，论气化神机，言不尽意，外内反常则可言喻，故志之。有质之形层，无形之化机，和谐有序，反则异常生变。

《针解》篇第五十四，论刺所以治病，以刺而知其常，说虽不一，理则同归，故解之，此为篇名中第三处"解"

字。（内有蠹损之文，缺一百二十四字。）《长刺节论》篇第五十五，论病在形层，调齐化机，病在而刺，无问浅深，适病而止，若符合节，为刺之长。

《刺要论》篇至《长刺节论》篇，论述针刺。人体形层之浅深，即化机之通道。或道路阻碍，致化机之升降出入失常；或化机之升降出入不调，致道路阻隔；通道塞则病见，刺形层即所以理化机。由于四时邪气侵犯人体各有浅深之不同，针刺选穴，便有井、荥、输、经、合之殊。

《皮部论》篇第五十六，论极浅。六气包于全体，分布于皮毛（肺）之间。《经络论》篇第五十七，论稍深。阐明气血布于周身血脉（心）之道。

《气穴论》篇第五十八，论适中。肝藏筋膜之气。人身肌骨，大小长短，衰正曲直，皆筋束成体，系有膜缀，或排或叠，自有鳞隙。肌缝之间，是为气穴，乃脏腑之气，通达形层之要道。因穴有隙，故可刺治。

《气府论》篇第五十九，论深。脏腑之气，充满周身，盈而不泄，若府库然。究其所来，乃六腑阳气之所发；溯其所始，无非气（足少阴）血（手少阴）之流行。阴阳环周不休，尤赖水谷之资养。

《骨空论》篇第六十，论最深。肾藏骨髓之气，形层最深，属骨之孔。肾主骨生髓而外合太阳，故浅则治其太阳，深必及乎任督，形层为精髓（概言之曰精气，实则脑髓、脊髓之气）通会之地，寒热为化机偏盛之凭。

《水热穴论》第六十一，论精神。精神者，水火之妙用也。精居于肾水之中，神寓于心火之内，水火既济，心肾相交，自然精神治，气血调。阴阳从于四时，脏腑生成百体。

至其变观之，水交于火而气化灌溉周身。若火衰而水胜，则凝泣而气为水病，缘水为气母，水交于火而血生，濡润全体。若水衰而火胜，则燔灼而血为热病，因热为火征。

《调经论》篇第六十二，论气。五脏藏精，精化为气，五脏平均而充形层，以经隧为会通之道路。气调则精神畅适。气血未并，阴阳匀平，脏腑安定，冲和平顺，外自无六淫之感，内亦无七情之伤。故用针于有形之质，而无形之化机自调。

《缪刺论》篇第六十三，论血。血行脉道之中，而脉道内连五脏，散于肠胃，外达经络之脉，极于皮毛。反而观之，邪从皮毛而入者，至于五脏之次序，乃为皮毛、肌肤、筋脉、六腑、五脏。病传如斯。

《四时刺逆从论》篇第六十四，论阴阳。三才一体，随四时以升降浮沉。是以邪能入客，有病可凭，故为刺平经络之据。

《标本病传论》篇第六十五，论脏腑。本末之情，究其先后，传化之变，察病始终；形骸化机，各有重轻。肇生形骸，运动化机，惟在脏腑，因脏腑为生气化血之基，舍神藏精之本故也。

上6篇（《刺要论》篇至《长刺节论》篇），借针法统论形层之浅深，验化机之出入。此10篇（《皮部论》篇至《标本病传论》篇），补论上6篇（《刺要论》篇至《长刺节论》篇）未尽之意，申明肺、心、脾、肾之次序，并以形层中皮肤（肺主皮毛），经络（心主血脉），筋膜（肝主筋膜），气府（脾主肌肉之间），骨空（肾主骨）之序列应之。刺法虽错综，要之以调精神、气血、阴阳、脏腑，反病为常。总上16篇

（《刺要论》篇至《标本病传论》篇），皆以刺法合论、分论，阐明化机之确凭实据，所以针刺而有验。

《天元纪大论》篇第六十六，论运气之全体。《五运行大论》篇第六十七，论五运之全体。《六微旨大论》篇第六十八，论气之全体。《气交变大论》篇第六十九，论气运交互而变化，生生化化万物立。《五常政大论》篇第七十，论五运之大用。《六元正纪大论》篇第七十一，论六气之大用。《刺法论》篇第七十二（遗篇）。《本病论》篇第七十三（遗篇）。《至真要大论》篇第七十四，论气运之功能。

以上9篇（《天元纪大论》篇至《至真要大论》篇），承上65篇（《上古天真论》篇至《标本病传论》篇），一脉贯通，论运气，谈医理，互为阐发，与通部全论，密切相关，不是可有可无的篇章。（林亿所注疑为王冰所补入。）医理深邃，善为取比，借天地气运中寒暑燥湿风火之情，木火土金水之理，效象造化。扩人身而大之，天地即人身，三才一体，视气运而小之，人身即一小天地，息息相关。言气运即所以言化机，化机在人身，犹运气之在天地，迹虽不同，理无二致。

《著至教论》篇第七十五，论人事。统观大体，化机至隐，讽诵难知；解别明彰，始免滋疑；卫生防病，医道主旨。知而勿失，是为至教；著而明之，古今之要；阴阳传化，别病之窍。

《示从容论》篇第七十六，论人事。细察机微，化机纷纭，变化难极，辨别周详，真象乃得。览观杂学，曲会旁通，人事繁剧，比类从容，举一反三，宣示凡例，书不尽言，言不尽意。

《疏五过论》篇第七十七，论人事。洞达世情，同一人身，饮食起居，境况心志，各有所殊，一有疏忽，过必丛生，概而志之，其过有五。

《征四失论》篇第七十八，论人事。体会物理，专志不分，格物致知，禀赋各殊，病因万异，愚心自用，昧乎人事。征诸所失，大概有四。

《阴阳类论》篇第七十九，论人事。审类谭思。人我异躯，疾病百出。阴阳无殊，类求必得。六经分钤，先后主客，从容比类，神明显赫。

《方盛衰论》篇第八十，论人事。多方明辨，病证千条，无外虚实，五诊十度，比方不忒，复知病名，逆从以得，不失人情，脉事因格。

《解精微论》篇第八十一，论人事。指示读法，文以载道，八十一篇，反正比例，譬语晓言，浅近之事，精微寓焉，有启有发，贵在实践，得其解者，道在目前。

以上7篇（《著至教论》篇至《解精微论》篇），论述人事，推病及人，医者当知。

总上八十一篇（《天元纪大论》篇《解精微论》篇），以探讨生命活动之规律始，至具体疾病之防治止，概皆尽备。

《温病条辨》演白

一、温病提要小引

国家中医药管理局科教司组织专家编写《中医经典必读》，其中由北京中医药大学刘景源教授选编条目的《温病条辨》必读，提示温病证治规律，简切实用，对提高热病辨证施治水平大有裨益。为了帮助学生学习，不敢掠美，便走捷径将所列条文比附演白，并自编证方歌括。只为把我的学生带领到体悟中医学"真、善、美"的面前，进而由他们发扬光大，因此，不避续貂之讥，以博方家一笑。

二、卷一·上焦篇

原文：温病者，有风温、有温热、有温疫、有温毒、有暑温、有湿温、有秋燥、有冬温、有温疟。（1）

【歌括】病以温称热伤阴，名有九类宜细分，

　　　　风温温热和温疫，秋燥冬温温疟疾，

　　　　吴氏鞠通立治法，与寒迥异当辨之。

【演白】此条总括温病的范围和分类，构建温病学基本概念，以三焦为纲，九种病名为目，系统论述了温病的证治规律和理法方药。首先，必须了解什么是温病，温病的病因是外感温邪，是由外感四时温热邪气所引起的，是以发热为主要临床特征的多种急性热病的总称。温病的发病有明显的季节性，由于一年四季的气候不同，致病的因素虽然可以概括地说都是温热邪气，但是也有区别。春季自然界温暖多风，温热邪气就容易与风邪相结合，所以就称它为风热邪气，称它导致的病种为风温病。夏季气候炎热，就称为暑热邪气，称它导致的病种为暑温病。长夏季节也就是夏末秋初，或称为夏秋之交，这个季节降雨量多，气候既炎热又潮湿，所以自然界存在着湿热邪气，它导致的病种就是湿温病。秋季时自然界既偏热又干燥，就存在着燥热邪气，它所导致的病种就是秋燥病。冬季应该寒冷，如果气候反常，应寒冷而反不寒冷，气温相对偏高，这就称为"应寒反温"，所以这种冬季自然界中存在的温热邪气，也可以导致温病的发生，这种温病就称为冬温病。

　　由上述情况可以看出，虽然由气候特点的不同而导致不同季节有不同的病种，而且每一个病种都具有各自证候的特点，但是由于它们的致病因素都具有温热邪气的共同点，所以一切温病总不出此九种范畴。当须识此，以区别于伤寒和

内伤杂病。所以吴鞠通在按语中指出："故是编首揭诸温之大纲，而名其书曰《温病条辨》。"

原文：太阴之为病，脉不缓不紧而动数，或两寸独大，尺肤热，头痛，微恶风寒，身热自汗，口渴，或不渴，而咳，午后热甚者，名曰温病。（3）

【歌括】风火刑金太阴病，脉来动数不缓紧，
　　　　紧则伤寒缓中风，不缓不紧为温病，
　　　　尺肤热兮微恶寒，自汗口渴尤当审，
　　　　间有不渴而见咳，头痛午后身热甚，
　　　　再诊两寸脉独大，提纲挈领无余蕴。

【演白】此论新感温病邪气首先侵入的部位和途径。囧三焦学说，温病由口鼻而入，鼻气通于肺，口气通于胃，肺病逆传则为心包，温邪自口鼻而入，自上而下，鼻通于肺，所以温病的发病多从手太阴肺开始。由于风火相煽，其脉大多洪、大、滑、数，躁动不静，故称动数。脉不缓，知非太阳中风证，脉不紧，知非太阳伤寒证，因此从脉象上就可以作出鉴别诊断。邪热在手太阴肺经，故脉有时两寸独大（亦必右寸为甚），头痛、微恶风寒、身热、自汗，与太阳中风证有相似之处，但发病的机制并不相同。温邪犯肺，故除脉来动数外，还有或渴、或咳、尺肤热（腕关节至肘关节一段皮肤）、午后热甚（阳盛则伤阴，多属阴虚）等证可辨。这些都是太阳中风证所没有的。温病自汗，由肺热开泄所致，与太阳中风的自汗因营卫不和者不尽相同。太阳主表，肺亦主表，

温病虽有微恶风寒之证，但为时极暂，迅即发热不恶寒，不若营卫不和的太阳中风证，恶风明显而热反轻微。风寒在表、宜用辛温，温邪犯肺，宜用辛凉，以上阐述了温病初期的证候特点，这在临床上是混淆不得的。温病发展变化有一定的规律性，一般新感温病多是以卫、气、营、血及上、中、下三焦之次序传变的。吴氏在此处作了一些相互对比和反复阐述，以及温病主证的辨认。上述九种温病亦具有共同点，即均由外感温热（或湿热）病邪引起，发病迅速，临床表现以发热为主证，病重乃化燥伤阴，具有明显的季节性、传染性和流行性。

原文：太阴风温、温热、温疫、冬温，初起恶风寒者，桂枝汤主之；但热不恶寒而渴者，辛凉平剂银翘散主之。温毒、暑温、湿温、温疟，不在此例。（4）

【歌括】温邪感受由口鼻，首犯上焦太阴肺，
　　　　吴氏鞠通议治法，主以辛凉有深意。

【演白】吴氏认为，不论风温、温热、温疫、冬温，只要病在手太阴肺经，症见但热不恶寒而渴者，便可以使用辛凉平剂银翘散来治疗。同样是手太阴肺经病，初起头痛发热、汗出恶风、舌苔薄白、脉浮缓者，宜用桂枝汤；若见但热不寒而渴、有汗不畅、咳嗽咽痛、舌尖红、苔薄白而干或薄黄、脉浮数者，宜用银翘散。一属风寒，一属风热，两者有严格的区别，所以不可不辨。当外邪初起，恶风寒，服桂枝汤后，

若恶寒已解，而病不除，反见风热征象者，则禁用辛温，改从辛凉，这就是辨证论治。他如温毒、暑温、湿温、温疫，则又当别论。

原文：太阴温病，恶风寒，服桂枝汤已，恶寒解，余病不解者，银翘散主之，余症悉减者，减其制。（5）

【歌括】温邪初病治殊寒，风燥为阳肺不安，
　　　　银翘桔薄芥蒡豉，苇甘竹叶是灵丹。

【演白】银翘散的用方规律，辨证的着眼点是发热、口渴、咽痛，方中用荆芥穗、淡豆豉、薄荷辛散透邪，金银花、连翘清热解毒，牛蒡子、桔梗宣肺利咽散结，竹叶除烦，芦根生津，甘草和中解毒。诸药综合，清热而不伤气，透邪而不伤津。药性平正不偏，故称平剂。本方是散剂，根据吴氏运用规律，一要注意剂量，二要注意煎法，三要注意服法。方中金银花、连翘的剂量最重，主要是取其辛凉清解的功效，煎药的时间不可过多，待香气一出，即可取服。因入肺经之药多轻清之品（治上焦如羽，非轻不举），辛味亦容易挥发，煎煮过久势必影响疗效。吴氏认为"病重者，约二时一服，轻者三时一服，日二服，夜一服；病不解者，作再服。"这就提示我们，在治疗急性热病时，病重的必须打破一日一剂、煎服二次的一般规律，应是既可以一日两剂，又可以一日三剂，以免病重药轻之患。目前用银翘散，大多改用汤剂，以便随证加减。吴氏有以下加减法：胸膈闷者，加藿香、郁金；

渴甚者，加天花粉；项肿咽痛者，加马勃、玄参；衄血者，去荆芥穗、淡豆豉加白茅根、侧柏炭、栀子炭；咳者，加杏仁；若热渐入里者，可加生地黄、麦冬保津液；再不解，或小便短者，加知母、黄芩，苦寒与甘寒合用，以治热淫所胜。以上加减法，均可供参考。

银翘散目前常用于流行性感冒、流行性腮腺炎、急性扁桃体炎、急性咽喉炎、急性肺炎以及乙型脑炎等病之初期见有风热征象者，可随加蒲公英、板蓝根、鱼腥草、紫花地丁等药，以加强清热解毒的作用。此外，本方对透发麻疹、消散肿疡，亦有较好的疗效。

温病初起鞠通用桂枝汤，古今医家褒贬不一。《温病条辨》中用桂枝者有20条之多，此问题有待商榷。

原文：太阴风温，但咳，身不甚热，微渴者，辛凉轻剂，桑菊饮主之。（6）

【歌括】太阴风温热不甚，咳嗽微渴为见症，

此为肺络被热伤，须用轻剂桑菊饮。

【演白】"温邪上受，首先犯肺"，故称太阴风温，这是上焦卫分轻证之证治。热伤肺络故咳，病不重故身不甚热，热不甚故口微渴，恐病轻药重，故另立轻方。所谓辛凉轻剂，是与辛凉重剂相对而言。病轻，是指身不甚热而口微渴，因热轻，故用辛凉轻剂。风温犯肺，肺气不宣，身虽不甚热，而咳嗽较突出，故用桑菊饮疏散风热、宣肺止咳。方中桑叶走肺络、泄肺热，菊花散风热、清头目，以为主药。薄荷清

凉透表，连翘清热解毒，芦根生津止渴，以为辅佐，其中杏仁、桔梗、甘草宣肺豁痰、顺气止咳，尤不可少。吴氏治感燥而咳，亦用桑菊饮，称救肺卫之轻剂。他在方后加减法中说："二、三日不解，气粗似喘，燥在气分者，加石膏、知母；舌绛暮热、甚燥，邪初入营加玄参、犀角；在血分者，去薄荷、苇根，加麦冬、细生地黄、玉竹、牡丹皮；肺热甚加黄芩；渴者加花粉"均可供参考。总之，桑菊饮是辛凉轻剂，清热解毒作用不及银翘散，而宣肺止咳的功效却比银翘散强得多。这是两方区别点。

【歌括】轻清桑菊亦辛凉，咳嗽风温用之良，

杏薄翘桔苇甘草，专清气分勿仓皇。

【演白】桑菊饮常用于治疗流行性感冒、急性支气管炎以及流行性结膜炎等疾患，临床上可适当进行加减。吴氏运用"辛凉三剂"，选药轻清，轻重有别，煎煮适宜，服药有时，为治上焦卫分病变的代表方剂，可临证选用。

原文：太阴温病，脉浮洪，舌黄，渴甚，大汗，面赤，恶热者，辛凉重剂白虎汤主之。(7)

【歌括】六脉浮洪舌色黄，上焦温热在金脏，

周身高热风乘火，满面深红气郁阳，

渴甚化源金欲绝，汗多津液已重伤，

银翘桑菊非能任，当用辛凉白虎汤。

【演白】吴氏把白虎汤用作治疗太阴温病的辛凉重剂。这

是继张仲景《伤寒论》之后的一大发展。他指出脉浮洪是邪在上焦肺经气分，既包括胃，又包括肺，以及舌黄是热已深，渴甚是津已伤，大汗是热逼津液，面赤是火上炎，恶热是热欲出而未遂。他认为这样的病，不要说辛凉轻剂，即使用辛凉平剂也是不能胜任的。所以，必须用辛凉重剂的白虎汤来清热保津，才不致误事。

《伤寒论》治阳明经热盛，以白虎汤为主方。其主要症状有：身大热（但恶热）、大汗出、大烦渴、脉洪大（或浮滑）。吴氏在这里把这些主要症状包括进去，还补入了舌苔黄，这就说明只要是温邪传入气分的实热证，不论在肺还是在胃，都可以用。吴氏指出"身不甚热，微渴"，用辛凉轻剂；"但热不恶寒而渴"，用辛凉平剂；"面赤恶热，渴甚"，用辛凉重剂。这里从渴的程度来分辨温邪轻重浅深，层次分明，启示温病"存津液"实为治疗关键点。

原文：太阴温病，脉浮大而芤，汗大出，微喘，甚至鼻孔扇者，白虎加人参汤主之；脉若散大者，急用之，倍人参。（8）

【歌括】太阴温症汗出骤，脉来浮大又带芤，
　　　　甚至鼻煽气微喘，白虎汤中人参凑，
　　　　脉若散大绝化源，倍用人参功斯奏。

【歌括】白虎知甘米石膏，风温大渴汗滔滔，
　　　　加参补气生津液，热逼亡阳此最高。

【演白】此论上焦气分大热兼阴虚阳不固的证治。太阴温

病，肺经热盛，见脉动浮大而中空无力的芤脉，汗大出与内热盛有关，同时由于津气大伤，阳失固卫，则见微喘，甚至鼻翼扇动，这是肺经气阴俱伤、化源欲绝的征象，是实中兼虚，单用白虎汤还不够，必须用白虎加人参汤。因为脉浮大中空，表明阴气虚而正不固，滋阴药有鞭长莫及之虞，唯有用白虎汤退阳邪，加人参益气生津，使正气得复，阴津得生，始为中的。如果进一步出现脉象散大无力、汗出增多、鼻翼扇动的，较之浮大而芤更为严重，将有虚脱之象，急用白虎加参汤，倍人参，以救垂危之急。所谓"无形之气所当急固"，正是这个意思。（另也可中西结合给予补液。）

原文：白虎本为达热出表，若其人脉浮弦而细者，不可与也；脉沉者，不可与也；不渴者，不可与也；汗不出者，不可与也。常须识此，勿令误也。（9）

【歌括】白虎骠悍莫浪与，禁用其方有四例，
　　　　第一禁用白虎汤，脉来浮弦兼带细，
　　　　脉沉亦在四例中，不渴不汗尤当忌，
　　　　用之得当见奇功，用之不当差误事。

【演白】此条论述使用白虎汤的禁忌证。这里除"汗不出，不可与也"，和《伤寒论》基本相同外，还补充了：脉浮弦而细不可与，脉沉不可与，不渴不可与。这是因为"白虎骠悍，邪重非其力不举，用之得当，原有立竿见影之妙，若用之不当，祸不旋踵"。白虎汤证，脉当洪大浮滑；若脉浮弦

而细，浮细是太阳脉，弦细是少阳脉，又主里虚血少，故不与白虎汤。这里"与"是"给"的意思。脉沉为在里，有寒热虚实之分：脉沉实而有力者，属热属实，多见于阳明腑实之证，法当攻下；脉沉微细无力者，属寒属虚，多见于肾阳衰微之证，法当急温。故一见脉沉，均不可与白虎汤。热伤津液而渴，渴是使用白虎汤的四大主症之一，不是微渴，而是大渴，不是一般的渴，而是大烦渴不解。如果不渴，说明里热不甚，用白虎便是药过病所，故亦不可与。大汗出，也是使用白虎汤的四大主症之一，由于热盛伤津，故用白虎汤泄热生津。汗不出，就是无汗，若是脉浮发热、恶寒无汗，是伤寒表不解，白虎汤当然不可与；若是由于阴液亏损、无液作汗的汗不出，则纯属虚证。不论伤寒、温病，均无用白虎汤之理，故亦不可与。吴氏指出有些医者胆小，不敢用白虎汤，未免坐失良机；有些人则孟浪从事，不论其脉证如何，一概用白虎汤，亦足以杀人，这都是胸无真知灼见，用方无一定标准所造成的后果。吴氏的这些话是语重心长的。（因症状表现与"四大"不符，故皆属禁例。）

　　白虎汤有明显的清热作用，它的适用范围很广。《伤寒论》用治阳明经病，温热派医家用以治气分实热，但都应以身大热、汗大出、大烦渴、脉洪大为辨证要点。临床上除用于肺热喘咳、温热发斑外，常用于中暑、小儿暑热证，以及乙型脑炎之属于气分实热者。对胃火引起的头痛、牙痛、牙龈出血等症，亦有较好疗效。

原文：太阴温病，气血两燔者，玉女煎去牛膝加元参主之。（10）

【歌括】 两燔气血火刑金，玉女煎方此最应，
　　　　　壮火制阳防失血，宜除牛膝入玄参。

【歌括】 加减玉女清气血，甘寒法内合辛凉，
　　　　　膏知地麦玄参合，舌绛中心生黄苔。

【演白】 此论气血两燔证的治疗。燔为焚烧，形容热盛之貌。气分邪热炽盛，同时又陷入了血分，此时气分和血分的热象都显著，既见身热、烦渴、汗大出的气分证，又见舌绛脉数、烦扰不寐、斑疹、吐衄等血分证，这就是所谓"气血两燔"。吴氏认为气血两燔不可专治一边，故选用张景岳气血两清的玉女煎。去牛膝者，因牛膝趋下，不合太阴温病之用；改熟地黄为细生地黄者，取其轻而不重，凉而不温之义（牛膝、熟地黄入肝肾，皆下焦药）；加玄参者，取其壮水治火之义，以防治咽痛失血等症。

原文：太阴温病，血从上溢者，犀角地黄汤合银翘散主之。其中焦病者，以中焦法治之，若吐粉红血水者，死不治。血从上溢，脉七八至以上，面反黑者，死不治，可用清络育阴法。（11）

【歌括】 太阴温邪逼血液，上走清道诸窍出，
　　　　　主以犀角地黄汤，银翘散方当并入。

若吐粉红血水多，此症危险化源绝。

脉七八至面反乌，势成燎原血上溢，

清络育阴法可施，积极抢救莫迟疑。

【歌括】犀角地黄赤芍丹，热邪迫血受熬煎，

耗血动血虚且瘀，凉血散血一方担。

【演白】此条论述气血两燔证治及温病重证之预后。太
阴温病在发展过程中，如果出现吐血、衄血等血从上溢的现
象，这是由于温邪毒盛，迫血妄行，上走清道，循清窍而出，
故以银翘散解温毒，以犀角地黄汤清血中伏热。清血热即所
以救水护阴，而救水即所以救肺燥。如果有中焦实热一类病
证的，当用清下法以治中焦病。如果吐出物是粉红色的血水
（指唾液、痰液中因含有血液成分而呈粉红色液体，感染性疾
病或风心病左心衰竭的严重期，毛细血管通透性增强而形成
的），这是由于邪热伤及肺络，邪热迫津血外出，邪盛正衰，
肺之化源告竭，预后大多不良。凡是血从上溢的病，脉象常
在一息七八至以上，而且一般热盛多面赤，今面部呈现黑暗
的气色，是由于面部血液循环障碍，为血去阴伤之象，即所
谓"火极似水"，下焦津液亏极，不能上济心火，心火反与
温热之邪相合，形成燎原莫测的局面。病情险恶，预后每多
不良，故治疗也是非常困难的。在这种情况下，采用清络育
阴的治法，或有一线希望。这里说的"死不治"是告诫我们
防治为先，并不是放任不治。在现代医学高速发展的情况下，
过去认为是死证，现在通过多方尽力抢救，有的可以转危为
安，就不一定是死证了。（从辨血色、面色，提出预后和治
疗，可谓之参察入微。）

犀角地黄汤来源于《千金要方》，药用犀角、生地黄清心凉血，助以芍药、牡丹皮散血祛瘀，以防热与血结，使血散而热无所附，热清而瘀无所成。若将白芍换以赤芍，则其清热凉血，活血散瘀之功更著。

原文：太阴温病，寸脉大，舌绛而干，法当渴，今反不渴者，热在营中也，清营汤去黄连主之。（15）

【歌括】两寸脉大温邪泄，舌绛而干法当渴，
　　　　　今反不渴热入营，清营汤中当去连。

【歌括】清营元地犀竹麦，丹砂黄连银翘合，
　　　　　舌绛而干寸脉大，热入营中反不渴。

【演白】此条论述热在上焦营中证治。太阴温病，两寸脉大，邪在上焦肺卫，或入于气分不解，如果出现舌绛（深红色）而干（说明热伤津液）、口反不渴，此为热邪初入营分，宜用清营汤去黄连，既清营分之热，又透气分之热。叶天士所谓"入营犹可透热转气"，正是这个意思。清营汤是透热转气的代表方。其中犀角一味，今多用水牛角代之。

吴氏在这里强调"渴乃温之本病"，而今反不渴，兹人疑惑，又舌绛且干、两寸脉大（分别为心、肺所主，即表示心肺热甚），系温热邪气入营，蒸腾营气上升，故不渴。不能因为这里不渴，就认为不是温病。治以清营汤清营分之热，去黄连是因为黄连味苦生燥，故去之。热在营分，尽管是口反不渴，然而口燥总是必见之症，这一点不可不知。此外，热

入营分的病，也有兼见口渴的，这是气、营同病，同样应该用清营汤同清气、营，以防邪陷心包或热盛动血。只治气分或营分一边，也是不对的。

原文：太阴温病，不可发汗，发汗而汗不出者，必发斑疹；汗出过多者，必神昏谵语。发斑者，化斑汤主之；发疹者，银翘散去淡豆豉，加细生地黄、丹皮、大青叶、倍元参主之。禁升麻、柴胡、当归、防风、羌活、白芷、葛根、三春柳。神昏谵语者，清宫汤主之，牛黄丸、紫雪丹、局方至宝丹亦主之。（16）

【歌括】误发其汗伤心液，谵语神昏诸症出，
　　　　误表不汗肌表实，邪郁血分斑疹浅，
　　　　时医不知温原因，不由皮毛由口鼻，
　　　　发斑须用化斑汤，君以石膏清胃热，
　　　　发疹宜用银翘方，除去豆豉恐涌泄，
　　　　重用玄参养肺津，再加地丹大青叶，
　　　　禁用升柴芷归防，三春柳叶羌同葛，
　　　　辛温升动伐天和，恐成下竭与上厥，
　　　　谵语神昏清宫汤，义取清宫护膻室，
　　　　或用牛黄安宫丸，或用至宝与紫雪。

【歌括】化斑白虎加元犀，经旨咸寒佐苦甘，
　　　　误汗神昏又谵语，满身赤斑属阳明。

【歌括】发疹银翘去豉医，元地大青及丹皮，
　　　　辛凉解肌芳香透，甘寒清血治太阴。

【歌括】清宫咸寒苦寒佐，神昏皆因汗出多，

　　　　翘竹元莲四心用，犀角麦冬清膻中。

【演白】此条论述上焦温病误汗证治。太阴温病是不可以用辛温发汗的，如果误用辛温发汗，其人热甚血燥，则汗不得出，温邪郁于肌表血分，势必引起发斑、发疹。若其人肌表疏松，误用辛温发汗，一发而汗出不止，造成误汗亡阳，心阳伤则神明乱，心无所主，就可能出现神志昏迷。另外，汗为心之液，心液伤则心阴虚，心阴虚则心阳独亢，误汗也可以引起谵语（语无伦次，常对空独，如具物象），这也是逆传心包的原因之一。治疗上，发斑的用化斑汤清胃解毒；发疹的用银翘散去淡豆豉，加细生地黄、牡丹皮、大青叶、倍玄参以透络清热凉血，而升麻、柴胡、当归、防风、羌活、白芷、葛根、三春柳等辛温升散之品，都在禁用之列。

太阴温病，误用辛温发汗，耗伤阴液，以致变症多端，除引起发斑、发疹外，还可导致热陷心包证。心主神明，神明被扰，则见神昏谵语，甚至出现舌謇肢厥等症，治当以清宫汤清心养阴，再用牛黄丸、至宝丹、紫雪丹之类，芳香开窍、清热解毒，以防内闭。此"温病三宝"都治邪入心包，神昏谵语。一般认为安宫牛黄丸最凉，紫雪丹（原出《千金翼方》）次之，至宝丹（原出《太平惠民和剂局方》）又次之；此三方主次略同，而各有所长，临证宜斟酌施用。（逆传，指逆传心包。由于正虚邪实，由卫分之热邪直接闭阻心包，发病即很严重，可出现神昏谵语等中枢神经症状。）

原文：邪入心包，舌謇肢厥，牛黄丸主之，紫雪丹亦主之。（17）

【歌括】太阴温邪入膻室，舌则謇卷肢则厥，
　　　　利窍化秽借芳香，或用牛黄与紫雪。

【演白】此条论述邪入心包证治。舌謇指舌运动受限，自觉不灵活。肢厥有寒热之不同，这里指热厥。安宫牛黄丸（本方出自《温病条辨》，是凉开法中著名方剂）长于清热解毒、豁痰开窍。目前常用于流行性乙型脑炎、流行性脑脊髓膜炎、中毒性痢疾、尿毒症、肝昏迷等病，症见肢厥、昏迷、舌謇而属于热痰内闭者，为急性热病的抢救药物。紫雪丹长于清热解毒、镇痉开窍，多用于邪陷心包、热盛神昏、惊厥抽搐等证，有清热息风的作用。至宝丹长于清热解毒、镇惊开窍、除秽浊、解热结，有拨乱反正的作用。"温病三宝"临床可辨证使用，亦可交替应用或结合应用。

原文：温毒咽痛，喉肿，耳前耳后肿，颊肿，面正赤，或喉不痛，但外肿，甚则耳聋，俗名大头温、虾蟆温者，普济消毒饮去柴胡、升麻主之。初起一二日，再去芩、连，三四日加之佳。（18）

【歌括】温毒喉肿咽又痛，耳前耳后颊皆肿，
　　　　或喉不痛但肿外，面赤甚则耳亦聋，
　　　　俗名大头虾蟆瘟，普济消毒饮堪用，

方除升柴与苓连，恐升少阳相火动。

【歌括】普济消毒甘桔蒡，银翘马勃板蓝根，

荆蚕元薄治温毒，咽耳赤肿大头名。

【演白】温毒是一种秽浊之气，多见于春夏雨季，秋冬间亦有之。咽喉肿痛，耳前、耳后以及两颊都肿（少阴、少阳经脉上循喉咙，少阳经过耳前、耳后及颊部循经上炎），面色潮红，这是邪火与内火相结，热毒壅滞，上攻头面所致。轻则咽喉不痛、但肿，甚则火有余而清窍闭，就可以引起两耳聋。这种病，根据形象而命名，俗称大头瘟或虾蟆瘟。治疗可以用普济消毒饮去柴胡、升麻。吴氏认为黄芩、黄连是中焦药，初起一二日以不用为佳。吴氏治温毒，常用此方，他说："治法总不出李东垣普济消毒饮之外。"但他不赞成用柴胡、升麻，也不主张早用黄芩、黄连，他在原方中去陈皮加金银花、荆芥穗，以芦根汤煎服，则是一个辛凉清解、散毒消肿的方剂。

普济消毒饮目前多用于急性腮腺炎、急性化脓性扁桃体炎等属于热重者，有较好的疗效。根据临床体会，柴胡、升麻有很好的解热作用，尤其是升麻一味，清热解毒的作用特别好。《金匮要略》用升麻鳖甲汤治阴阳毒，咽喉痛、唾脓血，即以升麻为主药，可见头部有热毒，根本不忌升麻，至于升阳之说，实不可泥。《神农本草经》："升麻主解百毒，辟温疾、瘴、邪蛊毒。"《汤液本草》："升麻治吐、衄血，有代犀角之妙用。"

原文：形似伤寒，但右脉洪大而数，左脉反小于右，口渴甚，面赤，汗大出者，名曰暑温。在手太阴，白虎汤主之；脉芤甚者，白虎加人参汤主之。（22）

【歌括】暑温形如伤寒病，右脉洪大兼数甚，
　　　　左手脉来比右微，大渴大汗面赤认，
　　　　暑温宜用白虎汤，成法源流守仲圣，
　　　　脉若芤甚此属虚，人参斟酌须加进。

【演白】此条论述上焦暑温证治。暑温这个病名是吴鞠通提出的。在盛暑季节，天暑下逼，地湿上蒸，人在气交之中，感受暑热之气而发病者称暑温。初病时头痛身痛、发热恶寒，形如太阳伤寒，但右脉洪大而数，左脉反小于右，同时还有口渴甚、面赤、汗大出的症状。暑为阳邪，易伤上焦气分，其病在手太阴，急当清热保津，故用白虎汤；如见脉芤中空，则为气阴耗伤太过，益气养阴为当务之急，可用白虎加人参汤（西洋参尤佳）。

原文：手太阴暑温，如上条证，但汗不出者，新加香薷饮主之。（24）

【歌括】暑温症如上条式，但汗不出斯为别，
　　　　须用新加香薷饮，义取芳香保肺液。

【演白】此条论述暑温初起无汗证治。暑温初起，在手太阴，形如伤寒，右脉洪大，面赤口渴，如上述，但汗不出，此为表实，乃暑温初起，复感于寒之证。当用香薷饮发暑邪之表。

【歌括】吴氏新加香薷饮，银翘厚朴扁豆花，

　　　　暑热脉洪身无汗，芳香解肌效堪夸。

【演白】香薷饮，即《太平惠民和剂局方》的香薷散。原治夏月受凉饮食，寒邪外束，内伤暑湿所致的恶寒发热、无汗、头痛身重、胸闷腹泻、苔腻、脉浮等症。吴氏在本方的基础上加减而成新加香薷饮。方中香薷辛温解表，厚朴化湿行滞，改扁豆为扁豆花，取其芳香宣散，再加金银花、连翘辛凉透表。全方起解暑清热、化湿和中之功。

吴氏在这里特别指出："温病最忌辛温，暑病不忌者，以暑必兼湿。湿为阴邪，非温不解，故此方香薷、厚朴用辛温，而余则佐以辛凉。"又说："手太阴暑温，服香薷饮，微得汗，不可再服香薷饮，重伤其表。暑必伤气，最令表虚，虽有余证，知在何经，以法治之。"可见用香薷治暑温，必须审证准确，且不可过剂。当须识此，勿令误也。（有云"香薷乃夏天之麻黄"，此喻香薷辛温芳香，疏表清暑，能令邪汗而解。）倘纯属暑温为病，发热而汗出者，则不用之。

原文：手太阴暑温，或已经发汗，或未发汗，而汗不止，烦渴而喘，脉洪大有力者，白虎汤主之；脉洪大而芤者，白虎加人参汤主之；身重者，湿也，白虎加苍术汤主之；汗多，脉散大，喘喝欲脱者，生脉散主之。（26）

【歌括】汗或已发或未发，大汗不止烦喘渴，
　　　　此为暑温手太阴，凭症又当凭脉决，
　　　　洪大有力白虎汤，洪大而芤参加入，
　　　　身重皆由湿滞经，白虎汤中添苍术，
　　　　又有脉散汗泄多，喘渴连连欲厥脱，
　　　　急用参麦酸甘方，守阴正所留阳液。

【歌括】生脉散中参麦味，暑热刑金脉虚宜，
　　　　脉或散大汗大泄，喘渴欲脱急急施。

【演白】此条论述暑温汗出不止之证治。手太阴暑温，或已发汗，或未发汗，只要是汗出不止、烦渴而喘喝（喝，表示喘的声音很大）、脉洪大有力的，以白虎汤为主；脉洪大而芤的，以白虎加人参汤为主；若见身重、胸痞等症，乃兼湿邪为患，当用白虎加苍术汤；若汗出脉散大、喘喝欲脱，这是汗多伤阳，阴液不能内守，宜用生脉散，以人参益气为主，再以麦冬生津、五味子敛阴，总以酸甘化阴，防亡阳厥脱之变。生脉散现代常用于治疗肺虚久咳以及心血管疾病。这里提出了一些针对暑温病辨证和应变的方法。

【歌括】 脉虚夜寐不安定，烦渴舌赤谵语认，

或者目开不常闭，阳不交阴在俄倾，

或者喜闭恶见阳，阴气已为阳亢甚，

只缘暑热逼膻中，清营汤方须急进，

舌如白滑湿蔓延，莫与清营恐柔润。

【演白】 此条论述暑热入营、手厥阴暑温证治。暑热之邪陷入手厥阴心包络，热烁阴伤，心神虚怯，故见脉虚无力、夜寐不安；肾水亏耗，不能上济心火，心火独盛，故见心中烦闷、口渴舌赤；热扰神明，故见谵语。吴氏指出，此证每有两目常开不闭者，亦有两目常闭不开者。前者由于火性上炎，阳不得下交于阴；后者由于阴液为亢阳所损，阴损则怕见阳光。此时唯有用清营汤急清营分之热，以透暑邪。他同时告诫，如果舌苔白滑，是湿热并重的表现，湿重忌柔润药，当按湿温证论治，不可用清营汤。

方中用咸寒之犀角，甘寒之生地黄以清营凉血，玄参、麦冬养阴以清热，更以金银花、连翘、黄连、竹叶四药清热解毒以"透热转气"，加一味丹参活血以清瘀热，以防邪热与瘀相结，阻碍透达，以策万全。临床应用本方，要注意舌诊，以舌质红绛、无苔或少苔而干者，方宜用之为是。

原文：手厥阴暑温，身热不恶寒，清神不了了，时时谵语者，安宫牛黄丸主之，紫雪丹亦主之。（31）

【歌括】炎炎毫不恶寒风，暑热温邪通膻中，
神识昏迷时谵语，或须紫雪或安宫。

【演白】此条论述暑入心包证治。暑热之邪内陷于厥阴心包，若身热不恶寒，已非手太阴证，又见神识不清，时时谵语，已比上条"时有谵语"更为严重。故治当芳香开窍，予苦寒清热的安宫牛黄丸、紫雪丹等芳香开窍类药物，以防内闭。

原文：小儿暑温，身热，卒然痉厥，名曰暑痫，清营汤主之，亦可少与紫雪丹。（33）

【歌括】小儿暑温周身热，数日之间卒痉厥，
不可当为急惊风，消导之药莫浪掷，
症名暑痫热在营，清营轻清必中的，
亦可少与紫雪丹，芳香逐秽清络热。

【演白】此条论述小儿暑痫证治。小儿感受暑热之邪，因身发高热，最易过卫入营，营分受灼，热极生风，可以突然发生痉厥，表现为四肢抽搐、不省人事，此病称为暑痫，俗名急惊。此时切不可混施发散消导之品，唯有用清营汤清营

分之热而保津液，同时可以服少量的紫雪丹，以达到清营、泄热、息风的目的。

原文：大人暑痫，亦同上法。热初入营，肝风内动，手足瘛疭，可于清营汤中加钩藤、丹皮、羚羊角。（34）

【歌括】 大人暑痫法亦同，热初入营肢瘛疭，

此因血络受火邪，肝风鸱张势横溢，

亦当与之清营汤，钩藤丹皮羚羊入。

【演白】 此条论述成人暑痫证治。大人暑痫，亦同上法。热初入营，引动肝风，手足瘛疭（瘛指筋急挛缩，疭指筋缓纵伸），治疗上可于清营汤中加入钩藤、牡丹皮、羚羊角等品，以清热、凉营、息风（羚羊角可用水牛角替代）。

原文：长夏受暑，过夏而发者，名曰伏暑。霜未降而发者少轻，霜既降而发者则重，冬日发者尤重，子、午、丑、未之年为多也。（36）

【歌括】 长夏受暑不即病，内藏肌肉过夏令，

秋凉暑气无所藏，伏暑病发在秋令，

霜未降时发尤轻，降后而发为重症，

又有气虚伏骨间，冬日而发更危紧，

子午丑未年为多，皆缘火土司天政。

【演白】此条论述伏暑之病因、发病特点。大暑以后十八天为长夏，是热盛湿动时期。如感受暑邪当时未发病，过了夏季而发病的，称为伏暑。吴氏认为伏暑与暑温，名虽异而病实同，伏暑与暑温的不同之处就在它是在夏季以后发病。所以他说："长夏受暑，过夏而发者，名曰伏暑。"他还特别指出：在"霜降"以前发病的，病势比较轻；在"霜降"以后发病的，病势比较重；到冬天才发病的，病势更重了。这是由于伏邪较深，正气虚弱，不足以驱邪外出，所以发病越迟，病就越重。这种病常常在秋冬季节，为新感寒凉之气而激发，因此有的医家称之为"晚发"。吴氏又认为：此病在子、午、丑、未之年较为多见，因为子、午是少阴君火司天之年，暑本于火；丑、未是太阴湿土司天之年，暑得湿则留，故比其他年份多些。故其指出时令也是温热病的发病原因之一。所以，中医治病有因病、因证、因人、因时制宜之说，就是这个道理。

原文：头痛、微恶寒，面赤、烦渴、舌白，脉濡而数者，虽在冬月，犹为太阴伏暑也。（37）

【歌括】头痛员员苔又白，脉来濡数烦兼渴，
　　　　面赤胸背微恶寒，须用解肌辛凉药，
　　　　症为伏暑手太阴，虽在冬令亦此法，
　　　　时医切莫认伤寒，妄用柴芩与羌葛。

【演白】这里进一步说明诊断伏暑的关键点。头痛恶寒，与伤寒无异；面赤烦渴，则明非伤寒，然犹如伤寒阳明证。

若脉濡而数，则非伤寒，因寒脉紧、风脉缓、暑脉濡弱，脉象各有不同，性质自然迥异。如果伏暑误作伤寒施治，用羌活、柴胡等升散之品，易造成不良后果。

原文：太阴伏暑，舌白、口渴、无汗者，银翘散去牛蒡、元参加杏仁、滑石主之。（38）

【歌括】气分伏暑肌表实，舌白引饮无汗泄，
　　　　方用银翘去牛蒡，益以杏仁与滑石。

【演白】此条论述邪在气分兼表实之证。太阴伏暑，症见舌白、口渴、无汗，可用银翘散去牛蒡加杏仁、滑石来治疗。由于湿邪内伏，故此方去滑泄的牛蒡子，加滑石以渗湿，杏仁以宣肺。银翘散原方无玄参，吴氏本条有"去元参"字样，恐系笔误。

原文：太阴伏暑，舌赤、口渴、无汗者，银翘散加生地、丹皮、赤芍、麦冬主之。（39）

【歌括】血分伏暑肌表实，无汗口渴舌又麻，
　　　　须用银翘益地丹，赤芍麦冬亦加入。

【演白】此条论述邪在血分兼表实之证。太阴伏暑，症见舌赤、口渴、无汗，这是邪在血分的表实证，可用银翘散解表，加生地黄、牡丹皮、赤芍、麦冬以滋阴凉血清热。

原文：太阴伏暑，舌白、口渴、有汗，或大汗不止者，银翘散去牛蒡子、元参、芥穗，加杏仁、石膏、黄芩主之；脉洪大，渴甚，汗多者，仍用白虎法；脉虚大而芤者，仍用人参白虎法。（40）

【歌括】太阴伏暑表分虚，舌白有汗口渴是，
此症当用银翘方，除去豉芥与牛蒡。
须用黄芩共石膏，益以杏仁通肺气，
脉若洪大汗渴多，仍用白虎能起疴，
脉若虚大而芤来，人参白虎堪指使。

【演白】此条论述邪在气分兼表虚之证。太阴伏暑，症见舌白、口渴、有汗或汗不止，这是邪在气分的表虚证，可用银翘散去牛蒡子、荆芥穗，加杏仁、石膏、黄芩等味，以宣肺清热化湿。如见脉洪大、渴甚汗多，仍用白虎法；脉虚大而芤，仍用人参白虎法。

原文：伏暑、暑温、湿温，证本一源，前后互参，不可偏执。（42）

【歌括】伏暑暑温与暑湿，证本同源非异辙，
三证前后可互参，不可拘守或固执。

【演白】此条论述伏暑、暑温、湿温三者之间的关系。伏暑、暑温的发病原因，顾名思义，都和暑邪有着密切的关系。

湿温多见于夏秋暑湿较盛的季节，治法和暑温、伏暑，亦有不少共同之处，所以三者相提并论。这三种病的临床表现，有偏热、偏湿的不同，热重者多为暑温，湿重者多为湿温。暑邪内伏，到了秋后发病，临床有暑湿见证的，称为伏暑。三者证候方面往往同中有异，异中有同。因此，凡是见到共同证候的，不论哪一种病，都可用同一方法治疗，但应详辨热重，或者湿重，予以辨证施治。

原文：头痛、恶寒、身重疼痛，舌白、不渴，脉弦细而濡。面色淡黄，胸闷不饥，午后身热，状若阴虚，病难速已，名曰湿温。汗之则神昏耳聋，甚则目瞑不欲言；下之则洞泄；润之则病深不解。长夏、深秋、冬日同法，三仁汤主之。（43）

【歌括】头痛恶寒口不渴，身重疼痛苔又白，

　　　　胸闷不饥湿郁阳，脉来弦细带濡弱，

　　　　面色淡黄却如金，午后身热劳勃勃，

　　　　病难速已为湿温，状若阴虚须审察，

　　　　湿气滋漫本无形，最忌汗下柔润药，

　　　　汗之耳聋与神昏，甚则无言目时合，

　　　　下之酿成洞泄形，润之病深更胶固，

　　　　无论长夏与秋冬，须用三仁同一法。

【歌括】三仁薏蔻杏朴夏，通滑竹叶主湿温，

　　　　头痛恶寒午后热，脉濡舌白痞不食。

【演白】此条为湿温证治提纲。湿温初起，症见头痛恶

寒、身重疼痛，有似伤寒，但脉弦细而濡，则非伤寒可知。舌白不渴、面色淡黄，表明湿重热轻，与伤暑之偏于热者亦不相同。胸闷不饥是湿蔽清阳，气机不畅，故不思饮食。此证多见身热不扬，午后则身热较甚（午后2~3时，阳气盛壮，与湿温之邪相争故发热），好像阴虚潮热一般。阴虚发热，乃属内热阴津不足，阳亢而发，多表现为潮热、骨蒸，且病势缠绵，难以速愈。以上都是湿温病的主要脉证，必须与其他病证严格地区别开来。

吴氏又强调：湿为阴邪，其性氤氲黏腻，非若寒邪之一汗能解，温热之一凉即退，医者若不知此理，误以为伤寒而用汗法，则汗多耗伤心阳，湿邪随辛温发表之药蒸腾上逆，内蒙心窍则神昏，上蒙清窍则耳聋，甚则目瞑（闭目不睁）不欲言。此证多见胸闷不知饥，若误以为肠胃有积滞而用攻下法，则不但耗伤阴液，而且严重抑制脾阳的上升，使脾气转而下陷，致洞泄不止（洞泄泛指脾虚泻，完谷不化），如果见其午后易热，误以为阴虚内热而用柔润之品，则湿本为黏腻胶固之邪，再加柔润阴药，两阴相合，势必成为固结不解之病。

湿温病虽以暑月为多见，但实际上并不限于暑月。不论长夏、深秋和冬日，只要具有上述脉证，均可用三仁汤治疗。方中杏仁苦温，轻开上焦，宣通肺气以通调水道；蔻仁苦辛，斡旋中焦，转输脾气以运化水湿；薏仁甘淡，疏达下焦，通畅水府而清利湿热；更配厚朴之理气燥湿，半夏之苦温燥湿，滑石、通草、竹叶之淡渗利湿。诸药合用，共奏宣上、畅中、渗下之功，因势利导，使湿邪分路而去，病自痊愈。因此，临床中应掌握"辨"字，灵活运用，体现中医特色。

原文：秋感燥气，右脉数大，伤手太阴气分者，桑杏汤主之。（54）

【歌括】秋燥邪初犯太阴，脉来数大是南针，
　　　　须从宣肺轻清法，桑杏汤能润燥金。

【歌括】桑杏汤疗秋燥证，右脉数大伤太阴，
　　　　沙参象贝兼香豉，栀皮梨皮润气分。

【演白】此条论述桑杏汤证，即燥伤气分证治。秋天感受当令燥热之邪，名为秋燥。燥之为病，以其性燥而干，自然以伤津为主。由于燥邪犯肺，津液受伤，故除右脉数大外，当有头痛发热、咳嗽少痰、咽干鼻燥、口渴、舌红、苔白少津等症。其病变初起，多在肺卫，伤及手太阴肺气，故用桑杏汤辛凉清润，轻透肺卫。

桑杏汤是治疗秋燥初起，病在肺卫的代表方，常用于上呼吸道感染而有明显燥热征象者。咽喉燥痛者，加桔梗、牛蒡子；燥伤肺络，见咯血、衄血者，加茅根、芦根。

原文：燥伤肺胃阴分，或热或咳者，沙参麦冬汤主之。（56）

【歌括】秋感燥气伤肺胃，或咳或热宜理会，
　　　　可与沙参麦冬汤，久热久咳地骨配。

【歌括】沙参麦冬汤甘寒，桑叶扁豆花粉兼，
　　　　更用玉竹生甘草，肺胃阴伤润之痊。

【演白】此条论述燥伤肺胃阴分证治。秋燥伤及肺胃之阴，比桑杏汤证病深一层。由于燥热伤津，当有咽干口燥、干咳少痰、舌光红少苔等症，可用沙参麦冬汤甘寒救津。

原文：燥气化火，清窍不利者，翘荷汤主之。（57）

【歌括】燥金化火理相寻，从本从标理自明，
　　　　清窍邪蒙多不利，翘荷一剂定神灵。

【歌括】翘荷甘桔茶豆衣，清窍不利主燥气，
　　　　耳内鸣响目中赤，龈胀咽痛火上逆。

【演白】此条论述燥气化火证治。秋燥在燥热之气化火而上扰清窍时（清窍也叫上窍，即眼、耳、口、鼻，乃清阳之气所出，和下窍相对而言。下窍者，肛门、尿道也，浊阴所出），往往出现两耳鸣响、两目发赤、牙龈肿胀、咽中疼痛等症。此时单用养阴生津，徒然无益，可用翘荷汤清上焦气分之燥热，清气即所以降火，火去则诸如耳鸣、目赤、牙肿、咽痛等清窍不利之症可随之而消。吴氏加减法：耳鸣者，加羚羊角、苦丁茶；目赤者，加鲜菊叶、夏枯草；咽痛者，加牛蒡子、黄芩，可随证运用。

原文：诸气膹郁，诸痿喘呕之因于燥者，喻氏清燥救肺汤主之。（58）

【歌括】诸气膹郁由肺燥，诸痿喘呕亦同道，

　　　　喻氏清燥救肺汤，辛凉甘润功再造。

【歌括】喻氏清燥救肺汤，肺气虚燥郁咳方，

　　　　参苄麦膏生气液，杏枇降逆效功长，

　　　　胡麻桑叶阿润燥，血枯须加生地黄。

【演白】此条论述上焦肺燥证治。吴氏根据喻嘉言的说法，认为《素问·至真要大论》篇的"诸气膹郁，皆属于肺"，有肺燥的一面，而历来治郁之方，多用辛香行气之品，而无一方治肺燥者。又"诸痿喘呕，皆属于上"，也有肺燥的一面，而历来治法，以痿、呕属阳明，唯喘属肺，用药大多非表即下，非行气即泄气，亦无一方治肺燥者。因此，他采用喻氏清燥救肺汤，以辛凉甘润之品，治肺热叶焦之证，比桑杏汤证、沙参麦冬汤证又进一层。

清燥救肺汤常用于温燥伤肺，症见头痛身热、干咳无痰、喘促烦渴、舌少津两边尖俱红者；又治肺痿，症见咳吐涎沫、喘促上气而咽干口燥者。喻氏原方石膏煅用，可能是由于肺为娇脏，不使寒凉太过，现多改用生石膏，亦无大碍。

二、卷二·中焦篇

中焦篇是论述温热病发展过程中，正邪之争非常激烈的阶段。从病位来说，是在里之中焦脾胃，从病性上讲属于实证，其证多为气分大热证及阳明腑实证，但也可有营血分之证候表现，一般治疗多以清法及泻下法。

原文：面目俱赤，语声重浊，呼吸俱粗，大便闭，小便涩，舌苔老黄，甚则黑有芒刺，但恶热，不恶寒，日晡益甚者，传至中焦，阳明温病也。脉浮洪躁甚者，白虎汤主之；脉沉数有力，甚则脉体反小而实者，大承气汤主之。暑温、湿温、温疟，不在此例。（1）

【歌括】语声重浊面目赤，大便闭分小便涩，
　　　　呼吸俱粗舌老黄，甚则舌黑有芒屑，
　　　　但恶热分不恶寒，两阳合明晡益热，
　　　　症属温邪传阳明，脉来如何亦细述，
　　　　浮洪躁甚里气虚，白虎金风退烦热，
　　　　或者沉数有力来，甚则脉体反小实，
　　　　此症须用承气汤，仔细详辨莫浪掷，
　　　　暑温温疟与湿温，另有专门非一律。

【演白】此条为中焦阳明温病证治提纲。吴氏认为，凡是面红目赤（指颜面和眼白都呈红色，阳明脉夹鼻络于目，据此说明阳明热盛）、语声重浊、呼吸气粗、大便闭（胃之实热结于大肠）、小便涩（尿少而涩滞不通）、舌苔呈老黄色，甚至色黑有芒刺、但恶热不恶寒、日晡热甚（指申时下午3~5点热势更高）者，表明温邪已经传至中焦，称之阳明温病。见上述证候而脉象浮洪躁甚，这是邪热在阳明经，当用白虎汤大清气分之热。倘见脉象沉数有力，甚至脉体反小而实的，这是邪热已入阳明之腑，当用大承气汤下其腑热。或用白虎

汤，或用承气类，因证同而脉异，故当细辨。大承气汤为苦辛通降、咸寒泄热之剂。对热结液干的大实证，有急下存阴、釜底抽薪之妙。（这里是提示阳明温病的主证主脉。治分两途，在经用甘寒清热之白虎汤，在腑用苦辛泄热之大承气汤，各宜方药，清楚明白。）但是暑温、湿温、温疟，又当别论。

原文：阳明温病，脉浮而促者，减味竹叶石膏汤主之。（2）

【歌括】脉来浮促热非常，温入阳明势莫当，
　　　　竹叶石膏宜减味，逐邪外出便安康。

【歌括】减味竹叶石膏汤，麦冬甘草佐之良，
　　　　阳明温病脉浮促，辛凉甘寒重透表。

【演白】此条论述阳明温病出现浮而促脉证治。阳明温病中焦脾与胃，其中胃为阳府，所以把中焦阳热之病证，统称为阳明温病。脉促谓数而时止，如趋者遇急，忽一蹶然，其势甚急。脉浮而兼促，浮为表脉，促乃壅塞，故以竹叶石膏汤减味（热邪伤阴，人参、半夏助阳起火，亦同样伤阴，去之），以加强辛凉透表，逐邪外出。此方较之白虎汤清热之力稍逊。

原文：阳明温病，无汗，小便不利，谵语者，先与牛黄丸。不大便，再与调胃承气汤。（5）

【歌括】阳明温病汗不泄，小便不利谵语出，

此症当先与牛黄，大便已通不必说，

牛黄服后不大便，调胃承气除热结。

【演白】此条论述阳明温病谵语证治。无汗而小便不利，则大便未定成硬，谵语之不同，有无燥屎可知。不因燥屎而谵语者，系为邪入心包，故先用牛黄丸，清心开窍以醒神。不大便，再与调胃承气汤，取芒硝之咸寒，大黄、甘草之甘苦寒之味泄热兼调胃腑，此补救之法也。

原文：阳明温病，面目俱赤，肢厥，甚则通体皆厥，不瘛疭，但神昏，不大便，七、八日以外，小便赤，脉沉伏，或并脉亦厥，胸腹满坚，甚则拒按，喜凉饮者，大承气汤主之。（6）

【歌括】阳明温病面目赤，肢厥甚则通体厥，

但有神昏不瘛疭，不便已过七八日，

小便短赤脉沉伏，或者肢厥腹坚实，

甚则拒按喜饮凉，大承气汤功效彰。

【演白】此条论述阳明温病真假寒热证治。临床上还有一种阳明温病，其表现有面红目赤、四肢厥冷，甚至通体皆厥。虽然此证没有四肢抽搐，但仍有神志昏迷、大便不通在七八天以上、小便赤，脉沉伏，甚至连重按也不易摸到，故称之为"肢厥"。此外，还有胸腹硬满，甚则拒按、渴喜冷饮等症，亦当用大承气汤下其腑热。吴氏认为此条是火极似水，热极而厥之证，在目赤、小便赤、腹满坚、喜冷饮的情况下

方可应用。厥有寒厥、热厥之分，结合本条所见，当系热厥无疑，根由阳明腑实，邪盛正存，不可不下，故当泄其实热为先招，辨证关键在"不瘛疭"三字，说明热虽盛，但未入肝而动风，这些都是辨证要点，必须详审。

【歌括】稀水无粪利不休，阳明热结又旁流，
　　　　调胃承气宜急用，解结留中法最优。

【演白】此条论述热结旁流证治。热结旁流是因为肠中有燥粪和热邪胶结，虽稀水旁流，但便仍不得下，肠中水液可透过燥屎缝隙下流，故可见下利纯青臭水。此非气不通，所以不用枳实、厚朴等行气药，独取调胃承气汤中的芒硝、大黄软坚而解热结，以甘草缓硝、黄急趋之性，使之留中解结，使邪去而不伤胃气，此乃治病之良策，当注意及之。不然，结不下而水独下，徒使药性伤人。这是吴氏独得之秘，可供临床参考。

【歌括】阳明谵语利自泄，脉来沉疾或者实，
　　　　小承气汤攻里实，脉若不实非胃结，

须知不实属膻中，宣窍牛黄或紫雪。

【演白】此条论述温病三焦俱急证治。这里所说的三焦俱急，意谓上焦未清，温邪已入中焦阳明，并有陷入下焦，损及真阴的趋势。症有大热大渴、舌燥苔焦、舌色金黄（指出现鲜明的黄苔）、脉躁甚者，燥结在阳明之腑，于法当下，但有痰涎在胸膈之间，未全入腑，单用承气，恐药过病所，故用小承气汤合小陷胸汤兼治上、中二焦。从用方知上中二焦尤急，所以用小陷胸汤的半夏、黄连、瓜蒌以清热化痰、宽胸散结，以小承气汤的大黄、厚朴、枳实泄阳明热结，合为化痰导下法。太阴阳明兼而顾之，若不遏止，势必延及下焦，而损及真阴。吴鞠通用"不可"二字，一方面告明不可单用承气法，另一方面告医者不可"不急"，当注意防治结合。

原文：阳明温病，无上焦证，数日不大便，当下之。若其人阴素虚，不可行承气者，增液汤主之。服增液汤已，周十二时观之，若大便不下者，合调胃承气汤微和之。（11）

【歌括】阳明温病无肺症，数日不便燥屎盛，
　　　　法当下之莫匀留，阴虚切勿进承气，
　　　　须用增液元麦地，能补能通带柔润，
　　　　服后须周十二时，大便如通病安静，
　　　　如果不便宜变法，调胃承气增液并。

【演白】此条论述阴虚阳明腑实之证治，即素体阴虚患阳

明腑实，当立增液之法。阳明温病，已无上焦证候，大便多日未行，当用攻下方法进行治疗。若患者阴液素亏，不能用承气汤攻下的，当用增液汤来养阴润燥，以达到通便的目的。服增液汤后，经过一昼夜（周时以地支计时，每一时相当于现在两个小时）的观察，如果大便仍然不下，这说明胃肠热结未除，还须合调胃承气汤以微和胃气。

吴氏认为增液汤妙在寓泻于补，以补药之体，作泻药之用，既可攻实，又可防虚。他治疗体虚温病，或因误伤津液而致的半虚半实证，专以此方救治，无不应手取效。

吴氏创制增液汤，是受到吴又可承气养营汤法的启迪。方用玄参壮水制火、通润大肠，麦冬滋阴增液、能润能通，生地黄凉血养阴、补而不腻，三药合用，颇合"增水行舟"之意。但药物必须用大剂量，否则就达不到增液润肠的目的。吴氏在通下法中，用增水行舟法而不用大黄，以治液干多而热结少之证，是有创建性的。他认为温病的不大便，不出"液干"与"热结"之外。阳明下证的治疗，亦不出三法：热结液干之实证，当用大承气汤；偏于热结而液不干，如热结旁流，则用调胃承气汤；偏于液干而热结少者，则用增液汤，这是其人虚，务存津液的方法，为后世治疗温病开了一大法门。

原文：阳明温病，下后汗出，当复其阴，益胃汤主之。（12）

【歌括】 阳明下后汗频频，此属阴虚急复阴，

久恐干咳热成劳，甘凉益胃汤可进。

【歌括】益胃汤治阳明证，下后汗出当复阴，

沙参玉竹细生地，带心麦冬佐冰糖。

【演白】此条论述益胃汤证。下后汗出伤阴，治法当复其阴。温热病最易伤阴，下后邪解汗出，汗乃津液所化，汗多则阴液受伤，自不待言。所谓复阴，指复其胃阴而言。十二经皆禀气于胃，胃为后天之本，胃阴复则气降而能食，而周身之阴液复，此治病求本之法。方中沙参、麦冬、冰糖清养胃阴，细生地黄、玉竹生津增液，滋而不腻，是一首很好的甘凉益阴方剂。温病下后复阴，是治疗温热病的重要一招。吴氏说："下后急易复阴者，恐将液亏燥起，而成干咳身热之怯证。"此方不但可以益胃阴，还可以益胃即所以救肺，治中有防，实为一举两得。

原文：下后，无汗，脉浮者，银翘散主之；脉浮洪者，白虎汤主之；脉洪而芤者，白虎加人参汤主之。（13）

【歌括】下后无汗热还表，脉浮银翘汤最超，

浮洪主以白虎汤，洪而且芤参加入。

【歌括】银翘汤方用竹叶，麦冬甘草细生地，

下后无汗见浮脉，存阴必佐再宣达。

【演白】此条论述下后邪气还表证治。阳明温病，热邪在里，已成燥结，应用下法，下后邪已清泄而消，里气得通，尚且无汗、脉浮的，这是余邪残留肌表，欲作汗而不得，可

以用银翘汤治疗。方中金银花、连翘轻宣表分之邪；麦冬、生地黄滋阴生津，以助其作汗；竹叶清心；生甘草清热兼调和诸药。此为吴氏辛凉合甘寒法。若下后脉浮洪，这是阳明邪热炽盛，非用白虎清热保津不可；若脉浮洪而芤，这是阳明邪热伤及气阴的表现，则非用白虎汤加人参清热益气养阴不可。证变方变，方随证转，充分体现中医特色。

原文：下后数日，热不退，或退不尽，口燥咽干，舌苔干黑，或金黄色，脉沉而有力者，护胃承气汤微和之；脉沉而弱者，增液汤主之。（15）

【歌括】下后数日热不退，或退不尽犹在胃，
　　　　舌苔干黑或金黄，口燥咽干须理会，
　　　　脉沉弱者增液汤，脉沉有力宜护胃。

【歌括】护胃承气主微和，元冬地丹知大黄，
　　　　下后脉沉咽干燥，舌苔干黑或金黄。

【演白】此条论述护胃承气汤证、下后邪气复聚或下证未解的证治。阳明温病，运用下法后，将胃肠中燥热予以攻逐，若邪气消散，必然出现脉静身凉、趋于痊愈的体征；若邪气并未全部清除，延过几天，邪气又在肠胃集聚，形成新的热结。若口燥咽干、舌苔干燥而黑或呈老黄色、脉沉而有力者，此时需要再泻肠胃，当用护胃承气汤轻下热结；若脉沉而弱者，用增液汤。这是因为温病下后，若邪已净，必然脉静身凉，若邪气未净，每有延至数日，邪气复聚于胃，须再通其里者，甚至屡下而后净者。但此时正气已虚，阴津日耗，必

须加以防护，以益阴为第一要务。护胃承气汤方用生地黄、玄参、麦冬养阴增液，知母、牡丹皮清热泄邪，大黄通腑；属于轻下法，既护胃阴，又清余邪，要比单用承气汤妥善得多。若脉转沉弱，说明正气更虚，阴液更亏，用增液汤养阴清热即可。

原文：阳明温病，下后二三日，下证复现，脉不甚沉，或沉而无力，止可与增液，不可与承气。（16）

【歌括】阳明下后两三日，下症复现势横溢，

　　　　或者脉来不甚沉，亦有脉来沉无力，

　　　　不传不化正气虚，不与承气与增液。

【演白】此条论述下后正虚脉沉，下证复现，当用增液法。阳明温病，下后二三天，若下证复现，这是实中有虚，邪热复聚于里，阴液亏损。一般说来，只可与增液，不可与承气，以免违反"数下"之禁。在这种情况下，总要辨清邪正虚实，以定清热养阴法的进退运用。大抵滋阴不厌频繁，攻下切宜慎重。若下后脉沉无力，下法更不可孟浪从事，此因下后虚邪，与未下的实邪不同，攻下稍缓，断无大害，元气一败，便无可挽回了。

原文：阳明温病，下之不通，其证有五：应下失下，正虚不能运药，不运药者死。新加黄龙汤主之；喘促不宁，痰涎壅滞，右寸实大，肺气不降者，宣白承气汤主之；左尺牢坚，小便赤痛，时烦渴甚，导赤承气汤主之；邪闭心包，神昏、舌短，内窍不通，饮不解渴者，牛黄承气汤主之；津液不足，无水舟停者，间服增液。再不下者，增液承气汤主之。（17）

【歌括】阳明温病法当下，下之不通有五因，

其因先下虚正气，正气既虚药不运，

不运药者势危险，新加黄龙汤救急，

其因肺气不下降，喘促不安痰涎盛，

脉来右寸必实大，宣白承气法平允，

其因火腑闭不通，左尺牢坚烦渴甚，

小便短赤必淋漓，导赤承气汤堪任，

其因温邪闭心包，内窍不通神昏甚，

饮不解渴舌短缩，牛黄承气重明训，

其因热甚液枯润，舟因水涸舟自停，

间服两剂增液汤，增水行舟顺流迅，

其或脏燥仍不通，增液承气须下行。

【演白】此条论述阳明温病，五种下之不通的证治。阳明温病，应用下法，而下之不通的，大致有以下五种情况：第一种情况是应下失下，也就是没有及时使用下法，以致阴津

被邪热所煎熬，正气不能支持，造成正虚不能运药的局面，这种情况最为危险。正气既虚，邪气又实，不能因其危险难治而弃之不顾，应用新加黄龙汤尽力救治。黄龙汤原方见陶节庵《伤寒六书》，其组成为大承气汤加人参、当归、甘草等药，用治热结旁流而兼见气血两虚之证。吴氏则师其意而变其方，以人参、当归补正，以大黄、芒硝、甘草缓下，以生地黄、麦冬、玄参增液，更加海参补阴养正，姜汁宣通胃气，故名新加黄龙汤，此方兼顾气血阴津，通腑而不伤正气，吴氏称为"邪正合治法"。

第二种情况是：阳明温病在用了下法以后，大便依然不通，且见呼吸喘促、坐卧不宁、痰涎壅滞、右寸脉实大等症。这是由于痰热结于上焦，肺气不降，肺与大肠相表里，阳明里实，则大肠传导失司，腑气不通，当用宣白承气汤宣肺通下。方用杏仁、石膏清宣肺气，瓜蒌皮清热化痰，大黄逐肠胃热结，此方宣上通下，吴氏称之为"脏腑合治法"。临床上常用于治疗急性支气管炎、慢性支气管炎并发感染等，症见发热咳嗽、痰多气急、大便秘结、舌苔黄燥、脉象滑实者。余如黄芩、连翘、鱼腥草、芦根、茅根等品，均可随症酌用。

第三种情况是：阳明温病在运用下法以后，大便依然不通，同时出现小便色赤、刺痛，时感燥热、口渴，尺脉见牢坚的实象，这是心火移热于小肠、下注膀胱，当用导赤承气汤泄小肠之热，下大肠之结。方用导赤散中的生地黄清热凉血，去木通、竹叶、生甘草梢，加黄连、黄柏清热泻火，赤芍活血散瘀，大黄、芒硝承顺胃气而通大肠。此方能通利大肠、小肠，故吴氏称为"二肠同治法"。按之临床，生甘草梢清热解毒，淡竹叶利水清心，能导热下行。如果不去，可能疗效更好。

第四种情况是：阳明温病在运用下法以后，大便依然不通，而且出现神识迷糊、舌短语謇、渴饮不止等症。这是邪闭心包，则内窍有立即闭脱之虞，阳明大实不通，则肾阴有立即消亡之虞，病情凶险，宜急用牛黄承气汤救治。其法取安宫牛黄丸化开，调生大黄末三钱，先服一半，不知再服。此法以牛黄丸开手少阴之闭，以承气急泻阳明，救足少阴之消，故吴氏称为"两少阴合治法"。

第五种情况是：阳明温病在运用下法以后，大便依然不通，这是因为阳明大热，津液枯涸，好比无水舟停，结粪不能畅通，可以先服增液汤，则大便当自下。如果因腑气燥热太甚，服增液汤后，大便仍然不通的，可以在增液汤内加入大黄、芒硝缓缓与服。此方名为增液承气汤，既能养阴，又下热结，吴氏称为"气血合治法"。吴氏善用经方化裁，游刃有余，令人赞佩。

原文：阳明温病，干呕，口苦而渴，尚未可下者，黄连黄芩汤主之。不渴而舌滑者，属湿温。（19）

【歌括】阳明燥热犯胃腑，干呕而渴口又苦，
　　　　尚未可下下莫行，黄连黄芩汤可进，
　　　　苔滑不渴属湿温，黄连黄芩不可与。

【演白】此条论述阳明温病，干呕证治。本条虽称之阳明温病，究其已涉及邪郁少阳，因为症见干呕、口苦而渴，均

为阳明热盛而影响到胆的明徵，胆失疏泄，热郁于里，所以治疗应当从苦寒泄热，宣郁透邪入手，方用黄连黄芩汤。方中黄连黄芩苦寒清泄邪热，郁金辛寒行气解郁，淡豆豉辛温宣郁透表，从而使少阳郁热得解。若口不苦而舌滑者，则又当按湿温论治。

原文：阳明温病，舌黄燥，肉色绛，不渴者，邪在血分，清营汤主之。若滑者，不可与也，当于湿温中求之。（20）

【歌括】阳明温病舌色绛，今反不渴苔燥黄，
　　　　此为温邪传血分，故用柔润清营汤，
　　　　苔若白滑属湿温，当于湿类求其方。

【演白】此条论述阳明温病气分传入营血证治。温病传里，里渴甚，今反不渴者，以邪气深入血分，格阴于外，上潮于口，故反不渴也。曾过气分，故苔黄而燥；邪居血分，故舌之肉色绛也，可与清营汤。若舌苔白滑、灰滑、淡黄而滑、不渴者，乃湿气蒸腾之象，不能用清营汤治疗，以防滋阴柔润之品敛邪助湿，则当按湿温证论治。

原文：阳明斑者，化斑汤主之。（21）

【歌括】阳明斑出似红云，化斑汤方法甚神，
　　　　白虎配以凉血药，犀角玄参可滋阴。

【演白】此条论述阳明温病发斑证治。阳明气分高热窜入血分，形成气血两燔，耗血动血，使血液外溢于肌表，而导致发斑等出血见症的重证，治疗用化斑汤。方中石膏、知母、生甘草、粳米，即白虎汤，清气分热，透热出表，使气分热邪达表，而邪有出路，气分的热势下降，血分热邪自然就可以外达。因为血分证已起，已经有耗血、动血的趋势，出现了出血见症，所以要配伍凉血药，用犀角凉血以止血，玄参养阴清热，以达到气血两清的功效。

原文：阳明温病，下后疹续出者，银翘散去淡豆豉，加细生地大青叶元参丹皮汤主之。（22）

【歌括】阳明下后疹续出，银翘去豉防涌泄，

须加玄参与丹皮，再以生地大青叶。

【演白】此条论述阳明温病出疹证治。阳明温病，运用下法以后，红疹还在继续发出，这是邪热充斥表里，营分伏热未清，也可以用银翘散去淡豆豉，加细生地黄、大青叶、玄参、牡丹皮汤，清解心胃热毒，透发斑疹。斑是由于热伤血络，迫血妄行，使血不循经，溢出脉外，瘀于皮下而形成；疹是由于热邪迫血行于表，使血瘀于肤表血络之中而发。二者虽有不同，但都是热邪深入血络之中的病变，其诊疗虽然有化斑与透疹的区别，但都必须配伍清宣凉血之品，而禁用升提、壅补药物，以防邪深病重。在治疗上，见发斑的，用化斑汤清胃解毒；见发疹的，用银翘散去淡豆豉的辛散，加甘寒的细生地黄、牡丹皮、大青叶，倍玄参以增强透络清热

凉血解毒的作用。至于皮疹的病机为邪热郁于肺经，病在血络，故用银翘散加减施治。从这里可以清楚地看出，温病的发斑、发疹，由于病机不同，治法也不完全一样，且斑与疹大多由于时行疫气有关，即使不误治也可以同样发生。

原文：斑、疹，用升提则衄、或厥、或呛咳、或昏痉；用壅补则瞀乱。（23）

【歌括】阳明温病斑疹发，只喜轻宣凉解药，
莫用温补与升提，若用升提必呛咳，
或衄或厥或昏痉，皆因误用升提药，
若用壅补势愈横，瞀乱神明症必剧。

【演白】此条论述斑疹治法禁忌。斑是热伤血络，因为斑、疹之邪在血络，只宜轻宣凉解。若用升提药类，如柴胡、升麻辛温之品，直升少阳，使热血上循清道则衄，过升则下竭，下竭者必上厥。肺为华盖，受热毒之熏蒸则呛咳（如同食物或痰浊误入气管内，而引起的剧烈咳嗽）；心位正阳，受升提之催迫则昏痉（神昏抽搐及角弓反张等）。至若壅补，使邪无出路，络道比经道最细，诸疮痛痒，皆属于心。心神受扰则见瞀乱、目眩眼花或目不明、胸中闷满、心中烦乱不宁。

原文：斑、疹阳明证悉具，外出不快，内壅特甚者，调胃承气汤微和之，得通则已，不可令大泄，大泄则内陷。（24）

【歌括】斑疹阳明症已具，外出不快内壅阻，

　　　　调胃承气汤须和，得通则已莫再与。

【演白】此条论述斑疹内壅透发不快，可缓缓通下。此斑、疹下法与阳明腑实证微有不同。斑、疹虽宜宣泄，但不可太过，令其内陷。方用调胃承气汤者，避枳、朴之温燥，取芒硝之入阴，甘草败毒缓中。（第23、24两条，都是讲斑与疹的治疗禁忌）

　　原文：阳明温病，不甚渴，腹不满，无汗，小便不利，心中懊憹者，必发黄。黄者，栀子柏皮汤主之。（27）

【歌括】阳明温病不甚渴，胸腹不满苔色黄，

　　　　无汗热邪不自通，胸中懊憹时反侧，

　　　　小便不利必发黄，须用栀子柏皮汤。

【演白】此条论述阳明温病郁热发黄证治。阳明温病出现上述症状者，病机为湿热之邪郁于中焦，不得发越，否则势必导致黄疸的发生，当用栀子柏皮汤清利湿热。方中栀子清湿热、解五黄、除内烦，黄柏泻膀胱湿火，生甘草协力内外。此方适用于湿热黄疸之热重者，与《伤寒论》治身黄发热用本方的原理是一致的。黄疸有阴黄、阳黄之别，证属阳黄之轻者，用此方治疗；若湿热重者，当选他方治疗。

原文：阳明温病，无汗，或但头汗出，身无汗，渴欲饮水，腹满舌燥黄，小便不利者，必发黄，茵陈蒿汤主之。（28）

【歌括】阳明腹满舌燥黄，渴欲饮水势莫当，

或但头汗或无汗，小便不利身发黄，

胃家已实黄不退，茵陈蒿汤可宝贵。

【演白】此条论述阳明郁热发黄里实证治。阳明温病，出现上述症状的，这是湿热在里，身必发黄，而且胃家已实，腑气不通，病较栀子柏皮汤证为重，故当用茵陈蒿汤治疗，清利湿热而泻里实。方中茵陈主治热结黄疸，栀子通利三焦，大黄除实热而减腹满。此与上条口不甚渴、腹不满、胃不甚实相同，故不可下；此则胃家已实，黄不得退，且无出表之机，故必须使湿热下趋大小便。茵陈蒿汤为纯苦急趋之方，以小便利为度，吴氏这个见解，与《伤寒论》的"小便当利，尿如皂角汁状，色正赤，一宿腹减，黄从小便去"也是一致的。临床上治疗重症肝炎之属于湿热结实者，用大剂茵陈蒿汤加清热利湿药。疗效是相当满意的。

原文：阳明温病，无汗，实证未剧，不可下。小便不利者，甘苦合化，冬地三黄汤主之。（29）

【歌括】无汗溺闭症未罢，实证未具不可下，

须进冬地三黄汤，甘苦合用阴自化。

【演白】此条论述阳明温病在无汗腹实证尚未形成的情况下，不可以随便运用攻下法；至于温病中的小便不利，是由于小肠热结，津液干涸，以及肺受热灼，肺气不得肃降所致，当用甘苦合化的冬地三黄汤来治疗。方中用三黄，即黄连、黄芩、黄柏之苦寒以清小肠热结；合玄参、麦冬、生地黄、苇根汁、金银花露之甘寒，以润肺气而滋化源；生甘草清热和中，使源清流洁，则小便自然通利，内热亦消。

原文：温病小便不利者，淡渗不可与也，忌五苓、八正辈。（30）

【歌括】热结上游溺不通，肺阴不化亦相同，
　　　　五苓八正皆须忌，淡渗之方不可宗。

【演白】此条论述温病小便不利禁用淡渗。温病患者，出现的小便不通，多因邪热伤阴所致，与一般小便不畅的膀胱气化不行无关。因此一切淡渗利水之品，均不可与，如五苓散、八正散等方，都在禁用之列。我们认为，吴氏治温病邪热伤阴所治的小便不利，禁用淡渗利水之品是恰当的。但温病热结，亦有清利一法，若说温热病的小便不通，一概忌用淡渗，恐亦未必如此。

原文：温病燥热，欲解燥者，先滋其干，不可纯用苦寒也，服之反燥甚。（31）

【歌括】温病燥热欲解燥，先滋其干津液保，

不可纯用苦寒方，服之阴液更枯槁。

【演白】此条论述温病津伤而燥热，当慎用苦寒药。治温病应预防伤阴，若出现燥热口干渴等症状时用苦寒药要慎重。温热病的燥热是由于热邪伤津化燥所致，要解除燥热，必须保津、生津，应用甘寒的药物，而不能只用甘寒药。因为甘寒药虽能清热，但是苦燥也能伤津，所以"不可纯用"。这也正是治疗温热病常用石膏，而不常用三黄的原因。

原文：阳明温病，斑、疹、温痘、温疮、温毒、发黄，神昏谵语者，安宫牛黄丸主之。(36)

【歌括】阳明温病已温疮，温毒温痘并发黄，

谵语神昏诸症出，理应一切主牛黄。

【演白】此条论述阳明诸温神昏谵语证治。心居膈上，胃居膈下，虽有膜隔，其浊气太甚则亦可上干心包，且病自上焦而来，凡因秽毒内盛浊气蒸腾，不论何证、何病，凡神昏谵语者，皆当清心开窍，故必以牛黄安宫丸芳香逐秽开窍为先务。

原文：风温、温热、温疫、温毒、冬温之在中焦，阳明病居多；湿温之在中焦，太阴病居多；暑温则各半也。(37)

【歌括】无论风温与温毒，温热冬温并温疫，

诸温邪若犯上焦，阳明居多君须记，

惟有湿温在中焦，太阴居多认莫错，

暑温脾胃则各半，此为诸温大关目。

【演白】此条论述中焦温病按病性病位之分类。温热病等皆因于火，以火从火，阳明阳土，以阳从阳，燥化者多伤胃阴，故阳明病居多。湿温则以湿从湿，太阴阴土，以阴从阴，湿化者乃伤脾阳，则太阴病居多。暑兼湿热，故各半也。

原文：脉洪滑，面赤，身热，头晕，不恶寒，但恶热，舌上黄滑苔，渴欲饮凉，饮不解渴，得水则呕，按之胸下痛，小便短，大便闭者，阳明暑温，水结在胸也，小陷胸汤加枳实主之。（38）

【歌括】脉来洪滑暑温症，面赤身热头自晕，

但恶热兮不恶寒，饮不解渴惟喜凉，

舌苔黄滑得水呕，按之胸下痛不胜，

大便闭兮溺又短，此为水结在胸病，

小陷胸汤枳实加，辛降通幽水下行。

【演白】此条论述阳明暑温水结在胸之证治。阳明暑温，湿热相兼，症见脉洪面赤、不恶寒，是病已不在上焦，暑兼湿热，热甚则渴，饮水求救，湿阻气化，水不下行，反来上逆则呕，胃气不降则大便闭，按之胸下痛，已成结胸证，宜

用小陷胸汤加枳实治疗。方中黄连、瓜蒌清在里之痰热；半夏除痰湿而和胃降逆；加枳实取其苦辛通降，开幽门而引水下行。

原文：暑温蔓延三焦，舌滑微黄，邪在气分者，三石汤主之；邪气久留，舌绛苔少，热搏血分者，加味清宫汤主之；神识不清，热闭内窍者，先与紫雪丹，再与清宫汤。（41）

【歌括】暑温邪热延三焦，舌滑微黄犹在表，

主以辛寒三石汤，清热退暑兼利窍，

邪气久留热犯营，舌色绛红苔犹少，

主以加味清宫汤，止烦除热真神妙，

神昏先与紫雪丹，后与清宫垂至教。

【演白】此条论述阳明暑温湿化热结之证治。暑温邪热蔓延上、中、下三焦，可以出现以下两种情况。一种情况是舌滑微黄、脉象滑数，这是邪在气分，当有壮热、烦渴等症，可用三石汤清宣肺胃之邪。因肺主一身之气，气化则暑湿俱化，故以手太阴一经为要领，且肺经之药多兼走阳明，阳明之药多兼走肺经；再说肺经通调水道，下输膀胱，肺痹开则膀胱亦开，故治肺即是治胃与膀胱，这就是邪在气分而用三石汤的道理。方中用石膏、寒水石、竹茹清肺胃之热，杏仁宣上焦肺气，滑石、通草利下焦湿热，金银花、金汁解暑中热毒。金汁一味，可用鲜荷叶等其他清热解毒之品替代。

第二种情况是暑湿久留，出现舌绛苔少的，这是邪热陷

入血分，伤及血络，心主血脉，可用加味清宫汤治疗，即在清宫汤的基础上，加知母泄阳明独胜之热而清肺，金银花清络解毒，竹沥除烦渴而泄痰热。如果患者神识不清，这是暑热内闭心窍，可先与紫雪丹开窍清热，再用加味清宫汤清血分之热。

原文：暑温伏暑，三焦均受，舌灰白，胸痞闷，潮热呕恶，烦渴自利，汗出溺短者，杏仁滑石汤主之。（42）

【歌括】暑温伏暑三焦受，舌苔灰白胸痞久，
　　　　自利呕恶湿蔓延，小便短涩汗自来，
　　　　潮热烦躁渴频仍，杏仁滑石汤倍灵。

【演白】此条论述暑温、伏暑，三焦均受之证治。当暑温之邪侵犯三焦，症见潮热、汗出、胸痞、呕恶、烦渴、大便自利、小便短少、舌苔灰白，这都是热中夹湿、湿热并重的表现。热处湿中，湿蕴生热，湿热交蒸，非偏寒偏热所能治，故当用苦辛寒的杏仁滑石汤以清利三焦。方中杏仁、滑石、通草清宣肺气，使肺气达到膀胱而起利湿作用；厚朴苦温而泄湿满；黄芩、黄连清湿热而止泻；郁金芳香走窍而开闭结；橘红、半夏和胃化湿而止呕恶。故可使混处在三焦的湿热之邪得以分治而解。

原文：吸收秽湿，三焦分布，热蒸头胀，身痛、呕逆，小便不通，神识昏迷，舌白，渴不多饮，先宜芳香通神利窍，安宫牛黄丸；继用淡渗分消浊湿，茯苓皮汤。（56）

【歌括】吸收秽湿三焦布，热蒸头胀身痛楚，

神识昏迷溺不通，呕逆频频犯胃腑，

先以利窍与通神，安宫牛黄除内闭，

继用淡渗消浊湿，茯苓皮汤当后与。

【演白】此条论述三焦被秽湿所困之证治。口鼻吸收湿浊秽气以后，病邪往往遍布上、中、下三焦。湿热相蒸，则见头胀、身痛、呕逆、小便不通、神识昏迷、舌苔白、渴不多饮等症，因表里、经络、脏腑俱为湿热所困，为防内闭外脱，当先用安宫牛黄丸宣窍清热而护神明，以救燃眉之急。但牛黄丸并无利湿作用，故在神志清醒以后，应继续用淡渗分消的茯苓皮汤，以利湿浊。方中用茯苓皮、淡竹叶利水泄湿，猪苓、薏苡仁、通草淡渗利湿，大腹皮行气除满，使在里的湿浊从下窍而出。按此证先用芳香开窍，后用分利三焦，先后缓急之治，全在示人以门径，对临床颇多启迪。

原文：三焦湿郁，升降失司，脘连腹胀，大便不爽，一加减正气散主之。（58）

【歌括】三焦湿郁失升降，脘连腹胀便不爽，

一加正气散可用，分消开窍如影响。

【演白】此条论述三焦湿郁升降失司之证治。湿邪秽浊，郁阻三焦，气机不畅，可以出现不同的证候。吴氏提五首加减藿香正气散的方剂，从中可以看出因证变法之妙。此条论述一加减正气散的证治。

一加减正气散，由于湿邪郁于上、中、下三焦，清气不升，浊气不降，见脘腹胀满、大便不爽，治疗当以升降中焦为定法。

藿香正气散原方出自《太平惠民和剂局方》，有解表化湿、理气和中之功。吴氏认为此方本是苦辛甘温法，但可以通过加减，变为苦辛甘寒法，以适应当前病症。因无须发表，故去紫苏、白芷不用；此证以中焦为扼要，不必提上焦，故去桔梗、甘草。只以藿香化浊，厚朴、广陈皮、茯苓、大腹皮泄湿消满，加杏仁利肺与大肠之气，神曲、麦芽降脾胃之气，再加茵陈利湿宣郁。方中藿香只用梗，取其走中不走外；茯苓只用皮，取其性凉，以清利湿热。

原文：湿郁三焦，脘闷，便溏，身痛，舌白，脉象模糊，二加减正气散主之。（59）

【歌括】三焦湿郁脉模糊，舌白便溏脘不舒，
　　　　身痛皆由经络滞，二加正气病堪除。

【演白】此方论述湿郁三焦滞腻经络之证治。湿邪郁阻三焦，见胸脘满闷、大便溏、身体疼痛、舌苔白、脉象模糊，

一为脉象模糊难以辨别，二为脉弱的触摸不到。这不但是中焦受病，且经络亦受阻滞，故仍用藿香梗化浊，厚朴、广陈皮、茯苓皮利湿泄满；加防己走经络、通湿郁，大豆黄卷（一名大豆卷、豆卷，由黑大豆发芽后晒干而成）助脾胃而化湿热，再加通草、薏苡仁利小便，以治大便溏薄，即"利小便以实大便"。需要指出的是，这里所说的脉象模糊，当是指脉来濡弱，若真是脉象模糊不清，问题就不是那么简单了。

原文：秽湿着里，舌黄，脘闷，气机不宣，久则酿热，三加减正气散主之。（60）

【歌括】秽湿着里胸脘闷，舌黄预知热内蒸，
　　　　气机不宣湿化热，三加正气散最稳。

【演白】此条论述湿郁化热之证治。湿邪秽浊，留着于里，症见舌苔黄腻、脘部满闷，这是湿滞气分，气机不得宣畅；舌黄，则预知其内已伏热，时间久了，必然酿成湿热之证，故当用三加减正气散治疗。方中以带叶藿香梗宣气透邪，厚朴、广陈皮疏理中焦，加杏仁利肺气，滑石、茯苓皮渗湿泄热，气化则湿热俱化，利肺气即所以治湿。书中屡屡言之，皆金针度人也。

原文：秽湿着里，邪阻气分，舌白滑，脉右缓，四加减正气散主之。（61）

【歌括】秽湿着里纠不已，舌苔白滑邪阻气，

脉来右缓伤脾土，四加正气效可期。

【演白】此条论述湿困脾阳之证治。湿邪秽浊，留着于里，症见舌苔白滑、右手脉缓。右寸为肺，关为脾，尺为命门，其脉缓乃命门火衰，脾虚不运，肺气不宣。这说明湿邪着于气分，并无伏热，和上述的气机不利、湿邪化热的气机不同，故当用四加减正气散治疗。方中用藿香梗、厚朴、广陈皮、茯苓理气化湿，加草果温运脾阳，加山楂、神曲以健胃和中。

原文：秽湿着里，脘闷，便泄，五加减正气散主之。（62）

【歌括】秽湿着里伤脾胃，脘闷便泄形憔悴，
　　　　　五加正气散最灵，升阳运脾无匹配。

【演白】此条论述秽湿伤脾阳泄泻之证治。湿邪秽浊，留着于里，症见胸脘满闷、大便泄泻；病机是气机阻滞，脾胃俱伤，湿盛则濡泄，湿甚则伤阳。这与三加减正气散证的脘闷便清又不同，故用五加减正气散治疗。方中用藿香梗、厚朴、广陈皮、大腹皮理气化湿，茯苓淡渗利湿，加苍术燥湿，谷芽运脾，脾胃健运得复，则脘闷便溏自除。

综观五个加减正气散方，证都属秽湿之邪阻遏气机，故症见脘腹闷。药用藿香梗、厚朴、广陈皮、茯苓为基本方，芳香以畅通气机，化湿助运，随证加减。有泻的加健脾消食之味，如一加减正气散、二加减正气散、五加减正气散；倘

秽湿着里，邪阻气分，湿郁化热，加滑石等清湿中之热，如三加减正气散。方药随证化裁，体现中药方剂之妙用。

原文：脉缓身痛，舌淡黄而滑，渴不多饮，或竟不渴，汗出热解，继而复热，内不能运水谷之湿，外复感时令之湿，发表攻里，两不可施，误认伤寒，必转坏证，徒清热则湿不退，徒祛湿则热愈炽，黄芩滑石汤主之。（63）

【歌括】 脉缓身痛舌黄滑，渴不多饮或不渴，

汗出热解继复热，皆由脾胃被湿遏，

水谷之湿内不运，外感之湿因时令，

时医莫误认伤寒，妄投发表攻里药，

湿热两伤莫偏治，偏治其湿热愈炽，

徒治其热湿不退，势成燎原症愈剧，

当用黄芩滑石汤，湿热两清妥法商。

【演白】 此条论述湿与热，表与里皆具之证治。脉缓身痛、舌苔淡黄而滑、渴不多饮、汗出热解、继而复热，这是湿温病常见症。由于脾胃健运失常，内不能运水谷之湿，外亦被湿邪所困，湿热相蒸而为汗，所以表现为汗出热退、继而复热。在这种情况下，如果误用发表或攻里的方法，便是诛伐无过。发汗使阳气受伤，常可酿成痉证；攻里使脾胃受损，每成洞泄寒中，此证湿热相蒸，不可偏治。方中用黄芩、滑石、茯苓清利湿中之热；蔻仁、大腹皮理气化湿，气化则湿自化；猪苓、通草淡渗利湿，利小便则火移小肠而热自清；

合之共奏清热祛湿之效。

原文：湿郁经脉，身热身痛，汗多自利，胸腹白疹，内外合邪，纯辛走表，纯苦清热，皆在所忌，辛凉淡法，薏苡竹叶散主之。（66）

【歌括】湿郁经脉汗不止，胸腹白疹又自利，

身热身痛邪蔓延，湿停热郁滞表里，

须用薏苡竹叶散，纯苦纯辛皆所忌。

【演白】此条论述湿热郁闭，内外合邪之证治。湿邪化热，郁于经脉，则身热与身痛并见、汗出多而热不退、大便自利、小便短少、在胸腹部出现白疹子。这种白疹子即"白㾦"，颈项初生，渐及胸腹，亦可见于四肢，先少后多。其中状如水晶，饱蕴透彻者为良；水泡呈枯白色者，称为"枯疹"，是气阴枯竭之候，预后不良。风湿相搏，内外合邪，则见自利、小便短；出现白疹则是风湿郁于孙络毛窍所致。此时若纯用辛温解表，或纯用苦寒清热，皆非所宜，应另立一法，用辛凉淡渗的薏苡竹叶散来治疗。方中用竹叶、连翘清热透邪，白蔻仁理气化湿，薏苡仁、滑石、茯苓、通草淡渗分利。一则透热于外，一则渗湿于内，使湿热之邪从表里分消，亦即轻可去实之法。湿郁热结经脉，单用辛温，纯用苦寒皆不适宜，吴鞠通用辛凉解肌表之热，用淡渗祛胃肠之湿。使表邪从皮毛而散，里热随小便而去。为治疹又立一法。这里体现了中医治病给邪以出路的思想，独具其格。

三、卷三·下焦篇

下焦温病是指热病发展过程中的后期阶段，一般由上焦、中焦转变而来，病性邪少虚多，病位在下焦肝肾。热伤阴精，湿浊凝滞于下焦多阴虚，液少是热病后期的特点，当然不排除阴阳俱虚之候，湿郁下焦，伤气之同时，还有闭阻之机理，重点条文如下。

原文：风温、温热、温疫、温毒、冬温，邪在阳明久羁，或已下，或未下，身热面赤，口干舌燥，甚则齿黑唇裂，脉沉实者，仍可下之，脉虚大，手足心热甚于手足背者，加减复脉汤主之。（1）

【歌括】温邪久羁在阳明，已下未下皆不论，
　　　　身热面赤口舌干，甚则唇裂与齿黑，
　　　　脉来沉实下莫迟，急下存阴须牢记，
　　　　手足心热甚手背，脉来虚大无燥屎，
　　　　最宜加减复脉汤，阴复阳留能起死。

【演白】此条论述下焦温病总纲及证治。风温、温热、温疫、温毒、冬温等病，邪热逗留在阳明已久，阳明为阳土，温为阳邪，两阳结合，消烁阴液，尤其是下焦肾之阴液，无论是否已经用过下法，只要是呈现身热面赤、口干舌燥，甚至齿黑唇裂、脉沉实的，皆说明阳明实热仍旧存在，只要正气未致溃败，尚可用攻下法治疗。此即《伤寒论》中"急下

存阴"之意。若脉象虚大无力，手足心的热高于手足背的，这说明阴液已经大伤，邪热少而虚热多，应该用加减复脉汤复其阴液为主。若此时再用下法，那就是劫其津而速其死了。加减复脉汤是在复脉汤的基础上化裁而来。复脉汤又名炙甘草汤，是仲景《伤寒论》用以治疗伤寒脉结代，心动悸的名方。原方用炙甘草、地黄、麦冬、阿胶、火麻仁以益阴；人参、桂枝、生姜、大枣，清酒以温阳，有通脉复脉、滋阴补血之功。吴氏用以治真阴亏损，阳亢阴竭之证，故减去人参、桂枝、生姜、大枣等温阳之品，加生白芍以平肝和阴，取名为加减复脉汤。其中炙甘草有通经脉，利血气，"生清熟补"之用。但长期大剂量服用也有导致中满、水肿，以及血压升高之弊，使用时也应注意。吴氏善用古法而不泥古方，很有创新精神。这也是治疗温热病处处顾护阴津的主要学说思想体现，可谓活用经方之典范。

原文：温病误表，津液被劫，心中震震，舌强神昏，宜复脉法复其津液，舌上津回则生。汗自出，中无所主者，救逆汤主之。（2）

【歌括】温病误表津被劫，心中震震时不息，

舌强神昏诸症出，宜进复脉复其液，

舌上津回有生机，缓缓调治起疴疾，

中无所主汗淋漓，此为阴阳两绝离，

复脉汤中加龙牡，除去麻仁恐滑泄。

【演白】此条论述误汗发表心阴液损伤之证治。汗为心

之液，温病误用辛温发汗解表，汗出过多，津液被劫，心液受损，出现自觉或他觉，心中震荡不安，神识昏糊，舌强言謇等症，宜用加减复脉汤复其津液，必待舌上生津，方有生还之望。若汗出不止，中无所主，一为证候，心慌烦乱，二为病机，阴竭又加阳脱，汗出津劫，阴液物质是生命的基础，阴于内竭，阳无所主，心慌不能自主，阴阳离决，则非用救逆汤不可，即加减复脉汤去麻仁、加生龙骨、生牡蛎。脉虚大欲散者加人参，人参合桂、姜则能补阳气，配地、麦之属则能生阴津。按此病若见亡阳证，则又当参、附并用，先救其阳，待阳回，再议养阴。

原文：温病耳聋，病系少阴，与柴胡汤者必死，六、七日以后，宜复脉辈复其精。（3）

【歌括】温病耳聋为水脱，莫与小柴胡汤药，
　　　　与之相火必内升，死不旋踵精更夺，
　　　　待过七日壮火衰，临时对症用复脉。

【演白】此条论述下焦阴精损伤耳聋之证治。耳疾与肾、肺、少阳皆有干系，少阳与足厥阴相表里，故治疗耳病有"实泻胆，虚补肾"之说。此温病耳聋，与热伤阴，少阴肾水不足，阴精不能上承有关，所以治在扶少阴，而不宜用疏少阳气的小柴胡汤。宜加减复脉汤复其精则愈。

原文：劳倦内伤，复感温病，六、七日以外，不解者，宜复脉法。（4）

【歌括】内伤劳倦感温邪，时日迁延久不谐，

六七日间尤不解，甘寒复脉莫徘徊。

【演白】此条论述劳倦伤气，温邪直趋下焦之证治。劳倦内伤，复感温邪发病，经过六七日以上，仍发热不退，说明正虚不能达邪，宜按两感治法，用复脉汤后，热虽退，但仍疲倦乏力，乃正气未复之证，可加人参以扶正气。

原文：温病已汗而不得汗，已下之而热不退，六、七日以外，脉尚燥盛者，重与复脉汤。（5）

【演白】温病发汗后，而不得汗出，说明邪不在表；下后而热不返，说明邪又不在中焦阳明，则其为汗下不当可知。病至六七日以上，脉尚燥盛者，这是邪未衰，而正气尚能与邪气分争，故须用大剂复脉汤扶正祛邪。津液足则汗自出，温邪亦随之而解。一个"重"字，读音有二，应理解到两方面的含义，方不致误。

原文：温病误用升散，脉结代，甚则脉两至者，重与复脉，虽有他证，后治之。（6）

【歌括】误用升散病不已，脉来结代或两至，

重与复脉养阴液，虽有他症须后治。

【演白】温病误用升散药，心气心阴均受损，严重气血不

相接，以至出现脉结代，而心又为五脏六腑之大主，大主受累，表现为心动悸，甚至一息脉二至，故应急救治，宜用大剂复脉汤，防气血相离，病势加重。所以虽有他证，当后治之，此即仲景"急当治里"之义。

原文：汗下后，口燥咽干，神倦欲眠，舌赤苔老，与复脉汤。（7）

【歌括】温邪汗下口咽干，倦怠无冷但欲眠，

舌赤苔干因液少，甘寒复脉快熬煎。

【演白】此条论述温病误治后邪热直趋下焦之证治。温病，用过发汗或攻下法以后，出现口燥咽干、精神困倦、昏昏欲睡、舌红赤、苔色坚老等症的，这是少阴津液无以上承，且有少阴病"但欲寐"的倾向，故宜复脉法甘润存津。

原文：热邪深入，或在少阴，或在厥阴，均宜复脉。（8）

【歌括】热邪深入下焦境，或在厥阴或在肾，

须审乙癸本同源，均宜复脉拳拳应。

【演白】此条总括阴之不足，皆可用复脉汤治之。热邪深入下焦，无论是在少阴或在厥阴，均可导致肝肾阴液耗竭，宜用复脉法。

【歌括】温邪下后大便溏，周十二时三四行，

　　　　脉数未可与复脉，先与存阴一甲方，

　　　　服一二日便已调，可与一甲复脉汤。

【演白】此条论述温病下后，一般当数日不大便，今反
大便溏而频数，脉仍见数象的，可能有两种情况：一是患者
真阳素虚，二是下之不得其法，有亡阴之虑。在这种情况下，
不可与复脉汤，因复脉汤能滑肠，如果误用，是以存阴之品，
反为泻阴之用，故宜用一甲煎，即以生牡蛎二两煎服，单用
则力大效宏，既能存阴，又能止涩大便，更能清在里之余热。
服一、二日后，大便不再溏泄，可再与一甲复脉汤益阴涩肠，
即于加减复脉汤中去麻仁加生牡蛎一两。

原文：下焦温病，但大便溏者，即与一甲复脉
汤。（10）

【歌括】温邪深入下焦路，必以救阴为急务，

　　　　须用一甲复脉汤，但见便溏本方与。

【演白】此条论述下焦温病，大便异常之证治。温病深入
下焦，劫烁阴液，自当以救阴为急务，但救阴之药大多滑肠，

因此遇到大便溏泄的患者，也应该用一甲复脉汤。一则复其阴液，一则防泄泻伤阴之弊，不必等待便溏停止以后再用。

原文：少阴温病，真阴欲竭，壮火复炽，心中烦，不得卧者，黄连阿胶汤主之。（11）

【歌括】温邪深入少阴经，惕惕心烦卧不宁，

壮火复炽阴欲绝，黄连阿胶最通神。

【演白】此条论述真阴欲竭，壮火复炽，虚烦不眠之证治。前面所提出复脉汤一类的治法都是为邪少虚多而设的。如果肾阴虽亏而实邪犹盛，炙甘草一类即不合拍，此证由于心阴不足、阳邪独亢，所以出现心中烦；肾水涸不能上承于心，心火旺而不能下交于肾，心肾不交，所以出现不得卧，如此者当用黄连阿胶汤滋阴清火为主。方中用黄连、黄芩泻邪火而护真阴，阿胶、白芍滋真阴而制亢阳，更取鸡子黄安中焦。此方上通心气，下交于肾，水火既济，其病自愈。

按《伤寒论》用黄连阿胶汤治少阴热证的心中烦、不得卧，这进一步说明伤寒、温病两种学说是可以相通的。如果把两种学说人为地加以分割，那是完全没有道理的。

原文：夜热早凉，热退无汗，热自阴来者，青蒿鳖甲汤主之。（12）

【歌括】夜热早凉返无汗，热自阴来须理会，

此为阴分有伏邪，青蒿鳖甲汤可行。

【演白】此条论述邪气深伏阴分之证治。肝胆相为表里，"热自阴来"，此指厥阴。温邪深伏厥阴，不能从少阳转出的，往往表现为夜间有低热，早晨则热退身凉，体温恢复正常。这种热退无汗，是因为邪在阴分而不在表，所以热退无汗。这与邪少虚多的加减复脉汤证不同，所以不能纯用养阴；也不同于阴虚火旺的黄连阿胶汤证，所以更不得任用苦燥。厥阴为阴之尽，阳之始，吴氏认为青蒿鳖甲汤中的鳖甲，能入肝经至阴之分，既能养阴，又能入络搜邪；青蒿气味芳香，功能透络，配合鳖甲使深伏于厥阴的温邪从少阳转出；细生地黄，清阴分之邪热；牡丹皮泻血中之伏火；知母甘寒清热，佐青蒿、鳖甲共成搜剔之功。又吴氏认为此方有先入后出之妙，青蒿不能直入阴分，有鳖甲领之使入。鳖甲不能独出阳分，有青蒿领之使出，以见方药伍佐之用。是以滋阴透邪并进，标本兼顾而图之，凡发热疾患属阴虚者，俱可用本方加减治之。

原文：热邪深入下焦，脉沉数，舌干齿黑，手指但觉蠕动，急防痉厥，二甲复脉汤主之。（13）

【歌括】热邪深入下焦病，齿黑舌干脉数沉，
　　　　手指但觉蠕蠕动，阴阳分离防厥痉，
　　　　最宜二甲复脉汤，介属潜阳兼育阴。

【演白】此条论述下焦温病，痉厥前兆之防治。邪热深入下焦以后，多日不解，见脉象沉数、舌质干燥、牙齿发黑、

手指不自觉微微蠕动（乃筋失养而产生）等证，此为厥阴阴伤，阴虚不能潜阳，肝风内动，即当防其痉厥。急宜用二甲复脉汤育阴潜阳，不必等待痉厥发生以后才用。当然，如果痉厥已经发生，此方仍然可用。二甲复脉汤即在加减复脉汤基础上，加生牡蛎、生鳖甲两味，既能育阴，又能潜阳。治防一统，防寓于治，是谓立法周全。

原文：下焦温病，热深厥甚，脉细促，心中憺憺大动，甚则心中痛者，三甲复脉汤主之。（14）

【歌括】下焦温病热邪深，脉来细促厥亦甚，
　　　　心中大动憺憺然，热甚心痛亦上行，
　　　　肝风鸱张肾水虚，三甲复脉堪奠定。

【演白】此条论述下焦温病，厥甚及心痛之证治。温病深入下焦，肾阴被烁，身热炽盛，四肢厥逆，这是"热深厥亦深"的热厥。若见脉象细促，心中憺憺大动（即心中有空虚而震动感），这是肾水亏耗，不能上济心火，心的功能亦受影响，心阴亏损，所以出现心中动荡，恐惧不安。同时因肾水本虚，不能济肝涵木，肝风内动则发痉，以致引起心中憺憺大动，甚至出现心窝部疼痛。吴氏认为"阴维为病主心痛"，此证热久伤阴，八脉系于肝肾，入通于心，心痛是肝肾阴虚，累及阴维所致。三甲复脉汤是在二甲复脉汤基础上再加龟板一味，按吴氏的说法，龟板有镇纳肾气、补任脉、通阴维的作用，合二甲入肝搜邪，所以相得益彰。

【歌括】热伤肝液厥势雄，扰动冲脉呃逆冲，

　　　　脉来细劲阴阳减，须用潜阳小定风。

【演白】此条论述下焦温病，哕证之证治。温邪久羁下焦，耗伤肝肾阴液，出现四肢厥逆；更因热邪干扰冲脉，冲脉隶属阳明，胃气上逆，故又见哕（俗名呃逆）、脉细（血虚阴竭）而劲（有力者胃肝阳气浮越）；总以阴阳俱虚为本，肝木横逆太过为标，故当以小定风珠滋阴息风。方中用鸡子黄（因宛如珠形，故又名定风珠）滋阴涵木而熄内风；龟板补肾水而镇冲逆；阿胶滋阴补液；淡菜补阴中真阳；以童便为使，则有滋阴降逆的作用。

原文：热邪久羁，吸烁真阴，或因误表，或因妄攻，神倦瘈疭，脉气虚弱，舌绛苔少，时时欲脱者，大定风珠主之。（16）

【歌括】热邪久羁真阴烁，或因误表或妄攻，

　　　　神倦瘈疭脉气虚，舌绛苔少时欲脱，

　　　　大定风珠可定夺，能使上下相交合。

【演白】此条论述下焦温病欲脱之证治。温邪陷入下焦，日久不解，以致消铄真阴。在治疗过程中，或因误用发表，

或因妄用攻下，阴液更损而欲脱，所以随即出现精神倦怠、手足抽掣、脉象虚弱、舌绛苔少，时时表现为虚脱征象的，这是邪气已去十之八九，而真阴仅存十之一二，病情的危急已可想而知，所以必须用大定风珠以填充真阴，镇其虚阳，而救厥脱。此方即三甲复脉汤加五味子、鸡子黄。方中鸡子黄取其血肉有情，补阴液而熄内风；芍药、甘草、五味子甘酸化阴，补阴敛阳；更以三甲介类潜阳，麦冬、生地黄滋阴润燥。

原文：壮火尚盛者，不得用定风珠、复脉。邪少虚多者，不得用黄连阿胶汤。阴虚欲痉者，不得用青蒿鳖甲汤。（17）

【歌括】壮火尚盛焰未息，莫与定风与复脉，

温邪已少阴虚多，莫与黄连阿胶药，

阴虚欲痉手指动，青蒿鳖甲不得用。

【演白】此条论述诸方应用之禁忌。吴氏条文中明确指出"三不得"以警示众人。黄连阿胶汤只适用于阴虚火旺之证，一面补阴，一面搜邪，故又称"泻南补北"。若是邪少虚多，便不使用。相反，定风珠及复脉汤类，是补阴之品，为返热之用，只适用于邪少虚多之证，若是壮火尚盛，便不适用。至于青蒿鳖甲汤乃是一面补阴，一面搜邪之方，若阴虚欲痉，当然也就不适用了。治温病下焦肝肾阴虚证，各有所禁，亦各有所宜，明乎此，便可无往而不利。方随证转，皆当细辨。

原文：痉厥神昏，舌短，烦躁，手少阴证未罢者，先与牛黄、紫雪辈，开窍搜邪；再与复脉汤存阴，三甲潜阳，临证细参，勿致倒乱。（18）

【歌括】 温症神昏与痉厥，舌謇烦躁伤阴液，

手少阴症如未除，先与牛黄或紫雪，

牛黄紫雪能搜邪，清邪而后存阴急，

继与潜阳三甲汤，或与复脉存阴液，

手经足经宜细参，心领神会慎去入。

【演白】 此条论述少阴应分手足，补泻不可颠倒。痉与厥是两种证候。痉是指四肢抽搐，或颈项强直角弓反张，两目上视，或牙关紧闭，又称为动风。厥有两种含义，一是指昏厥，也就是神志昏迷；二是指肢厥，也就是四肢逆冷，因为在温病过程中痉与厥往往同时出现，所以常常痉厥并称。温病热厥有三：一是有邪在络居多，而阳明证少者，则治从芳香。即是邪在上焦，重症神昏肢厥，治法芳香通络，方药清宫汤送"三宝"。二是"邪持阳明，阳明太实，上冲心包，神迷肢厥，甚则通体皆厥，当从下法。"即是邪持中焦，胸腹满坚，甚则通体皆厥，治当急下存阴，方宜大承气。三是邪在下焦，日久邪杀阴亏，热深厥深，心中憺憺大动，治当育阴潜阳，宜三甲复脉汤，辨证施治，勿致差误。

原文：邪气久羁，肌肤甲错，或因下后邪欲溃，或因存阴得液蒸汗，正气已虚，不能即出，阴阳互争而战者，欲作战汗也，复脉汤热饮之，虚甚者加人参，肌肉尚盛者，当令静，勿妄动也。（19）

【歌括】肌肤甲错如鱼鳞，邪气久羁涸其津，
　　　　或因下后邪欲溃，或因存阴得液蒸，
　　　　正气已虚汗不出，欲作战汗阴阳争，
　　　　热饮复脉助其力，虚甚应须加人参，
　　　　肌肤尚盛未大虚，无取复脉助其正。

【演白】此条论述下焦温病战汗之治法。临床上见烦扰不安、四肢厥冷、爪甲青紫等阳极似阴的征象，为战汗的预兆。"战"字可以从两方面解释，一是讲病机，指正邪交争而战，也就是正气与邪气激烈相争而战的意思。二是讲症状，也就是出现全身战抖的症状。战汗的特点是先寒战而后汗出。如战得汗出，则邪气外解而愈；若战不得汗出，则预后不良。其温病战汗与伤寒不同，伤寒战汗，多在使用下法以前；而温病战汗，多在下法以后，这是因为下后里气得通，正气有驱邪外出之机，所以战汗。也有些患者用了滋阴剂以后，阴液恢复，有汗之源而战。其用加减复脉汤者，应趁热饮服，助其力而得汗出。虚甚者可加人参益气生津，增强战汗的来源和动力。若不甚虚，亦可不药待汗，汗后随机处理，断不会致误。

【歌括】时欲漱口不欲咽，大便虽黑而不艰，

此属肠中有瘀血，犀角地黄主之煎。

【演白】此条论述下焦温病兼瘀血之证治。温邪陷入下
焦血分，热与瘀结，症见时欲用水漱口而不欲咽，大便色黑
而又容易排出，这是内有瘀血的征象。由于邪热炽盛，消烁
津液，所以口干而欲漱水，因邪在血分而不在气分，故又不
欲饮水。因邪热迫血妄行，损伤阴络，瘀血溢于肠间，瘀凝
较久，故大便色黑而易于排出，当用犀角地黄汤以凉血散血。
方中犀角入下焦血分以清热，干地黄去积聚而生津，生白芍
去瘀血、生新血，牡丹皮泻血中伏火，则蓄血自得下行。叶
天士说："入血就恐耗血动血，直须凉血散血"，即寓此意。

按：上焦篇第 11 条用犀角地黄汤合银翘散，治热入营分
而血从上溢者，当互相参看。

【歌括】少腹坚满大便闭，溺当不利今反利，

夜热朝凉脉沉实，此为蓄血在下焦，

轻则桃仁承气汤，甚则抵当攻瘀宜。

【演白】此条论述下焦蓄血之证治。邪热深入下焦，患者出现少腹硬满、小便自利，同时兼夜热昼凉、大便闭结、脉沉实者，这是内有蓄血的征象。因为少腹坚满，理应小便不利，今反小便自利，则非膀胱气化不行所致。夜热是邪气伏在阴分，大便闭、脉沉实，是血分瘀结不通，故当用桃仁承气汤通血分之秘结，甚则可用抵当汤攻瘀。此方由大黄、桃仁、水蛭、虻虫四味组成，攻瘀之力峻猛，用之得当，效如桴鼓，若是正气虚弱，当慎用为宜。蓄血证有轻重之分，轻者用桃仁承气汤，重者用抵当汤。辨证施治，把握分寸，因活血祛瘀之药，易伤气耗血，故不可一概而论。

原文：暑邪深入少阴消渴者，连梅汤主之；入厥阴麻痹者，连梅汤主之；心热烦躁神迷甚者，先与紫雪丹，再与连梅汤。（36）

【歌括】肾家恶燥最喜润，暑先入心火亢盛，
　　　　二火相持势炎炎，水难为济消渴症，
　　　　须用一剂连梅汤，能泄壮火能救肾，
　　　　暑温深入厥阴经，热邪伤阴筋受病，
　　　　风火相扇成麻痹，连梅服后气自还，
　　　　神识昏迷心热烦，先与紫雪捣贼穴，
　　　　再与酸甘连梅汤，息风柔肝自然安。

【演白】此条论述暑邪入下焦肝肾之证治。暑热之邪深入少阴，以致心火亢于上，水不能上济于心，肾液不供，因而

出现大量饮水的消渴之症，可以用连梅汤酸甘化阴，酸苦泄热。使阴津得复，则消渴、麻痹等症自然可去。方中用黄连泻火，乌梅生津，阿胶救肾水，生地黄、麦冬滋阴液，使阴液得充，心火得平，则消渴自然能愈。肝主筋，赖肾水涵养。若暑热之邪深入厥阴，热伤肾阴，筋失所养，且心包络与肝同受暑邪入侵，以致风火相扇而出现肌肤麻痹之症，也可以用连梅汤柔肝息风。若伴见心胸烦热、燥扰神迷等症，可先与紫雪丹开窍达邪，清心之火，柔肝之风，后再用连梅汤复其阴津。灵活应用，方能药中病机。

原文：喘咳息促，吐稀涎，脉洪数，右大于左，喉哑，是为热饮，麻杏石甘汤主之。（48）

【歌括】 咳吐稀痰喘息促，右大于左脉洪数，

咽喉失音哑难言，此为热饮在内伏，

须用麻杏石甘汤，辛凉能宣气分郁。

【演白】 热饮证见咳而喘、呼吸急促，知病位在上焦；吐稀涎，知非劳伤之咳，亦非火邪之咳，但咳无痰而喉哑者可比；且脉右大于左，纯系肺病，此乃支饮壅塞在胸膈，阻碍肺气肃降之令。故以麻杏石甘汤辛凉宣泄、清肺平喘。方中麻、杏宣气分之闭结，石、甘清肺经之郁热。四药相得，气清津化，饮除则咳喘自息。（麻杏石甘汤加茶叶，名五虎汤）

原文：湿温久羁，三焦弥漫，神昏窍阻，少腹硬满，大便不下，宣清导浊汤主之。（55）

【歌括】湿温久羁三焦布，神识昏迷诸窍阻，

　　　　大便不下少腹坚，宣清导法汤宜服。

【演白】此条论述湿温邪甚，三焦弥漫之证治。湿温病日久，湿邪弥漫三焦，而郁在下焦气分时，往往造成闭塞不通之象。症见少腹硬满、大便不下、小便不利。若浊气不降反升，上蒸蒙闭清窍，还可以出现神志昏糊，当用宣清导浊汤通利二便。方中用猪苓、茯苓淡渗利湿、升清降浊；寒水石清热宣湿，由肺而直达肛肠；晚蚕沙下走少腹，化湿浊而归清；皂荚入肺与大肠，其味辛能通上下关窍，其子更能直达下焦，通大便之虚闭，配合上药，使郁结之湿邪，由大便一齐排出。总之，猪苓、茯苓、寒水石化无形之气，蚕沙、皂荚子逐有形之湿，升降结合，合奏宣清导浊之功。服后以大便通为度。

第三章　中医经典导读

经典学习指导

一、问：怎样学习《黄帝内经》？

答：《黄帝内经》包括《黄帝内经素问》和《灵枢经》两部分，为我国现存最早的医学典籍，是秦汉以前中医理论的高水平研究总结。其理论至今仍有效地指导着中医学的发展，为学习中医者必读的经典之一。《黄帝内经》的字数约 20 万字，是任何中国古籍都很难达到的。而且《黄帝内经》中汉文精炼优美，内容耐人寻味，现代人学习起来，也绝不是件容易的事。《黄帝内经》不应该认为是某几个人的著作，而更应该看成是集秦汉以前的自然科学和社会科学之大成，是劳动人民智慧的结晶。

《黄帝内经素问》（24 卷），汉人编集。唐代王冰注，宋代林亿校正。全书包括摄生、阴阳、脏象、经络、标本、气味、脉色、论治、疾病等项，是阐明得病的缘由和治病之法的一部医学典籍，是我们学习和研究中医学必读的书籍。

《灵枢经》（12 卷），汉人作，宋代史崧音释。这本书阐明了经络脏腑之所以生成和疾病之所以侵犯的缘由，是学习和研究针灸学不可不读的书籍。

谈到学习方法，我想大家从上大学到硕士、博士，一直在学习，已得出一套适合自己的好方法。因为我是跟师学医的，可能学习方法有一点不同之处，在这里实话实说，仅作交流参考。

核心便是"研读经义、学有根底"。《黄帝内经》的问世，标志着中医学独特完整的理论体系的形成，是后世医家必读的临床宝典。纵观历代医家，无不遵循《黄帝内经》之指导，治病救人，著书立说，成名成家，推进中医学术之发展，创新成果之源泉，都是以《黄帝内经》为基石而攀登的。所以，《黄帝内经》被列群经之首，至今仍是学习中医学必读之书，亦是提高中医人才素质的主要课程内容。

学习方法：因为《黄帝内经》这部书内容较多，一时不能遍览，可首先选读、背诵一些主要原文，是最便捷的方法，多数医家推荐《内经知要》为入门之阶。其次扩而充之，参看古今医家注解和研究《黄帝内经》的学术成果。一定要不厌其烦地背诵经文，领悟精义，打下扎实的基本功，学有根底，日后终身受用。所以，一定要读经典，并将其学好、学精，也许有人会说背诵是旧社会书呆子的学习方法，今天已不实用，那么，请问你学外语，为什么热衷于背诵单词呢！

中医学之关键是临床有疗。实际上是有一分功夫就有一分成色，有几分功夫，就有几分火候，藏不得、掩不得、虚不得、假不得。医谚曾说过："脏腑若能语，医师面如土。"这句话意思是说作为一个好医生，他的理论和临床功底都是很深厚的，过去常说的"要学惊人艺，须下苦功夫"和"书到用时方恨少"，就是告诉我们，要在业务上有成就，必须有扎扎实实的基本功，练出真功夫，掌握真本领。只有做到这些才能进入临床后，灵感发于内而跃然纸上，处方选药，自能巧妙变化，辨证施治，收有成效。

青年人记忆力最强，精力最旺盛，正是博学的黄金岁月，经过一番努力，何愁医术不能提高。我们今天倡导弘扬中医，为人民服务，也就是这个道理。

《黄帝内经》，包括《黄帝内经素问》和《灵枢经》，各有 81 个专题，专论的重点阐述内容，涵盖面较广。所以，在学习时，还要把排列组合、分论合观作为《黄帝内经》的研讨方法。比如：《上古天真论》篇第一，论述调精。《四气调神大论》篇第二，论述调神。《生气通天论》篇第三，论述调气。《金匮真言论》篇第四，论述调血。以上 4 篇揭示精、神、气、血为生身立命之基础，突出强调颐养形神的养生方法，为防病治病之圭臬，并为通部之纲领。以下 77 篇反复申明、推衍此 4 篇之义。

这样排列组合，分论合观，连类而及，也是学习《黄帝内经》的一种方法。总之，经典是中医的本源，要认真学习，在继承中发展，在发展中创新。自强不息，才是振兴中医的动力。

古人的智慧是难以想象的，中医经典为什么能达到如此高度，值得我们每个人去思考。我们为什么要反反复复地从《黄帝内经》中寻找中医的真谛，道理很简单。因为古人完全运用宏观整体的思维方法，而现代人却不能了。现代研究中医学的人，有太多的信息和杂念，不能像古人一样集中注意力，也不能像古人一样充分地运用五行理论，更不能像古人一样地运用质朴的天地人三才合一的思维观。中医是质朴的、纯美的，所以我们要研究、发展中医，首先就要理清我们的思维方式，需要学会如何灵活地运用宏观的整体观。《黄帝内经》耐得住永久地琢磨，这是一个文化遗产的宝矿，也是被列为医学经典之首的原因。

按：穿越历史，感悟生命，返本求新，是研究和发展中医学术必由之路。

二、问：怎样学习《伤寒论》？

答：《伤寒论》（10卷）为后汉时张机作，晋代王叔和编，宋代林亿等校。张机原作为《伤寒杂病论》，王叔和取它的一部分编次为《伤寒论》。书分六篇：太阳篇、阳明篇、少阳篇、太阴篇、少阴篇、厥阴篇；共398条，113方。本书是中医理论与临床最基础的一部经典著作。

至于学习的方法，在此只能谈及一点自己学习《伤寒论》的体会，仅供参考。

1. 熟读经文、体悟真谛

《伤寒论》一书，不仅是中医学治疗一切外感病的总诀，更是中医辨证论治、理法方药的程式。因此想要打好基本功，必须背诵《伤寒论》的条文原文，也就是不加注解的白文。要求达到提到哪条，即脱口而出，在背诵中"口而诵，心而惟"，渐悟旨趣。先不忙于看诸家注解。做到心中有底数后，再看名家著作，这是为什么呢？据全国图书馆藏"医书·伤寒类"，前贤时俊著述之多，实难尽览，个人推荐以《医宗金鉴·订正仲景全书伤寒论注》这一版本即可。因为这部书，同时具有条文和注解，省时省力，避免了版本真伪之争。条文错简之辩，见解纷争，徒乱人意，我们还是以学习其辨证和用方的思路及方法为指归。并与《医宗金鉴·伤寒心法要诀》熟读合参，一经一纬，一纵一横，相得益彰，事半功倍。读书贵在得其精要，切忌用参考代替思考。

2. 精方简药、加减尊经

张仲景在医学上的最大贡献是医方，他的医方都是从实践的经验中得来的，所以被称为经方。经方的特色是衡为通常治病之大经大法，其体例法制极为谨严，一药之去取，一味之轻重，皆有标准而具法度。详审脉证，合理用药。我国医学相传是伊尹创制汤液，仲景便推而广之，扩展汤液为数十卷，用之多验，后世誉为方书之祖。学习仲景可开人思路，获得许多启发。《伤寒论》是打开用方施药，因证变化之理的钥匙。如条文的用词中："太阳病，头痛发热，汗出恶风，桂枝汤主之"，就是说方证相合，有斯证必用是方之义。所说"主之""宜之""可与""不可与"等，目标明确，指示清楚，嘱人详审脉证，斟酌其宜。同时，在方证用药加减方面也严而有格。例如：小柴胡汤的七种"随证治之"和理中汤的八种"随证治之"的加减用药。我在行医的初期，愚而好自用，每用经方时曾乱为经方随意加减药味，结果患者服后效果不显，进而追求其故，原因就出在对经方的草率加减上。之后在临床中只要证方合拍，守方施用，立见功效。从而可见，经方与时方的要法不尽相同，这是值得注意的。仲景用药源于《神农本草经》，学习《伤寒论》时需交互参看，以推明"药性总义"之理（今人多不注意及此），领悟方剂配伍药剂关系协同相助之妙。特别是中药多组分，多靶点，治疗上主张标本兼治、整体系统等辨证施治，从而收获独特效果，越来越彰显其优势。当医者的功夫逐步加深，经验日积月累，自然会运用好经方。

3. 论伤寒用药须得佐使

表汗用麻黄，无葱白（通彻上下之阳气，利水消肿）不发；吐痰用瓜蒂，无淡豆豉（疏散宣透，治中毒药）不涌。去实热用大黄，无枳实不通；温经用附子（走而不守），无干姜（守而不走，一守一走，回阳健将）不热。竹沥（性寒）得姜汁（辛窜鼓动加强消痰利窍）则行经络，蜜导得皂角（辛散走窜，通关开窍）能通秘结。半夏、姜汁（呕家圣药）可止呕吐；人参、竹叶（清余留之心火而治心中烦热）能止虚烦。非柴胡（少阳专药，行肝经逆结之气）不能和解表里；非五苓散（气化不行，温阳化气利水）不能利小便。花粉、干葛（主消渴，解诸毒）消渴解肌。人参（一补）、麦冬（一清）、五味子（一敛，气阴两虚）生脉补元。犀角、生地黄（皆走血分，合用滋阴凉血，清热解毒）止上焦吐衄。桃仁承气（调胃承气加桃桂，变泻下而为破痰泄热）破下焦瘀血。黄芪（补气实卫，固表止汗，如黄芪桂枝五物汤）、桂枝，实表虚出汗。茯苓（甘淡渗湿，偏于下行，健脾去湿）、白术（健脾去湿，偏于守中，燥渗相兼，湿去脾健）去湿助脾，茵陈（治黄疸之专药，古今皆以此为主）去疸，承气制狂（精神分裂症）。枳壳（配桔梗一升一降，枳桔散）能除痞满，羌活（督脉为病，脊强而厥）可治感冒。人参败毒（寓扶正以祛邪）能治春温。四逆汤疗阴厥（四逆散治热厥），（若真寒假热而具面红、烦躁可冷服）。人参、白虎能化赤斑（白虎汤加玄参、犀角，为化斑汤）。乌梅（凡胃热肠寒）能治蛔厥。桂枝、麻黄治冬月之恶寒。姜附汤止阴寒之泄泻，柴胡去实热之妄言。太阴脾土恶寒湿，得干姜、白术以燥湿；少阴肾水恶寒燥，得附子以温润。厥阴肝木，藏血养筋，须白芍、甘草（芍药甘草汤）以滋养。此经常用药之大法，惟机变者乃用之无穷也。

4. 论伤寒用药须配合得宜

麻黄得桂枝则能发汗，白芍得桂枝则能止汗，黄芪得白术则止虚汗，防风得羌活则治诸风，苍术得羌活则止身痛，柴胡得黄芩治热，附子得干姜治寒，羌活得川芎止头痛，川芎得天麻止头眩，干葛得花粉则止消渴，石膏得知母则止渴，香薷得扁豆则消暑，黄芩得连翘则解毒，桑皮得苏子则平喘，杏仁得五味则止嗽，丁香得柿蒂、干姜则止呃，干姜得半夏则止呕，半夏得姜汁则回痰，贝母得瓜蒌则开结痰，桔梗得升麻则提血气，枳实得黄连则消心下痞，枳壳得桔梗能使胸中宽，知母、黄柏得山栀子则降火，淡豆豉得山栀子治懊憹，朱砂得枣仁则安神，白术得黄芩则安胎，陈皮得白术则补脾，人参得五味子、麦冬则生肾水，苍术得香附开郁结，厚朴得腹皮开鼓胀，草豆蔻得山楂消肉积，乌梅得干葛则消酒，砂仁得枳壳则宽中，木香得姜汁则散气，乌药得香附则顺气，白芍得甘草治腹痛因虚，吴茱萸得良姜止腹痛因寒，乳香得没药大止诸痛，芥子得青皮治胁痛，黄芪得附子则补阳，知母、黄柏得当归则补阴，当归得生地黄则生血，藕汁磨京墨则止血，红花得当归则活血，归尾得桃仁则破血，大黄得芒硝下实结，皂角得麝香则通诸窍，诃子得肉果则止泻，木香得槟榔治后重，泽泻得猪苓能利水，泽泻得白术能收湿。以上所言配合，不过筌蹄耳，亦贵在人之神其用也。

三、问：怎样学习《金匮要略》？

答：《金匮要略》(3 卷)又名《金匮玉函经》，后汉时张机作，晋代王叔和辑，宋代林亿诠次，杂病以下至服食禁忌，共 25 篇，262 方。这是张机论述治杂病的书籍，与《伤寒论》为姊妹篇。古人以汤液治病的方法，是靠该书记下来的，书中之方是历代相传的经方。作者根据自己经验略有随证加减之法。

学习选本以《医宗金鉴·订正仲景全书金匮要略注》为主。学习方法与《伤寒论》一样，这里必须强调的是《伤寒论》和《金匮要略》原本全书名为《伤寒杂病论》。所以，我们在学习时要把这两部书合二而一，紧密地连贯在一起，方证互勘，全面理解。仲景全书历今 1800 年，被奉为经典。古今大凡著名医家无不是在熟读经典，继承前人经验的基础上而成为一代良医的。

仲景重视凭脉辨证（四诊合参，脉诊有着独特的作用，千万不可忽略省去），证中寓法，法定方出，选药精当。《伤寒论》用药仅 85 种，方中最少的是 1 味，如甘草汤、蜜煎导方等；1～7 味的为数最多，计 102 首，占仲景方剂总数的 90.2%；8 味以上的仅 11 首，占 9.7%（其中 10 味以上的只有 3 首）。113 方中有 21 方重复或多次出现，如：小柴胡汤 7 次，桂枝汤、四逆汤 6 次，五苓散 4 次（见《仲景评传》）。

《金匮要略》共记载方剂 262 首，使用药物 145 种。方剂中 2 味、3 味方居多，各 31 方；4 味者，27 方；5 味者，25 方；6 味、7 味者，分别 16 方、14 方；8 味以上者，14 方。仅鳖甲煎丸就有 23 味之多（见《带您走进金匮要略》）。从而可见经方高步超常伦。

仲景之学源于《黄帝内经》，并有所继承与发展。其一生"勤求古训，博采众方"，于细微处见精妙。

按：称张仲景为"医方之祖"，是中医界的习惯说法，其实是对医圣崇敬溢美之词。在仲景之前早就有方剂之作，如1973 年在长沙马王堆出土的帛书《五十二病方》，系春秋战国时期的作品。张仲景在《伤寒论》序中说"勤求古训，博采众方"就是证明，但张仲景系统全面地整理了前人之方，创立了中医方剂的经典著作，亦是不争的事实。

四、问：怎样学习《神农本草经》？

答：历史悠久的中草药在整个中华大地上散发出浓郁的药香，先辈的智慧既选出了佳谷名蔬，又发现了令人惊叹的有神奇疗效的中草药。《神农本草经》（3 卷）分上、中、下三品，记载药物 365 种，原书已佚，现所存的都是后来的辑佚本。自梁代陶弘景之后，药味日增，用法日广。到了明代，李时珍的《本草纲目》而大备。《神农本草经》是中国第一部药物学专著，这是学习中药不可不读的书籍。

《神农本草经》的问世，是秦汉时代受黄老之说的影响，方士之言成为时代流行词汇，这也是文化民俗使然。比如大家所熟知的秦始皇派遣徐福东渡蓬莱求长生不死之药，汉武帝修高台建"承露盘"饮延年之水，这在秦汉时期的历史文献中都有记载。所以，成书于秦汉时代（已为学者所共识）的《神农本草经》便自然而然地成为一个时代性著述。

对待《神农本草经》中夹杂的一些方士之言，我们今天应该用历史辩证唯物主义观点，去其糟粕，取其精华，读古代文献必须如是。比如："轻身"，可理解为患病在身而肢体沉重无力，病去而身轻。"耐老"者，则是因病虚羸，容颜苍老，病愈后气血恢复，看上去年轻许多之谓。这样认识尚可差强人意，说得过去。最明显的是方士荒诞不经的服食之说，如："丹砂……久服通神明不老"，以及"水银久服神仙不死"等。大家都知道，丹砂（即朱砂）为天然矿石，主要成分是硫化汞，丹砂炼制得水银。丹砂的常用量是 0.3～1 克，常入丸散或作挂衣。为避免引起汞的蓄积性中毒，含丹砂的中成药不宜多服、久服。至于说"久服、不老、不死"，显然是方士的惯用术语，当明辨之。

关于"久服"一词，当活看。因为不仅毒剧之药，即使通常平和的治病药物也是"中病即止，不必尽剂"（见《伤寒论》）。若果真长年久服药物可"长生不老，神仙不死"，那么，就不用天天吃饭，改天天吃药，岂不更好？史载"神农尝百草，教民稼穑"，说明谷物之外，皆列为药。药以治病，谷以养生。谷为中和之品，当然可以终身久服。药物乃属性味偏驳之品，偏则不中，驳则不和，绝无久服之理。不然，如《素问·至真要大论》云："久而增气，物化之常也。气增而久，夭之由也。"即如果菜之属，介于谷药之间，也难久服，久服生厌，此乃常情。伤寒恶油，伤食恶糖，饥者好食，渴者好饮。此无他，需则好，好则纳，不需则恶，恶则拒。《素问·六节藏象论》说"嗜欲不同，各有所通"，就是这个道理。不然，撤其人之所好，强其人之所恶，是谓逆人自然之性，反而有害健康。懂得这层意思，则知晓可以久服养生者，除谷性中和之外，果菜且难，更何况偏驳的药物呢？偏驳即为毒，《素问·脏气法时论》说"辛散……毒药攻邪是也"。毒有大小，用有多寡。《素问·五常政大论》说："大毒治病……行复如法。"明示药非谷比，哪有终身服食的道理呢？那么，"久服"释义究竟如何理解？考《伤寒论》桂枝汤方后服法，说"若一服……乃服至二三剂"，观知此节，则久服之义一目了然。显然病不愈而连服者谓之久，不是指终身服食之意。推而思之，《神农本草经》有的药物并主久服"轻身、耐老"之言，正是说病不愈而连服，病去而身轻耐老。

所以说，读书贵在明理善悟。死读书，能把活书读死；活读书，能把死书读活。清代名士袁子才说过："两眼自将秋水洗，一生不受古人欺。"诚哉斯言。

按：延年益寿是全人类的共同愿望。从历史上看，先民淳朴善良，不贪名、不夺利，日出而作，日入而息，平安喜乐，和谐相处，田园风光，饶有情趣，又何必羡仙呢？反观当今之人，每天大把大把的吃"保健药"，未见其益，反受其害，忘躯殉物，何不思之甚也。

第四章

中医之路解惑

一、问：学习中医的步子怎样走才能成为中医师？

答：中医学的传统学习方法多为师徒相承、口传心授、背诵医文、朗读歌诀，背诵是学习中应苦练的基本功。由启蒙入门到中医经典，循序渐进；参阅历代名医著作和医案，增加知识的广度和深度，从而开阔视野；结合临床，理论与实践交互参酌；积累经验，兼备人文素养与科学素养，把自己培养成全面发展的人才。这就有如登高必自卑，行远必自迩，久而久之，医术方成，这就是老一辈学习中医的经历之路。

新中国成立以来，成立各所中医学院（现中医药大学），中医教育至臻、系统。现仅就个人学医梗概，汇报如下，以供参考。

《医宗金鉴·凡例》云："医者，书不熟则理不明，理不明则识不精，临证游移，漫无定见，药证不合，难以奏效。"所以，初学中医者，第一步启蒙入门必读四本书，即《药性歌括四百味》《汤头歌诀》《濒湖脉学》《医学三字经》。这四本书都是为方便入门的歌赋体裁，琅琅上口，都必须要通本念熟，能脱口而出，背诵下来，有了第一阶段的基本功，才算迈入了中医的门槛。有的人说"书背得熟，不一定会看病"，有的人说"中医书不好背，背了也记不住"。是的，如果不能正确地运用背诵方法，只去死记硬背，确实会出现这种情况。那么，如何解决这类问题呢？必须把学、思、用三者结合，也就是说，熟读、精思、运用三位一体，达到学以致用的目的。

第二步，还要登堂入室，上溯四大经典，即《黄帝内经》《伤寒论》《金匮要略》《神农本草经》。这四部书可先诵读部分原文，既要读熟、背诵，又要善悟其意。前人说："取法乎上，仅得乎中；取法乎中，仅得乎下。"所以，仅读入门四本书便以为可以作医，这种说法是错误的。但只有读完这八本书后，才算得上有了中医理论功底，才能为临床前期夯实临证基础。我对学中医要强调的就是：长期的苦读，打好基本功。

第三步，还要更上一层楼，那就是多临床、早临床，用理论来指导实践，用实践来验证理论。同时，要扩大读书范围，多阅古今医家名著，融会贯通，集诸家之长为己长。实践磨炼，不断进取，才可以说是一名真正合格的中医师。

凭借什么评价你是一名合格的中医师呢？因为你有了扎实的理论和临床功底，就可以防止可能发生的误诊误治，避免产生医疗过失；且有利于不断加深和牢固掌握专业知识，解除主观臆断的粗疏，有利于进一步体会中医学的深文奥义，有利于领会古代医家的苦心孤诣；从而促使自己活到老，学到老，做一个为人民服务的好医生。

按：胡老把"四小经典"称之为"启蒙中医四书"，意在告诫我们不要认为读了这四本书，便可以行医，做中医师绝不是如此简单的事情。另外，在学习《药性歌括四百味》时，可参看《本草从新》或《本草备要》；学习《汤头歌诀》时，可参看《成方切用》或《医方集解》；学习《濒湖脉学》时可参看《难经》，以深悟脉理。切不可以为念了脉诀已通脉诊，不求上进。仲景在所著《伤寒杂病论》卷头专辟有"平脉法"和"辨脉法"，以昭示脉诊的重要性。王叔和深得仲景绪余，在编集仲景书后，著有《脉经》，可谓仲景之功臣。当知脉诊为中医四诊中最具特色的一项，务须精研。在学习"启蒙四书"时，也可结合自己意愿，选读《医宗金鉴》的某科"心法要诀"。

目前通行的四大经典中有未列《神农本草经》而入列《难经》的，也有未列《神农本草经》《难经》而入列《温病条辨》者。总之，学海无涯。俗话说："师父领进门，修行在个人。"能耐本事是学出来的，财富是积攒起来的。百工技艺，行行出状元，我们期望"医林状元"越多越好。

二、问：提倡振兴中医的同时，是否也要加上振兴中药？

答：这个问题提得很好。自古以来，医药一家。古时植物类药物的来源完全依靠野生，医家必采药制备。我们都熟悉这样一首诗"松卜问童子，言师采药去，只在此山中，云深不知处"（贾岛）。从这里可以想见，上山采药是古代医家的常事。后来由于人口的繁衍，用药数量也随之增加，单靠野生药物自然供不应求。唐代以后，药圃或药园应运而生；到了现代，人工栽培的植物类药物亦随之出现。

我国幅员广阔，盛产各种药材。若干年来，由于药材的广泛引种移植，往往一种药物的产地分布于许多省区，甚至有些药材经引种移植至其他地区后，由于种种因素，药物的质量可能超过原产地，成为新的"道地药材"。因为我们是唯物主义者，讲求科学，通过实践不断探索，不断总结经验，找出规律，科学栽培，是可以"巧夺天工"的。事物在发展，历史在前进，人类最大的药物宝库存在植物王国之中，根据许多现存的事实，我相信，在各式各样的疾病中，都会有可以相应治疗的药物，如果没有那就只是我们还未发现而已。如能对庞大品种选用得当，则无踌躇于用药矣。

药物是用来同疾病作斗争的一种武器，中国有句谚语为"用药如用兵"，很有道理。不同的疾病，要用不同的药物来治疗。病有表、里、寒、热、虚、实，药有温、凉、补、泻、清、和，治疗效果的好坏，不在于药物的贵贱与否，更不在于药味的多寡、药量的轻重。药量与疗效并不成正比，关键在于用药的得当与否，药物质量之良劣，药量、药方的组合。有方无药不行，有药无方（组成法度）也不行，医药一家，相关并重。

明代伟大的药物学家李时珍所著的《本草纲目》收载药物 1892 种，1977 年出版的《中药大辞典》收载 5767 种，1999 年出版的《中华本草》收载 8980 种。1990 年全国中药资源普查结果表明，我国的中药品种多达 12807 种，这也体现了中药是一个伟大的宝库。

马克思曾说过："几千年来医药和人类最崇高的指标相结合，如果轻视它的宝贵遗产，也就是根本否定了全人类的努力和成就。"让我们重视中药，发展中药，医药并重，为人类健康服务做出自己的一份贡献。

按：中药普查虽有 12807 种之多，经过循名责实，汰除同药异名，据《中国中药资源志》收藏中药 12694 种，得天独厚，中药开发大有可为。

三、问：看病中很重视脉诊，但是大多数人都感到困惑难解，是为什么？

答：这个问题也是初涉临床医生的普遍问题。例如：一本《濒湖脉学》列有 27 种脉象，虽已诵读，但往往容易背串，类脉体状又易混淆不清，真可说是"心中了了，指下难明"。别急，别急，万事开头难，只要肯下功夫，结合患者症状，用正确的手法，细心诊脉，循序渐进，多诊识脉是可以掌握的。方法是：开初先运用"四纲"，即浮、沉、迟、数四种基本脉象为纲领；继之"六纲"，即在四纲基础上加认滑、涩二脉；再扩展为"八纲"，即在"六纲"基础上加认虚、实二脉。这样的推衍分类方法，学脉诊就容易多了。如在掌握浮脉的基础上，连类比较洪、芤、革、弦、濡、散脉；在掌握数脉的基础上，连类比较促、动、紧、疾脉。其中要领可以自己摸索寻找，也可借鉴前人的心得，这些东西往往都是他们一生经验的总结，不知花了多少心血归纳而成的，很多都是经过考验，行之有效的。这样对一个个脉象有了一定的认知后，专一意境，不要散神，慢慢摸索，由简到繁，抓住要领，才不致心烦意乱，而心领神会，脉证结合（包括四诊、病因和病机），知常达变，熟能生巧，日久自然达到运用自如。这不只需要天分，而且还需要勤奋，全身心投入，耗尽毕生精力得其真谛。

前人是很重视脉诊的，今人却疏忽脉诊，这是必须纠正的。不然，我弃人则取，国外反而放光华。例如：诊断学脉诊专著，晋·王叔和的著作《脉经》，在公元541年传入朝鲜，公元562年传入日本。印度古医经内原没有切脉法，到了十五世纪沙恩迦陀罗氏编的医书，始详细叙述切脉法，无疑也是受中国医学的影响。尤其是阿维森纳的《医典》，直到十八世纪仍为欧洲习医必读之书。从而可见，切脉法的发明惠及了全世界，在中外医学交流过程中促进了世界医学的发展。

脉学是古人在长期临床实践中所积累的宝贵经验总结，并运用创造性的"效象形容"来刻画不同的脉象，以方便学者的领会。历代医家就同一脉象，也千方百计地极尽比拟描述，显然可见前人对脉诊具有深刻的体会和丰富的经验。如浮脉的体状，在《脉经》的描述是"浮脉举之有余，按之不足。"这是浮脉的传神写照，由此可见前人的良苦用心，以揭示指下难明之秘。

更如用医生的呼吸来计算脉搏至数的方法，早在《黄帝内经》中已知道脉搏与呼吸为四比一。《灵枢·动输》说："故人一呼脉再动，一吸脉亦再动，呼吸不已，故动而不止。"这说明一呼脉跳两次，一吸又跳两次，一呼吸就跳动四次，呼吸是不停止的，脉搏得跳也是不停止的。《素问·平人气象论》说："人一呼，脉再动，一吸，脉亦再动，呼吸定息，脉五动，闰以太息，命曰平人。平人者，不病也。"古代医家在没有计时器的时候，发明用平人的呼吸来计数脉搏的方法，既简单又方便，确是一项重大的成就。

按：脉诊确是中医学的一大特点，但一定要四诊合参，方竟全功。更要破除"两级观点"：一是脉诊万能说，二是脉诊无用说。这二者都是切忌的不经之谈。

四、问：诊断课讲脉诊时，实习摸"脉象仪"模型，这与真患者的脉象一样么？

答：社会在发展，科学在进步，机器人可以模拟人的一切动作。"脉象仪"作为模拟固无不可，但最方便、真实的还是多诊患者的脉为好。因为，有一些脉的"神气"从容和缓而舒展，而"脉象仪"模型是难以表达的，单纯依靠"脉象仪"是容易产生误导的。另外，仪器在某些方面的灵敏度（如脉速的变化、频域分析等），有可能大大超出了人的触觉阈限和差别阈限，也会与中医脉诊实际产生很大差距，而不能解释脉象。《轩岐救正论》云："脉不明则无以别症，症不别则无以施治。"所以脉诊当有所讲求。

初学脉时，一定要多临床，实习时可以在门诊多待一些日子，可以在老师把患者一只手切脉的时候，你把另一只手，仔细地体会你所切的脉象，联想这是脉书上描写的什么脉，然后向老师印证。这样几个月下来，对于大体的脉象，你就有了一个大致的了解，有了自己的体会，而不再是"心中了了，指下难明"。脉诊虽理论深奥，但并不玄虚。诊脉知病是可能的，有时"有是脉便有是病"。学习脉诊时，你先自己把你的脉；而带教老师会问患者哪儿不舒服，结合患者说的症状，再到"三部九候"中去寻找。比如患者说"鼻塞、流涕、恶寒、发热、头身疼痛"等，你就可以"用症验脉"，看是否是"浮脉"，而且又病在严寒的冬季，脉浮紧或浮缓，便可以定为"风寒束表证"之诊，慢慢地就能够体会某些特殊脉象所反映的特殊病症了。到这个时候，你就可以在切脉之后问患者你所察觉的症状。如果患者说所验证了你把的脉是正确的，则说明在这方面你已经有所体会；若患者的症状与你把的脉有差距，则说明在脉象的体会上你还有一定的偏差，需再继续细细体会患者的脉象，看哪里是自己遗漏的地方。

另外，"春弦、夏洪、秋毛、冬石"，太过与不及都是为病。刚开始学习把脉时，一定要注意你所处的季节。比如现在是春天，相对地你所见的弦脉就多一些，此时的你对这一个脉象一定要有一个深刻的体会。一天的门诊下来，也许你所把到的脉象都有弦象在里面，这时你就可以以点带面的方式来学习这个弦脉，这个弦象你看是太过还是不及，或者是带有数象等。由此及彼，通过一个弦脉，你可以了解细脉、数脉、沉脉等。同学间互练、互诊就相当于会诊、互诊、师诊相结合，使技术交流更顺畅，信息交流更便捷。诊脉技能需要一定的积累，才可以正确理解脉学理论和掌握脉诊技巧，久而久之，自会娴熟。到那时，你脉诊心之所向，手之所指，发于内而形于外，脉证合参，思维顺畅，自然提高诊疗水平。我相信，每一位立志学习中医的人通过认真用心体会都是可以做到的。

按：脉诊为医家提供了一种用动态信息检测疾病的方法，它被普遍地运用到诊断学之中，前医创建了平脉辨证，直到今天仍有不可或缺的作用，并且还在日臻完善、精确化，以及以体状为模式的标准化。南宋时期永嘉人施发所著的《察病指南》，比较全面地阐述了脉诊基本方法的原理，并开创性地绘制了脉象图，它比单纯文字描述更加直观，对于诊脉的规范化有一定的作用。施发在 700 多年前已进行了这样重要的探索，实开脉象仪和脉象图谱之先河，这是值得称道的。

五、问：做医师的职业道德和技术水平哪个重要？

答：这个问题提得好。社会上有三百六十行，每个行业都有各自的行业道德规范，也就是生存的信条和行为准则。尤其是医师职业的特殊性（人命关天），医德就显得更为重要。一位好的医务工作者，不但要业务、技术精湛，而且更重要的是必须医德高尚，德艺双馨，才能算得上是值得群众信赖的好医师。假如医师是一个拜金主义者，徒有业务水平，不能用道德严格约束自己，唯利是图，这不但是谋财，更是害命，那将是对医学宗旨（治病救人，扶危济困）的背叛和对医师这个圣洁职业的亵渎。所以说，一个医德与医术相辅的医生，才是人们信得过的医生。

至于说职业道德和技术水平则是比翼的，离开技术水平讲医德是片面的，因为一位好的医师，必然是他自励奋勉，在业务上不断精进不息，同时心存济世，乐于为群众服务。这是仁心、良术二者结合的结果。古今中外，许多医学名家之所以能获得广大患者的信任和社会的赞誉，都与他们既有高尚道德，又有精湛的医术有关。例如：张仲景所著《伤寒论·序》、孙思邈所著《千金要方·大医精诚》和陈实功所著《外科正宗·医家五戒和医家十要》所训告的医箴，永远是我们医务工作者恪守的信条。

按：医德和职业操守永远是第一位的。而"金钱"和"利益"永远只能是位居次席，也只有重视医德建设，让医护人员真正以患者利益为本，提升服务质量和诊疗水平，才能真正获得患者的信任，并吸引更多的患者，最终实现医患和谐和医疗救治领域的"双赢"。

六、问：参加过西学中班老师，结业后并不开中药，仍然回归西医，这是为什么？

答：这是当初为响应号召而学习，结业后又缺少临床实践使用中药的锻炼机会，因而回归西医，轻车熟路，这是势所必然的。

真正的中医必须遵循中医药理论体系进行施治，所谓中医理论是以整体观念为主导的理、法、方、药辨证论治诊疗系统，与中药独特疗法相统一的医学科学体系。中医学是以性味归经、升降浮沉、七情和合、君臣佐使、加工炮制、制剂工艺、配伍禁忌、剂量服法等为基本理论。所谓突出中医药特色，就是遵循中医药体系，开展医疗、教学、科研工作。

中医学的整体观是天人合一。整体性是自然界固有的，它使事物在组织、复杂性和一体化方面达到更高水平，只有把事物理解为富有活力的、不断发展的，才能理解中医的脏腑间生克乘侮是统一的整体观。中医治疗强调整体性，讲究辨证施治，因人、因时、因地而异，利用中医学的这些特色和优势，对人的个体差异而进行更有效的药物治疗，具有重要价值。人的基因排序是千差万别的，美国人与欧洲人不一样，欧洲人与亚洲人也不同，造成基因疾病的物质也不一样。

这就要求医学研究要个体化，更要注意对每个人的疾病的用药研究。人是生物学上的人，也是社会学上的人，纯粹的生物学是不存在的，好的医生不是治人的病，而是治有病的人，这一点是很重要的。

疾病的发展和变化，都不是以人们的意志为转移的，而是以它自己的规律在发展，我们绝不可用一个方套定一个病，一个病固定一个方，而是应该认识并掌握它的规律。掌握了它，就能很好地在临床上辨证施治，就能正确地认识疾病，从而预防疾病。

中医用药的理据是"药治通义"，西医用药而是依靠"化学成分"。由植物提取成分来看，在欧美以及日本搞了几十年，但到今天也说明不了中医的真正内容，反而给中药带来了一些不必要的损失和混淆。如人参皂苷根本代替不了人参的全部药理，小檗碱代替不了黄连，远志甙代替不了远志，麻黄素代替不了麻黄。因为麻黄主用为发汗，麻黄素则没有发汗作用。黄连用于去心经火，而小檗碱有的是用黄连提取，有的用黄柏提取，而黄柏的清热泻火（消炎）主要用于膀胱、肾脏，这样则给中药以混淆。远志主要是安神药，而远志甙则起镇咳作用。这些成分都是属于抑制（人参除外），而中药复方是治疗疏导。一味中药含有多种成分即是一个复方，何况多味药配伍的综合作用，岂不更复杂得多，所以复方的研究更是努力的方向。中医方药的特性是几千年来亿万的人体实验总结，用现代科学手段来整理研究祖国的医药学遗产，我们完全可以超越世界上的研究体系。

中医学的现代化，虽然不能缺少外来文化的刺激、启迪和影响，但仍要基于自己的传统基础之上，才不至于丧失民族文化的主体性、自主性与独特性，现代化必然是一个渐进的、漫长的历程。所以，必须要由能肩负"承先启后"重任的精英，做开路造桥的工作。当初号召西医学习中医目的实质也就在于期望能产生源于西医、高于西医、源于中医、高于中医的医学理论家。但是中医与西医各有所长，可以互相借鉴，不能互相代替，各有评价标准，纯正的中西医结合路漫漫，需几代人的努力。所以，我们中医界更要加倍努力，在继承中变革，在变革中创新，为振兴中医事业作贡献。

按：在 1958 年 10 月 11 日，毛泽东对卫生部党组《关于西医学中医离职班情况成绩和经验给中央的报告》的批示，让发展中医药在思想认识上更加明确，在政策措施上有保障。因此，全国兴起"西学中"热潮，延续至今。

七、问：儒家精神对中医工作的助益？

答：孔子是春秋时代的鲁国（今山东曲阜）人，名丘，字仲尼（异母兄叫孟皮，孔子排行第二），生于公元前 551年，逝于公元前 479 年，享年 73 岁。无论在当时或后世，在国内或国外，孔子在春秋战国的诸子百家中，都是影响最深最广的人物，是个言行一致，学识渊博，品德高尚的伟大思想家、政治家、教育家。他集以往文化思想之大成，开创后世儒家学说之先河。他的思想学说，经过两千多年的潜移默化，已经融入中华民族的道德意识、精神生活和传统风俗习惯的准则中，构成了有别于西方国家的"中国式"社会习俗和家庭生活的风貌，同时在一定程度上也影响了东方国家以及欧美。孔子及其思想在世界文明史上占有重要地位，是我们民族的骄傲，这是不争的历史事实。

从根本上说，儒家的教育是成德之教，首先要成就的就是"成人"，而不是某方面技能的专家。确切地说，成德之教所强调的是每个人的自我修养，即《礼记·大学》所言："身修而后家齐，家齐而后国治，国治而后天下平。自天子以至于庶人，一是皆以修身为本。"而本之根在于教育。

儒家学者之重视教育是有目共睹的。私塾书院，以及老师弟子的直接传授形式，是儒家实行教育的主要途径。

据载孔子有弟子三千，这一点未必属实，但孔子弟子的来源是非常广泛的。孔子说："自行束脩以上，吾未尝无诲焉。""束脩"指一条腊肉干，是当时进见老师的礼物，只要有愿行"束脩"之礼的，也愿意在孔子门下接受教育的，孔子是不会拒绝的。如此一来，孔门中的弟子来自各行各业的都有，入师门后从事各种职业的都有；也有父子二人同求学于孔子门下的情况，如孔子的著名弟子颜回与其父颜路都是孔子的学生。

有这样一个故事，比较能够说明孔子对受教育资格的看法。有一个名为互乡的地方，此地之人不善，难与言，互乡一童子求见孔子而孔子接受了，门人非常疑惑，孔子解释说："与其进也，不与其退也，唯何甚？人洁己以进，与其洁也，不保其往也。"这就是说，只要人愿意进步，我们就应该接受他，不管其曾经怎样，现在把自己收拾得整整齐齐，以求获得接受教育的机会，我们就不应该放弃他。孔子的弟子子路也以桀骜不驯而闻名，后被孔子的品德所折服而成为弟子。孔子的学生冉雍，其父贱而恶，冉雍却甚有德行，孔子认为这样的人是神明也不会放弃的，谁也不能剥夺其受教育的机会。这就是"有教无类"的原则，孔子本人也每每以其"诲人不倦"而自豪。

孔子教育学生，并不是把他培养成掌握某种技能的专门人才，教育的目的就是使之"成人"，教育的内容就是怎样"做人"。孔子的学生樊迟向孔子请教稼、圃之事而受到冷遇，如果学稼、圃之事，"老农""老圃"比孔子更精通。在"文革"期间，这一点被用来指责孔子轻视体力劳动，实不尽然。孔子本身就"少也贱，故多能鄙事"。从另一方面理解，可以说孔子的教育内容是通才的，并非这些专门技能。孔子弟子曾子就曾说："笾豆之事，则有司存。""笾豆之事"是指祭祀和行礼的仪式，"有司"是执掌此仪式的官吏，说明专业技能只能请教专家。儒教之道，重在"成人""成德"之教，这是孔子育人的重要目的与内容。即使不能身通"六艺"，也要堂堂正正做人。

孔子弟子根据孔子的言行编成《论语》一书，是我们今天认识孔子最直接、最可靠的资料。《论语》共20篇，492章，16000余字，是儒家学派的代表性经典之一，流传至今已有2500余年，其中的经典语句，每一个中国人都耳熟能详。现仅就第一篇"学而"中的名言佳句加以发挥，以求方家指正。

【原文】子曰："学而时习之，不亦说乎？有朋自远方来，不亦乐乎？人不知，而不愠，不亦君子乎？"

【发挥】"学而"篇是儒家学说的"入道之门"，是为人的"积德立业"之基。孔子倡导以学习为乐事，做到人不知而不愠，反映出孔子学而不厌，诲人不倦，注重修养，严格要求自己的主张。儒家十分重视个人的道德修养和"反省内求"

的修养方法，不断检查自己的言行，以求理想人格的成功塑造。一个有道德的人应克制追求物质享受的欲望，不过多地讲究自己的饮食与居处等物质条件，而在工作上应尽职尽责，不断学习，经常检讨自己，并请有道德的人对自己的言行加以纠正，努力塑造自己良好的道德品质，从而达到"学而时习之，不亦说乎"的理想境界。

医学是一门要求医者不断学习，终身学习，并且自身也在不断更新的生命学科。医学继续教育在知识更新、新技术传播、新理念传播、新理念传承等方面具有十分重要的地位。临床医生应以书本上到病人，再从病人到书本，循环往复，不断提高自己的临床技能和理论水平。要带着兴趣去学习，温习和复习，用心去琢磨，去思考，用心去感知，去领悟。学思结合，不断积累，精益求精。同时，好的学习方法可以产生事半功倍的效果。孔子认为"学而时习之""温故而知新"是很好的学习方法，并提出"学而不思则罔，思而不学则殆"的治学理念。

"有朋自远方来，不亦乐乎"，这里的"朋"对于医生来说，就是带着信任前来，渴求健康的病人。如果医生的知名度和美誉度能使病人自远方来就医，这便是医生一生中的最大财富和荣耀，是医生"不亦乐乎"的源泉和精神支柱。有了诚信，有了医德，有了技术，才会有病人不远万里得赶来，这是一种医生价值的深层次体现。医生诚信的建立，最终取决于医生的医德和技术；而可以将身家性命相托，具有牢固忠诚度的病患，是医学诚信构建的基础。"海内存知己，天涯若比邻""德不孤，必有邻"，一个具有仁德之心的人，必不会感到孤独，而且基于其仁德的号召力，周围一定会聚集许多各有特长而向往仁德的朋友和支持者，甚至会出现"有朋自远方来，不亦乐乎"的景象。爱己即爱人，仁义即和谐。医生的医德重于技术，人文修养重于知识积累。无德的庸医杀人，有德的良医救人，兼有医德和医术的医生周围必定有许多知心朋友，必定有许多忠诚度高的、稳定的病患群。如果一位医生失去了病人的信任，就会陷入无助的境地而深感恐惧。病人的信任是医生的资本和精神食粮。医生的主要服务对象是病人，另外还包括亚健康和有健康保健需求的人群。对于医生来说，病人的信任是推动医学进步和技术提高的基础。有许多病人相信医生的能力和医德，愿以生命相托，健康相寄，这种信任在很大程度上激励和鼓舞着医务人员刻苦学习，钻研技术，修身成德达才，以回报病人的信赖和忠诚。医生应该成为一个求学上进的医师，是"学而时习之"的"医师"，而不可成为被技术俘虏，为衣食而谋的"医匠"。

"人不知，而不愠，不亦君子乎？"医务人员的全心付出有时得不到病人及其家属的理解和认同，如果此时能以一种宽容、平和的心态去对待，这就是一种修养，一种境界，也是一种君子的情怀，一种助人最乐，为善最乐的人生观和幸福观。将心比心，爱护伤员，肯负责任，不怨天，不怨人，有才德才有地位，有地位才有名声。医生德业要兼修，是真金永远会放光彩的。

八、问：做中医是否还须了解一下《易经》？

答：《易经》是古代的一部哲学著作，是中国传统文化的核心。很多人认为《易经》是一部百科全书。前人记述孔子潜心研读《易经》曾"韦编三绝"，意思是说：孔子晚年对《易经》爱不释手，由于反复翻阅研究这部书，竹简的皮绳一而再，再而三的折断，从而可见圣人的学习勤奋，令人敬佩，便传为佳话。孔子在读后心得说："讲《易》见天心。"所谓"天心"，即知天、地、人三才一体的生命宇宙整体观，通视宇宙的真理。这与《黄帝内经》所说"人与天地相参"是一致的，提示地球上人类和所有的生命体只有遵循"天心"这一规律，才能够正常的存在发展下去。中医学的"阴阳""五行"学说即由此引申推衍其理以立基，来说明天体运行的规律，人与大自然的密切关联，确立预防（"预防"一词首见《易经》既济卦，"君子以思患而预防之"）治未病的先进思想。《易经》所蕴含的文化和智慧不可估量。因此，不仅是中医，即便大众了解一些《易经》明经达理，学会与自然和谐相处，这样俯仰宇宙，进退洒脱，情怀飘逸，心性安闲，无处不平和，无时不自在，养生延年，也是有补益的。认识自然规律，指导生活，顺天应人，是一切事物的根结。

在这里还要强调一下，研读《易经》不要流入"术士"之途，求明反晦。书要读得进去，又要走得出来，学以致用。否则，知识也会生病。"知"加一个病字框架就是"痴"，知识也会让人聪明反被聪明误。读书善用心，净化心灵，增长气质，扩大心胸，和谐处世，避免灾祸，一生平安是很幸福的。

中国五千年历史的帝王将相，硕儒名医，文人墨客，三教九流，江湖奇士，多半都是从这一本浩浩的《易经》中获益良多，但是独憾也有个别人打着研究《易经》的幌子，行说命骗财之事，此乃"德之贼也"，宜明辨之。

九、问：临床会有没治好的患者吗？对久治不愈的患者是怎样看待的？

答：古代对医生效绩的评价，早有标准，如《灵枢·邪气脏腑病形》曾说："能参合而行之者，可以为上工，上工十全九；行二者，为中工，中工十全七；行一者，为下工，下工十全六。"这里说的是：上工在治疗疾病上要有90%以上的治愈率；中工要有70%以上的治愈率；下工也要达到60%以上的治愈率。若我们扪心自问，不是妄自菲薄，幸免"粗工"之行，可在下工之列。但上工是我所景仰的，中工是我所企及的，从下工起步，努力奋进吧。说老实话，一个医生较难做到十全，只有不断实践，积累经验，而经验又是伴随医龄逐步发展的。我治不好的患者，不等于别人也治不好。因为人外有人，天外有天，医术是无止境的。何况自己往往是觉察不到自己的弱点的，要靠客观的正确批评，多吸取诸家之长，才能求得更深的进步，以弥补缺憾。

不可讳言的，我在日常临床过程中也有失误的例子，为了警惕自己，在初诊处方底下记下过程，晚间查书对证。倘此方不效，复诊时应改换何方，想好下一步治疗措施，做到心中有数，使临诊时忙而不乱。因为忙乱则马虎，马虎则易出差错。对误诊或久治不愈的患者，我心中也是很焦急的，不是病难治，而是医道尚浅，这就逼着你不得不去翻书学习。在学中用，在用中学，为此曾集典型病例50个，并题名"唤醒集"，以记得失，就是让自己少做些后悔之事，减少无心之过，避免损阴丧德而已。

附

录

必背歌诀

一、中药歌诀

1. 解表药类

辛温解表药

麻黄辛温	发散风寒	平喘利水	表实无汗
桂枝辛温	发汗解肌	温经活血	通阳化气
紫苏辛温	风寒能除	行气和中	解鱼蟹毒
荆芥辛温	感冒头疼	透疹消疮	止血解痉
羌活辛温	湿痹游风	发汗镇痛	膀胱引经
防风辛温	发表散寒	风湿痹痛	破伤风痉
白芷辛温	阳明头痛	止痒清带	消毒排脓
藁本辛温	颠顶作痛	寒湿可祛	风邪可屏
细辛辛温	发散风寒	通关止痛	温肺祛痰
辛夷辛温	通窍之剂	头痛头风	鼻渊流涕
生姜辛温	发表散寒	温中止呕	镇咳祛痰
葱白辛温	发表出汗	风寒头痛	通阳利便
胡荽辛温	发表透疹	芳香开胃	多服损人
香薷辛温	化湿解表	暑风暑湿	水肿亦疗

辛凉解表药

薄荷辛凉	清头明目	利咽透疹	风热可除
牛蒡辛平	风热能除	利咽散结	透疹解毒
蝉蜕甘寒	退翳透疹	风热音哑	破伤口噤
桑叶甘寒	疏风清热	头痛目赤	风温咳嗽
菊花甘寒	风热能疏	养肝明目	野菊解毒
蔓荆辛苦	清利头目	除风散热	湿痹可除
浮萍辛寒	能入肺经	行水消肿	发汗祛风
葛根辛甘	升阳发表	生津止渴	透疹亦好
柴胡苦平	和解治疟	疏肝解郁	下陷可疗
升麻辛寒	透疹解毒	升提下陷	牙疼可逐
木贼甘苦	疏风解肌	退翳止血	更消积聚

2. 泻下药

攻下药

大黄苦寒	通经破瘕	清热凉血	通便攻积
芒硝咸寒	实热积聚	软坚消痰	疏通便秘
番泻叶寒	通行大肠	功专泻下	泡服为良

润下药

大麻仁甘	虚人便秘	津枯血少	滋养补虚
郁李仁甘	润肠通便	下气利水	肿满退散

峻下逐水药

牵牛苦寒	逐水消肿	喘满肿胀	通便杀虫
甘遂苦寒	逐饮消痰	胸腹积水	肿胀并瘥
大戟苦寒	解毒疗疮	泻水逐饮	蛊毒堪尝
芫花辛温	杀虫疗疮	泻水逐饮	痰癖尤良
商陆苦寒	消水敷疮	白者可服	赤者毒强

巴豆辛热　峻泻寒积　削坚逐水　开塞通闭

3. 清热药

清热泻火药

石膏辛寒　泻肺胃火　壮热发斑　实喘烦渴

知母苦寒　滋阴泻火　骨蒸劳热　热嗽消渴

栀子苦寒　凉血除烦　吐衄懊恼　湿热淋疸

竹叶甘寒　清热除烦　小便不利　口疮可疼

芦根甘寒　利水清火　胃热渴呕　肺痈热嗽

夏枯草寒　明目清肝　清热散结　瘰疬可疼

决明子寒　明目清肝　羞明多泪　更疗便难

清热凉血药

犀角咸寒　凉血解毒　温热发斑　吐衄惊搐

生地黄凉　长于养阴　血虚发热　肝肾亏损

玄参咸寒　养阴增液　烦热口渴　喉肿瘰疬

丹皮辛寒　破血通经　骨蒸无汗　血热妄行

赤芍苦寒　破瘀通经　凉血清热　消肿散痛

紫草甘寒　解毒疗疮　斑疹痘疹　治疗预防

地骨甘寒　凉血退热　骨蒸有汗　肺热咳嗽

丝瓜络寒　通行经络　利尿解毒　凉血清热

清热燥湿药

黄芩苦寒　主泻肺火　湿热下利　安胎止血

黄连苦寒　泻心解毒　凉血止利　清热明目

黄柏苦寒　泻火解毒　清热燥湿　相火可伏

龙胆苦寒　定惊泻肝　目赤耳鸣　阴痒惊痫

苦参苦寒　祛风杀虫　清热除湿　疥癣麻风

胡连苦寒　湿热能清　疳积泻利　劳热骨蒸

| 秦皮苦寒 | 目赤肿痛 | 热证下血 | 痢疾后重 |

清热解毒药

双花甘寒	疮痈毒盛	湿热痢疾	初起温病
连翘苦寒	温病初起	痈肿未溃	瘰瘤瘰疬
大青苦寒	伤寒温疫	阳毒发斑	丹毒喉痹
板蓝根寒	大头瘟病	凉血消斑	喉痹咽肿
青黛咸寒	凉血清肝	惊痫疳热	湿疮发斑
地丁苦寒	痈肿疔毒	瘰疬恶疮	可涂可服
公英苦寒	疔毒乳痈	目赤肿痛	治淋有功
败酱苦寒	肠痈为主	活血行瘀	排脓解毒
白头翁寒	热毒血痢	泄热凉血	虚寒切忌
马齿苋寒	热痢血痢	热毒疮疡	虚泻当忌
鸦胆子寒	腐蚀疣瘤	毒淋下血	疟痢皆休
鲜皮苦寒	风湿热毒	诸疮瘙痒	外洗内服
土茯苓淡	梅毒专药	轻粉中毒	尤为特效
漏芦苦寒	疮痈为主	解毒泄热	消肿下乳
马勃辛平	独入肺经	燥湿止血	咽喉肿痛
山豆根寒	清热利咽	解毒散肿	喉痛能痊
射干苦寒	降气消痰	热壅喉痹	痰盛喘满

清热解暑药

西瓜甘寒	解热除烦	生津止渴	消肿利便
荷叶苦平	暑热能清	升发清阳	梗蒂同功
绿豆甘寒	清热解暑	痈肿恶疮	善解诸毒
青蒿苦寒	外感暑风	疟疾寒热	劳瘵骨蒸

4. 芳香化湿药

| 藿香辛温 | 和中止呕 | 化湿辟浊 | 霍乱为首 |

佩兰辛平　专入脾经　辟秽化湿　脾瘅有功

苍术辛温　燥湿健脾　祛风除湿　明目开郁

白蔻辛温　行气止呕　温中化湿　和胃解酒

砂仁辛温　调中行气　温脾止泻　安胎破滞

草蔻辛温　化湿健胃　行气止呕　寒湿消退

草果辛温　消食除胀　截疟除痰　解瘟辟瘴

5. 利水渗湿药

白茯苓淡　渗湿利窍　健脾化痰　赤通水道

茯神甘淡　宁心安神　恍惚健忘　不寐当寻

猪苓甘淡　利水通淋　清热除湿　过服损肾

泽泻甘寒　利水通淋　清热除湿　消痰逐饮

车前甘寒　溺涩眼赤　小便能通　大便能实

茵陈苦寒　善治黄疸　渗湿利水　清热为良

滑石甘寒　利水通淋　清解暑热　湿疮湿疹

薏苡甘寒　渗湿健脾　排脓消痈　拘挛湿痹

冬瓜子寒　滑痰排脓　清热除湿　带浊内痛

防己苦寒　湿肿脚气　风湿痹痛　小便不利

木通苦寒　小肠热壅　癃淋水肿　乳汁不通

通草甘寒　利湿消肿　热淋癃闭　下乳催生

灯芯甘寒　清热利水　癃闭淋症　心烦不寐

瞿麦苦寒　善治淋病　清热利水　破血通经

萹蓄苦平　湿热淋病　阴蚀浸淫　更杀蛲虫

石韦微寒　通利膀胱　热淋癃闭　发背疮疡

冬葵子寒　导利二便　通淋下乳　滑胎催产

草薢苦平　去浊分清　风湿痹痛　关节不灵

地肤子寒　清热利便　皮肤瘙痒　湿疮最善

海金沙寒	通利小肠	渗湿凉血	热淋特长
金钱草平	水道能通	清热消疮	石淋专功
赤小豆平	善疗疮痛	利水退肿	活血排脓
葫芦甘平	通利水道	消肿除胀	腹水切要
半边莲辛	行水解毒	蛇咬蝎螫	更消水蛊

6. 祛风湿药

独活辛苦	胜湿祛风	足两湿痹	伏风头痛
五加辛温	健骨坚筋	祛风化湿	拘挛可伸
木瓜酸温	祛湿舒筋	脚气湿痹	霍乱转筋
威灵辛温	除湿祛风	通经止痛	痹症殊功
秦艽苦平	风湿痹痛	湿热黄疸	骨蒸肠风
海桐皮苦	活络祛风	虫牙疥癣	腰膝酸痛
苍耳苦温	发汗祛风	湿痹疥癣	鼻渊头疼
豨草草寒	除湿追风	舒筋解毒	痹痛疮痛
桑枝苦平	专入肝经	四肢拘挛	风湿痹痛
年健辛苦	温入肾肝	风寒湿痹	麻木拘挛
松节苦温	入肝肾经	祛风燥湿	痹痛可轻
虎骨辛温	定痛搜风	强筋健骨	且能镇惊
花蛇温毒	癫痫中风	麻痹拘挛	破伤急惊
乌梢蛇平	祛风定惊	顽痹瘾疹	疥癣麻风
川断苦温	腰膝酸痛	续筋接骨	安胎止崩
杜仲甘温	肾虚腰痛	妊娠漏血	盐水炒用
寄生苦平	风湿腰痛	强筋壮骨	安胎止崩

7. 温里药

附子辛热	补火温中	回阳救逆	散寒止痛
乌头大热	燥湿搜风	逐寒定痛	痹痛殊功

干姜辛热　回阳散寒　炮黑止血　温肺化痰

肉桂辛热　补火助阳　虚寒诸痛　下利堪尝

吴萸辛热　温中散寒　寒疝腹痛　呕吐吞酸

蜀椒辛热　助火温中　冷利腹痛　兼杀蛕虫

胡椒辛热　温中散寒　心腹冷痛　吐泻可痊

丁香辛温　降逆温中　呕逆冷泻　助阳亦用

荜茇辛热　散寒温中　冷气呕吐　腹痛牙疼

良姜辛热　温中散寒　定痛止呕　霍乱能安

小茴辛温　散寒止痛　开胃进食　更疗疝症

8. 芳香开窍药

麝香辛温　避秽开窍　通经催产　解毒更妙

牛黄苦凉　豁痰开窍　定惊息风　解毒良药

冰片辛寒　清热开窍　定痛消肿　点眼良药

菖蒲辛温　化湿开窍　聋哑癫狂　湿阻亦妙

9. 安神药

重镇安神药

朱砂甘寒　镇心安神　解毒疗疮　过服损人

磁石辛寒　镇心安神　养肾平肝　耳聋目昏

琥珀甘平　安魂定魄　破瘀消癥　利水通塞

珍珠甘寒　镇心平肝　敛疮磨翳　惊悸癫痫

龙骨甘平　潜阳平肝　镇惊安神　固脱收敛

牡蛎咸寒　固涩软坚　崩滑痰结　镇心平肝

养心安神药

枣仁甘平　宁心养肝　多汗惊悸　虚烦不眠

柏仁甘平　宁心养肝　盗汗不寐　且通便难

远志辛温　豁痰利窍　益智安神　痈肿可消

合欢甘平　　花皮各异　　花可安神　　皮消血瘀
夜交藤甘　　养心滋肝　　夜寐多梦　　虚烦不眠

平肝息风药

羚羊角寒　　平肝息风　　热盛神昏　　目赤羞明
石决咸寒　　潜阳平肝　　青盲内障　　痉厥晕眩
代赭石寒　　降逆为主　　平肝止血　　喘息呕吐
天麻甘平　　眩晕头痛　　麻木不遂　　痉厥痪纵
钩藤微寒　　清热平肝　　风热头痛　　急惊癫痫
蒺藜辛温　　疏散肝郁　　祛风明目　　瘙痒堪除
蚯蚓咸寒　　火盛烦狂　　热结尿闭　　活络尤良
僵蚕咸平　　息风止痉　　瘾疹风热　　瘰疬惊风
全蝎辛平　　破伤惊风　　喎斜抽搐　　肿毒疮痛
蜈蚣辛温　　止痉解毒　　恶疮蛇咬　　惊风抽搐

10. 理气药

陈皮辛温　　理气健胃　　红善化痰　　核疗疝坠
青皮苦温　　善攻气滞　　疏肝止痛　　化积消食
腹皮辛温　　宽中下气　　渗湿利水　　浮肿消去
枳实苦平　　消痞散积　　破气行痰　　枳壳力徐
厚朴苦温　　温中泻滞　　化湿导滞　　降逆平喘
香附辛温　　理气解郁　　止痛调经　　消食破积
木香辛温　　行气止痛　　肠胃气滞　　痢疾后重
乌药辛温　　顺气散寒　　胀满喘逆　　便数寒疝
沉香辛温　　暖胃平喘　　壮阳纳气　　降逆坠痰
楝实苦寒　　腹痛疝痛　　热宜寒忌　　根皮杀虫
薤白辛温　　散寒下气　　温中通阳　　胸痹泻利

11. 理血药

止血药

蒲黄甘平	利水有功	止血须炒	散瘀用生
仙鹤草苦	止血解毒	崩漏肠风	痈肿可服
三七甘温	消肿定痛	散瘀止血	金疮必用
白及苦寒	止血收敛	补肺生肌	外科亦善
二蓟甘凉	凉血止血	吐衄崩漏	并疗疮疖
茜草甘寒	凉血止血	吐衄崩漏	行瘀并捷
地榆酸寒	泻火收敛	诸热失血	痈肿皆散
槐花槐实	性皆寒凉	疗痔实效	止血花良
柏叶苦寒	清热之剂	收敛凉血	吐衄崩痢
百草霜温	收敛止血	吐衄崩漏	肠鸣泄泻
茅根甘寒	清利小便	热淋溺血	瘀热皆散
藕节涩平	吐衄暴崩	荷叶味苦	消暑升清
艾叶苦温	温经定痛	安胎止血	灸治必用
伏龙肝温	止血镇逆	吐衄便崩	恶阻泻利
血余苦温	止血专功	吐衄崩带	效不旋踵
棕榈苦涩	止血收敛	吐衄崩带	服之皆验

活血祛瘀药

川芎辛温	能治头痛	通经活血	开瘀祛风
乳香辛温	排脓托疮	舒筋活血	止痛尤良
没药苦平	消肿定痛	行气散血	癥瘕通用
郁金辛寒	凉血解郁	吐衄溺血	癫狂可医
姜黄辛温	止痛行气	破瘀通经	虚痛且忌
三棱辛平	消癥止痛	行气破血	孕妇禁用
莪术辛温	消食化积	利气活血	心腹痛已

丹参苦寒　祛瘀调经　清热活血　亦疗疮痛
益母草寒　调经为宜　产后胎前　活血祛瘀
鸡血藤温　活络行瘀　月经不调　麻木风痹
泽兰辛温　浮肿皆消　癥瘕痈肿　月经不调
红花辛温　止痛效捷　祛瘀通经　藏花凉血
延胡辛温　心腹诸痛　利气活血　癥瘕亦用
五灵脂温　通利血脉　散瘀止痛　产后血块
瓦楞子咸　软坚消痰　癥瘕痞块　胃痛可安
牛膝酸平　引血下行　熟补肝肾　生则通经
刘寄奴温　调经破血　跌打损伤　经闭瘀结
自然铜辛　止痛消瘀　续筋接骨　伤科所宜
穿山甲寒　消肿排脓　活血通络　乳汁不行
皂刺辛温　消坚透脓　痈肿未溃　并疗麻风
不留苦平　调经下乳　消肿疗疮　孕妇忌服
桃仁苦平　润燥清肠　通经破瘀　蓄血发狂
水蛭苦咸　逐瘀破坚　干血成痨　折伤可瘥

12. 补益药

补气药

人参甘温　大补元气　益血生津　宁神益智
党参甘平　补中益气　功同人参　救脱不及
黄芪甘温　补气升陷　利水托疮　解渴止汗
山药甘温　益肺肾脾　虚劳阴亏　消渴泻利
白术甘温　燥湿健脾　止汗安胎　湿痰最宜
扁豆甘温　炒熟健脾　消暑化湿　生用为宜
甘草甘平　调和诸药　炙补生泻　茎痛用梢
黄精甘平　生津润肺　脾胃虚弱　病后虚羸

饴糖甘温　润肺补虚　缓急止痛　燥咳尤宜
蜂蜜甘平　解毒定痛　润燥滑肠　宁嗽补中

补阳药

鹿茸甘温　生精补髓　筋骨不健　肾虚阳痿
鹿角胶温　益血填精　温补肝肾　吐衄带崩
蛤蚧咸平　助阳益精　补肺定喘　虚劳咯红
人胞咸温　养血填精　气虚喘嗽　虚劳骨蒸
冬虫草温　滋肺补肾　止血化痰　病后虚损
苁蓉甘温　老人便秘　肾虚阳痿　女子不育
锁阳甘温　滋肾补肝　阳痿早泄　筋骨痿软
巴戟天温　补肺壮阳　风湿可祛　筋骨能强
胡桃甘温　固肾涩精　敛肺定喘　虚劳腰痛
补骨脂温　补命门火　遗精冷泻　小便频数
芦巴苦温　疝气偏坠　温肾散寒　止痛功倍
益智辛温　温脾摄涎　暖肾涩精　且缩小便
仙茅辛热　命门火亏　肾阳不足　腰膝挛痿
淫羊藿温　补肾益肝　风湿腰痛　阳痿可瘥
蛇床辛温　补肾助阳　燥湿杀虫　囊湿阴痒
狗脊苦温　酒蒸入剂　肾虚腰疼　风寒湿痹
骨碎补温　补肾行血　筋骨折伤　肾虚阳越
菟丝子平　明目益精　补肾安胎　腰膝酸痛
韭子辛甘　温补肝肾　遗精阳痿　带浊尿频
沙苑蒺藜　补肾强阴　明目固精　早泄尿频
阳起石咸　壮阳暖肾　下焦虚寒　宫冷不孕

补血药

熟地甘温　补血滋阴　月经不调　肝肾亏损

当归甘温	补血用身	调经润肠	祛瘀生新
何首乌温	生熟两功	熟补精血	生疗疮痛
白芍酸寒	柔肝止痛	敛阴养血	肝阳可平
阿胶甘平	止血安胎	补肺润燥	崩漏堪赖
龙眼甘平	养血益脾	补心安神	健忘惊悸
枸杞甘平	明目益精	虚劳阳痿	多泪羞明
桑椹甘温	养血祛风	血虚便秘	目暗耳鸣

养阴药

沙参甘寒	滋养肺胃	虚热咳嗽	热病津亏
天冬苦寒	滋肾润肺	阴亏可复	虚热可退
麦冬甘寒	肺胃津伤	阴虚内热	清心亦良
石斛甘寒	解渴除烦	养阴清胃	虚热自安
百合甘寒	清心除烦	劳嗽吐血	百合病瘥
葳蕤甘寒	生津止渴	养阴润燥	风温咳嗽
胡麻甘平	滋润胃肠	血枯便秘	熬膏贴疮
女贞甘凉	滋养肝肾	乌须明目	虚热可安
旱莲甘寒	凉血益阴	吐衄崩漏	肝肾亏损
龟板咸寒	健骨益肾	滋阴潜阳	更合颅囟
鳖甲咸平	消痞除瘕	滋阴潜阳	劳嗽骨蒸

13. 消导药

莱菔子辛	下气定喘	消食化痰	胃脘胀满
山楂酸温	磨消肉食	疗疝定痛	行瘀散滞
神曲甘温	消食行气	饮食积滞	胀满泻利
麦芽咸平	消食和中	堕胎回乳	谷积最灵
谷芽甘平	功同麦芽	消积开胃	食欲不佳
鸡内金平	最消水谷	遗尿泻利	停食呕吐

14. 化痰止咳药

温化寒痰药

半夏辛温　散结消痞　燥湿祛痰　止呕降逆

南星温毒　善治风痰　破伤强直　中风癫痫

白附辛温　入足阳明　喎斜不遂　卒中痰壅

白芥子辛　利气豁痰　消肿散结　痰涎流窜

皂荚辛温　通关开窍　卒中癫痫　吐风痰妙

复花咸温　降逆消痰　呕吐噫气　水肿痞满

白前辛温　泻肺定喘　咳嗽多痰　胸膈逆满

清化热痰药

前胡辛寒　降气下痰　宣散风热　内外两痊

瓜蒌甘寒　清化热痰　肠燥便秘　结胸能宽

天花粉寒　生津除烦　乳痈疮肿　消渴热痰

川贝微寒　润肺化痰　阴虚燥咳　吐血心烦

浙贝苦寒　散结清热　瘰疬痈疽　外感咳嗽

桔梗苦平　开宣肺气　祛痰排脓　诸药舟楫

葶苈辛寒　祛痰定喘　泻肺行水　停饮喘满

竹沥甘寒　镇惊透络　中风癫痫　反胃消渴

竹茹甘寒　开郁化痰　胃热呕逆　虚烦不眠

礞石咸平　镇肝止痉　下气坠痰　癫痫可用

胖大海淡　清肠通便　肺热声哑　功可立见

海浮石咸　清肺化痰　瘰疬砂淋　散结软坚

昆布咸寒　软坚消痰　瘿瘤瘰疬　水肿并痊

海藻咸寒　瘿瘤瘰疬　脚气水肿　癥瘕疝气

止咳平喘药

杏仁苦温　平喘祛痰　咳逆喘促　且通便难

苏子辛温　降气定喘　咳嗽痰壅　胸膈逆满
紫菀苦温　止喘要药　久嗽肺痈　并通水道
冬花辛温　止嗽润肺　消痰定喘　肺痈肺痿
马兜铃寒　肺热久嗽　气逆喘促　痔瘘能瘳
枇杷叶苦　止咳清肺　热嗽痰盛　呕哕反胃
百部苦温　寒暴久嗽　灭虱杀虫　内外皆可
桑皮甘寒　定喘泻肺　痰热咳逆　水肿消退

15. 收涩药

萸肉酸温　涩精止汗　腰膝酸软　补肾更善
五味酸温　肺虚喘咳　遗精盗汗　久泻口渴
乌梅酸温　敛肺涩肠　和胃安蛔　生津尤良
桑螵蛸平　益肾固精　小便频数　遗泄可轻
莲子甘平　养心补脾　固肾涩精　莲须为宜
明矾酸寒　解毒祛痰　止血止泻　燥湿收敛
赤石脂温　涩肠功大　久泻不止　崩漏带下
禹余粮甘　涩肠止泻　崩漏带浊　久痢下血
肉蔻辛温　涩肠下气　暖胃理脾　虚泻冷痢
诃子甘平　敛肺涩肠　痰嗽喘急　久泻脱肛
芡实甘平　补脾止泻　固肾涩精　带浊并却
乌贼骨咸　止血有功　崩漏带下　早泄遗精
五倍子酸　敛肺涩肠　收汗止血　久痢脱肛
覆盆酸温　缩尿涩精　阴痿早泄　肾虚腰痛
麻黄根平　专以止汗　随其配伍　自汗盗汗
浮麦甘寒　能养心气　自汗盗汗　虚热可去
金樱子酸　善固肾气　遗尿遗精　崩漏皆治
银杏平涩　能止带浊　气虚尿频　喘嗽痰多

16. 涌吐药

瓜蒂苦寒　吐风热痰　宿食停积　并治黄疸

胆矾酸寒　吐风热痰　癫痫喉痹　眼烂牙疳

食盐咸寒　涌吐痰涎　宿食毒物　心腹痛坚

17. 驱虫药

使君甘温　专驱蛔虫　健脾消积　小儿疳症

槟榔辛温　杀虫破积　腹胀水肿　更疗疟痢

大蒜辛温　外用疗疮　内服治痢　杀虫亦良

榧子甘平　杀寸白虫　并能缓泻　可以单用

雷丸苦寒　杀寸白虫　小儿疳积　服之亦灵

贯众微寒　清热解毒　杀虫止血　孕妇禁服

鹤虱苦平　虫积腹痛　随其配伍　杀虫多种

芜荑苦温　化食有功　小儿疳痢　消积杀虫

石榴根皮　杀寸白虫　果皮涩肠　下利有功

18. 外用药

砒石辛酸　大热大毒　平喘截疟　蚀疮去腐

轻粉辛寒　疥癣杨梅　杀虫攻毒　通便逐水

铅丹辛寒　烫火灼伤　收敛解毒　熬膏贴疮

蟾酥辛温　疔毒要药　中恶中寒　止痛开窍

马钱子苦　性寒大毒　活络止痛　拘挛跌扑

硼砂甘凉　防腐解毒　清热祛痰　吹喉点目

硫黄酸温　外用杀虫　内服助火　虚秘腹痛

斑蝥辛寒　消疮蚀腐　破血攻积　制狂犬毒

炉甘石平　去翳明目　脓水疮疡　敛湿解毒

雄黄辛温　杀虫解毒　痈疮疥癣　蛇咬可涂

石灰辛温　止血力强　水浸合油　涂烫火伤

象皮甘寒	专作外用	敛疮生肌	疮口不封
蜂房甘平	可漱齿痛	疥癣疮疡	专作外用
孩儿茶苦	口疮甚宜	清热止血	敛疮生肌
水银辛寒	杀虫攻毒	恶疮疥癣	不可内服

二、汤头歌诀

1. 补益之剂

（1）四君子汤（助阳补气）

　　　　四君子汤中和义，参术茯苓甘草比。

　　　　益以夏陈名六味，祛痰补气阳虚饵。

　　　　除却半夏名异功，或加香砂胃寒使。

　　四君子汤为人参、白术、茯苓、甘草各等分，气味中和。

　　六君子汤，为四君子汤益以"夏陈"，即半夏、陈皮，此两味可除痰，余药补气，脾弱肠虚宜之。

　　四君子汤加木香、砂仁，可行气温中，名香砂六味汤。

（2）小建中汤（温中散寒）

　　　　小建中汤芍药多，桂姜甘草大枣和。

　　　　更加饴糖补中脏，虚劳腹冷服之瘥。

　　　　增入黄芪名亦尔，表虚身痛效无过。

　　　　又有建中十四味，阴斑劳损起沉疴。

　　　　十全大补加附子，麦夏苁蓉仔细哦。

　　小建中汤，为桂枝加芍药汤加饴糖，即芍药六两，桂枝、生姜各三两，甘草二两，枣十二枚，饴糖一升。小建中汤再加黄芪一两半，名黄芪建中汤。若除饴糖，则名黄芪五物汤。

　　十全大补汤加附子、麦冬、半夏、肉苁蓉，名十四味建中汤。亦有阴证发斑者，淡红隐隐，散见肌表，此寒伏于下，逼其无根之火，熏肺而然，若服寒药立毙。十四味除茯苓、白术、麦冬、川芎、熟地黄、肉苁蓉，名八味大建中汤。

（3）天王补心丹（宁心益智）

> 补心丹中柏枣仁，二冬生地与归身，
>
> 三参桔梗朱砂味，远志茯苓共养神，
>
> 或以菖蒲更五味，劳心思虑过耗真。

天王补心丹，为生地黄四两，酸枣仁、当归、柏子仁、天门冬、五味子、麦门冬各一两，远志、茯苓、人参、丹参、元参、桔梗各五钱；炼蜜丸，每服一丸，枣汤送下。

本方主治心血不足、神志不宁、津液枯竭、健忘怔忡、大便不利、口舌生疮等症。陈修园曰："火不欲炎上，故以生地黄补水，使水上交于心，以元参、丹参、二冬泻火，使火下交于肾，又佐参、茯以和心气，当归以生心血，二仁以安心神，远志以宣其滞，五味子以收其散，更假桔梗之浮为向导，心得所养，有何健忘诸病之有哉？易五味子加菖蒲者，嫌五味酸收，以菖蒲通心气于肾。"

（4）金匮肾气丸（治肾祖方）

> 金匮肾气治肾虚，熟地淮药及山萸，
>
> 丹皮苓泽加附桂，引火归原热下趋。
>
> 济生加入车牛膝，二便通调肿胀除。
>
> 钱氏六味去附桂，专治阴虚火有余。
>
> 六味再加五味麦，八仙都气治相殊。
>
> 更有知柏与杞菊，归芍参麦各分途。

金匮肾气丸，方中熟地黄八两，山药、山萸四两，茯苓三两，补脾渗湿；丹皮三两，凉肝和血；泽泻三两，泄肾湿热；肉桂一两，以温肝血；附子一两，以温肾气；乃补肝肾之祖方，可用于命门火衰、脾弱便溏、腹痛、尿多者。

济生肾气丸加车前子、牛膝，治脾胃阳虚、不能行水，症有小便不利、腰重脚肿、腹胀便溏、喘急痰盛者，服之有效。

钱氏肾气丸减附桂（治小儿阳盛），专益先天阴虚，名六味丸。六味丸加五味子、麦冬，治虚损劳热，敛肺止咳。六味丸单加五味子，名都气丸，能滋补肾阴、纳气归元。然皆能敛邪，须审症明确，不可浪投。六味丸加知母、黄柏各二两，名知柏八味丸，治阴虚火旺。六味丸加枸杞子、菊花，名杞菊地黄丸，滋肝明目，治老人目疾。六味丸加当归、白芍，名归芍地黄丸，治肝肾真阴不足。六味丸加人参、麦冬，名参麦六味丸，肺肾阴亏者服之有效。更有六味丸单加肉桂，名七味丸者；六味丸单加附子，名附子七味丸者；于六味丸中加磁石、柴胡，名耳聋左慈丸者，治水亏火升，耳鸣目眩；亦有于都气丸中加附子或肉桂者。诸方皆于八味丸中化出。各臻其妙，用者审之。

2. 发表之剂

（1）麻黄汤（寒伤营无汗）

> 麻黄汤中用桂枝，杏仁甘草四般施，
>
> 发热恶寒头项痛，伤寒服此汗淋漓。

麻黄汤，为麻黄（去节）三两，桂枝二两，杏仁（去皮尖）七十枚，甘草（炙）一两。

本方治疗伤寒太阳表证无汗。用此发之，麻黄善发汗，恐其力猛，故以桂枝监之，甘草和之，不令大发也。

按：桂麻二汤，虽治太阳证，而前人每皆肺药，以伤寒必自皮毛入，而桂麻又入肺经也。

（2）桂枝汤（风伤卫有汗）

> 桂枝汤治太阳风，芍药甘草姜枣同。
>
> 桂麻相合名各半，太阳如疟此为功。

桂枝汤，为桂枝、芍药、生姜各三两，炙草二两，大枣十二枚。

本方治太阳中风、有汗，用此解肌，以和营卫。桂枝汤、麻黄汤各取三分之一相合，名桂枝麻黄各半汤，治热多寒少，如疟状者宜之。

（3）葛根汤（太阳无汗恶风）

> 葛根汤内麻黄裹，二味加入桂枝汤。
>
> 轻可去实因无汗，有汗加葛无麻黄。

桂枝、芍药、生姜各三两，炙草二两，枣十二枚，此桂枝汤也。桂枝汤加葛根四两，麻黄三两，名葛根汤。

本方治疗太阳中风表实证，汗不得出。东垣曰："十剂曰轻可去实，葛根、麻黄之属是也。"有汗者，则桂枝汤加葛根，名桂枝加葛根汤，治太阳有汗恶风。

（4）桑菊饮（风温咳嗽）

> 桑菊饮中桔梗翘，杏仁甘草薄荷饶，
>
> 芦根为引轻清剂，热盛阳明入母膏。

桑菊饮，为桑叶二钱五分，菊花一钱，杏仁二钱，连翘一钱五分，桔梗二钱，甘草八分，薄荷八分，芦根二钱。

此方为辛甘化风、辛凉微苦之方，方中桑叶、菊花，泄风宣肺热；甘草、桔梗、杏仁，解毒利咽喉，泄肺降气；连翘清心；薄荷疏风；芦根清胃。《黄帝内经》云："上焦如羽，非轻不举。"此方恰得其旨。若治疗阳明热盛口渴者，加石膏、知母。

（5）银翘散（温邪起初）

銀翘散主上焦医，竹叶荆牛薄荷豉，

甘桔芦根凉解法，风温初感此方宜。

咳加杏贝渴花粉，热甚栀芩次第施。

銀翘散，为连翘一两，金银花一两，桔梗、薄荷各六钱，鲜芦根汤煎一二沸即服。

此方为温邪初起之准绳，用荆、豉、薄荷走表，使邪从汗泄，且能发越少阴陈伏之邪，再以竹叶，连翘，上浮以清心肺，银花、甘草以解毒，芦根以清胃透热，牛蒡、桔梗开肺利气，彻表清里，邪热自除。咳嗽者，加杏仁、贝母以利肺化痰；热甚者，加山栀、黄芩清气泄热；口渴加花粉以清胃养津。变通之妙，在医者之随症化裁。

（6）大青龙汤（风寒两解）

大青龙汤桂麻黄，杏草石膏姜枣藏。

太阳无汗兼烦躁，风寒两解此为良。

大青龙汤，为麻黄六钱，桂枝、炙甘草各二钱，杏仁四十枚，石膏如鸡子大，生姜三钱，大枣十二枚。

烦为阳、为风，躁为阴、为寒，太阳证兼烦躁者，方可用之。本方以杏仁、炙甘草佐麻黄发表，以生姜、大枣佐桂枝解肌，石膏质重泻火，气轻亦达肌表。若少阴烦躁，而服此则逆。麻黄汤治寒，桂枝汤治风，此方兼风寒而两解。

3. 攻里之剂

（1）大承气汤（治胃府三焦大热大实）

大承气汤用芒硝，枳实大黄厚朴饶。

救阴泄热功偏擅，急下阳明有数条。

大承气汤，为大黄（酒洗）四两，芒硝三合，厚朴八两，枳实五枚。

方中用大黄治大实，芒硝治大燥大坚，二味为治有形血之药；厚朴治大满，枳实治痞，二味为治无形气之药。热毒传入阳明胃府，痞、满、燥、实、坚全见。三焦实热，并须以此治之。胃为水谷之海，各脏腑有病皆能传入胃，已入胃府，则不复传他经矣。陶节庵曰："伤寒热邪传里，须看热气浅深，用药大承气最紧，小承气次之，调胃又次之，大柴胡又次之，盖恐硝性燥急，故不轻用。"

（2）温脾汤（温药攻下）

　　　　温脾参附与干姜，甘草当归硝大黄。

　　　　寒热并行治寒积，脐腹绞结痛非常。

温脾汤，为人参、附子、甘草、芒硝各二两，大黄五两，当归、干姜各三两，煎服日三。

本方除当归、芒硝，亦名温脾汤，治久痢赤白、脾胃冷实不消。方中芒硝、大黄以荡其积，干姜、附子以祛其寒，人参、甘草、归以保其血气。按古人方中，多有芒硝、大黄、黄柏、黄连与姜、茱、桂、附寒热并用者，亦有人参、术、芒硝、黄补泻并用者，亦有大黄、麻黄汗下兼行者。今录此方，以见治疗之妙。

（3）木香槟榔丸（一切实积）

　　　　木香槟榔青陈皮，枳壳柏连棱莪随，

　　　　大黄黑丑兼香附，芒硝水丸量服之。

　　　　一切实积能推荡，泻利食疟用咸宜。

木香槟榔丸，为木香、槟榔、青皮（醋炒）、陈皮、枳壳（炒）、三棱、莪术、黄连各一两，黄柏（酒炒）、大黄（酒浸）各三两，香附子、牵牛各四两，上为细末，芒硝水丸，量虚实服。

方中木香、香附、青皮、陈皮，枳壳，利气宽肠；牵牛、槟榔，下气尤速，气行则无痞满后重之患；黄连、黄柏燥湿清热；三棱、莪术行气破血，芒硝、大黄去血中伏热，并为推坚峻品。诸药共用，则湿热积滞去，二便调而三焦通。

（4）香连丸（赤白痢）

> 香连治痢习为常，初起宜通勿遽尝。
>
> 别有白头翁可恃，秦皮连柏苦寒方。

香连丸，为黄连二十两（以吴茱萸十两，水浸一宿，同炒，去吴茱萸），再用木香四两八钱八分，共研末，醋糊丸，每服二三钱，空心米汤下。

本方治久痢之热者。初起宜通，不可遽服，以黄连之苦除湿，且借其苦以坚大便之滑，况又得木香之行气止痛，温脾和胃以为佐，再用吴萸炒以温之，醋丸以饮之，使之胃脾和畅，血脉匀络，义可思矣。今人开即用，亦效。

另外，用白头翁、黄柏、黄连、秦皮各三钱，煎服；治厥阴下利属于热者。火郁湿蒸，秽气奔迫大肠，魄门重滞而难出，故后重脓血、口渴。方中主以白头翁寒而苦辛，辅以秦皮寒而苦涩，寒能胜热，苦能燥湿，辛以散火之郁，涩以收下重之利也；黄连清上焦之火，则渴可止；黄柏泄下之热，则痢自除。然一派苦寒，非实火莫用。

4. 涌吐之剂

瓜蒂散（痰食实热）

> 瓜蒂散中赤小豆，或入藜芦郁金凑。
>
> 此吐实热与风痰，虚者参芦一味匀。

若吐虚烦栀豉汤，剧痰乌附尖方透。

古人尚有烧盐方，一切积滞功能奏。

瓜蒂散，为甜瓜蒂炒黄、赤豆共为末，熟水调，量虚实服。

张子和去赤小豆，加藜芦、防风；一方去赤小豆，加郁金、韭汁；均俱名三圣散，鹅翎探吐，并治风痰。瓜蒂吐实热，藜芦吐风痰。虚人痰壅，则不得服瓜蒂，以人参芦代之，或加竹沥。若伤寒后虚烦，则用栀子十四枚，豉四合治之。丹溪治许白云，用瓜蒂、栀子、苦参、藜芦，屡吐不透，后以姜水和乌附煎服，始得大吐。古人亦有烧盐的方法，用热汤调服，以指探吐，治霍乱、宿食冷痛等症。千金曰："凡病宜吐，人胜用药。"

5. 和解之剂

（1）小柴胡汤（和解半表半里）

小柴胡汤和解供，半夏人参甘草从，

更用黄芩加姜枣，少阳百病此为宗。

小柴胡汤，为柴胡八两，人参、甘草、黄芩、生姜各三两，半夏半斤，大枣十二枚。

本方治一切往来寒热、胸满胁痛、心烦喜呕、口苦耳聋、咳渴悸利、半表半里之症，属少阳经者，但见一症即是，不必悉具。胆腑清净，无出无入，经在半表半里，法宜和解。柴胡升阳达表，黄芩退热和阴，半夏祛痰散逆，参草辅正补中，使邪不得复传入里。

（2）逍遥散（散郁调经）

逍遥散用当归芍，柴苓术草加姜薄。

散郁除蒸功最奇，调经八味丹栀着。

逍遥散，为柴胡、当归（酒炒）、白芍（酒炒）、白术（土炒）、茯苓各一两，甘草（炙）半两，加煨姜、薄荷煎。

肝虚则血病，当归、白芍养血平肝；肝盛则脾衰，白术、甘草和中补脾；柴胡升阳散热，茯苓利湿宁心，生姜暖胃祛痰，薄荷消风理血。《医贯》曰："方中柴胡，薄荷二味最妙。"若加丹皮、栀子，名八味调气散，治肝伤血少。

（3）黄芩汤（治太阳少阳合病之下利）

> 黄芩汤用甘芍并，二阳合利枣加烹。
>
> 此方遂为治痢祖，后人加味或更名。
>
> 再加生姜与半夏，前症兼呕吐能平。
>
> 单用芍药与甘草，散逆止痛能和营。

黄芩汤，为黄芩三两、芍药、甘草（炙）各二两，大枣十二枚。

阳邪入里，故以黄芩撤其热，甘草、大枣和其太阳。利，泻泄也；痢，滞下也。仲景治伤寒下利，机要用此治痢，更名黄芩芍药汤。洁古治痢，加木香、槟榔、大黄、黄连、当归、官桂，名芍药汤。再加生姜与半夏，即黄芩加生姜半夏汤，治黄芩汤证兼见呕吐。单用芍药与甘草，二药等分，名芍药甘草汤。虞天民曰："白芍，不惟治血虚，兼能行气，腹痛者营气不和，逆于内里，以白芍行营气，以甘草和逆气，故治能之。"

（4）六和汤（调治六气）

> 六和藿朴杏砂呈，半夏木瓜赤茯苓，
>
> 术参扁豆同甘草，姜枣煎之六气平。
>
> 或益香薷或苏叶，伤寒伤暑用须明。

六和汤，为藿香、厚朴、杏仁、砂仁、半夏、木瓜、赤茯苓、白术、人参、扁豆、甘草，加姜、枣同煎。

本方能御风、寒、暑、湿、燥、火六气，故曰六和。藿香、厚朴、杏仁、砂仁，理气化宜；半夏、白术、人参、甘草，补正治脾；木瓜、扁豆，祛暑；赤茯苓行水，大抵以助肾健脾为主，脾胃既强，则诸邪不能干。另外，伤寒加苏叶；伤暑加香薷。

（5）藿香正气散（治一切不正之气）

　　　　藿香正气大腹苏，甘桔陈苓术朴俱，

　　　　夏曲白芷加姜枣，感伤岚瘴并能驱。

藿香正气散，为藿香三两，大腹皮、紫苏、茯苓、白芷各一两、陈皮、白术（土炒）、厚朴（姜汁炒）、半夏曲、桔梗各二两、甘草（炙）一两，每服二钱，加姜、枣煎。

方中藿香理气和中，辟恶止呕；紫苏、茯苓、桔梗散寒利膈，以散表邪；大腹皮、厚朴消满；陈皮、半夏曲除痰，以疏里滞；茯苓、白术、甘草益脾去湿，以辅正气，正气通畅，则邪逆自除矣。

（6）清脾饮（阳疟）

　　　　清脾饮用青朴柴，苓夏甘芩白术偕，

　　　　更加草果姜煎服，热多阳虐此方佳。

清脾饮，为青皮、厚朴（醋炒）、柴胡、黄芩、半夏（姜制）、甘草（炙）、茯苓、白术（土炒）、草果（煨）各等分，加姜煎服。

若疟不止者，加酒炒常山一钱，乌梅二个；若大渴者，加麦冬、知母。疟疾，一名脾寒，盖因脾胃受伤者居多，此方加减小柴胡汤，以青皮、柴胡平肝破滞，厚朴、半夏平胃祛痰，茯苓、黄芩清热利湿，白术、甘草补脾调中，草果散太阴积寒、除痰截疟。

6. 表里之剂

（1）大柴胡汤（发表攻里）

> 大柴胡汤用大黄，枳实芩夏白芍将，
>
> 煎加姜枣表兼里，妙法内攻并外攘。
>
> 柴胡加硝义亦尔，仍有桂枝大黄汤。

大柴胡汤，为柴胡八两，大黄二两，枳实四两，半夏二两，黄芩、芍药各三两，生姜五片，大枣十二枚。

本方治阳邪入里，表证未除，里证又急者。柴胡解表，大黄、枳实攻里，黄芩清热，芍药敛阴，半夏和胃止呕，姜、枣调和营卫。

柴胡加芒硝汤，乃仲景小柴胡汤加芒硝二两。桂枝大黄汤，乃仲景桂枝汤加大黄一两，芍药三两，治太阳误下转太阴大实痛者。

（2）防风通圣散（表里实热）

> 防风通圣大黄硝，荆芥麻黄栀芍翘，
>
> 甘桔芎归膏滑石，薄荷芩术力偏饶。
>
> 表里交攻阳热盛，外科疮毒总能消。

防风通圣散，为大黄（酒蒸）、芒硝、防风、荆芥、麻黄、栀子、白芍（炒）、连翘、川芎、当归、薄荷、白术各五钱，桔梗、黄芩、石膏各一两，甘草二两，滑石三两，加姜、葱煎。

方中荆芥、防风、麻黄、薄荷，发汗而散热搜风；栀子、滑石、芒硝、麻黄，利便而降火行水；桔梗、黄芩、石膏，清肺泄热；川芎、当归、白芍，养血补肝；连翘散气聚血凝；甘草、白术补中燥湿，故能汗不伤表，下不伤里也。

7. 消补之剂

（1）平胃散局方（除湿散满）

　　　　　平胃散是苍术朴，陈皮甘草四般药。

　　　　　除湿散满驱瘴岚，调胃诸方从此扩。

　　　　　或合二陈或五苓，硝黄麦曲增堪着。

　　　　　若合小柴名柴平，煎加姜枣能除疟。

　　　　　又不换金正气散，即是此方加夏藿。

　　平胃散，为苍术（泔浸）五斤，厚朴（姜汁炒）、陈皮（去白）各三斤二两，甘草（炙）三十两，姜、枣同煎。

　　方中苍术燥湿强脾，厚朴散满平胃，陈皮利气行痰，甘草和中补脾，泄中有补也。平胃散合二陈汤，名平陈，治痰；平胃散合五苓散，名胃苓汤，治泻；平胃散加麦芽、神曲，消食；平胃散加大黄、芒硝，荡积；平胃散合小柴胡汤，名柴平汤，除疟；平胃散加藿香、半夏，等分为末，名不换金正气散，除疫气。

（2）保和丸（饮食轻伤）

　　　　　保和神曲与山楂，苓夏陈翘菔子加，

　　　　　曲糊为丸麦汤下，亦可方中用麦芽。

　　　　　大安丸内加白术，消中兼补效堪夸。

　　保和丸，为山楂（去核）六两，神曲二两，茯苓、半夏各三两，陈皮、莱菔子（微炒）、连翘各一两。

　　方中山楂消肉食，麦芽消谷食，神曲消食解酒，莱菔子下气制面，茯苓渗湿，连翘散结，陈皮、半夏健脾化痰。适用于内伤而气未病者，故但以和平之品，消而化之，不必攻补也。大安丸即本方加白术二两，用于食积证兼有脾虚者。

（3）健脾丸（补脾消食）

健脾参术与陈皮，枳实山楂麦蘖随，

曲糊作丸米饮下，消补兼行胃弱宜。

枳术丸亦消兼补，荷叶烧饭上升奇。

健脾丸，为人参、白术（土炒）、陈皮、麦芽炒各二两、山楂一两半，枳实（麸炒）三两。

方中陈皮、枳实，理气化积；山楂消肉食；曲、麦芽消谷食；人参、白术，益气强脾。枳术丸为白术（土炒）、枳实（麸炒）等分，荷叶包陈米饭煨干为丸，可引胃气及少阳肝胆之气上升。

8. 理气之剂

（1）旋覆代赭汤（痞硬噫气）

旋覆代赭用人参，半夏甘姜大枣临。

重以镇逆咸软痞，痞硬噫气力能禁。

旋覆代赭汤，为代赭石一两，人参二两，旋覆花、甘草各三两，半夏半升，生姜五两，大枣十二枚。

方中旋覆花之咸以软坚，代赭石之重以镇逆，生姜、半夏之辛以散虚痞，人参、甘草、大枣之甘，以补胃弱。

（2）越鞠丸（六郁）

越鞠丸治六般郁，气血痰火湿食因，

芎苍香附兼栀曲，气畅郁舒痛闷伸。

又六郁汤苍芎附，甘苓橘半栀砂仁。

吴鹤皋曰："香附开气郁，苍术燥湿郁，川芎调血郁，栀子清火郁，神曲消食郁，各等分，曲糊为丸。又湿郁加茯苓、白芷，火郁加青黛，痰郁加星、夏、瓜蒌、海石，血郁加桃仁、红花，气郁加木香、槟榔，食郁加麦芽、山楂，夹寒加吴茱萸。"

六郁汤，为苍术、川芎、香附、甘草、茯苓、橘红、半夏、栀子、砂仁，此越鞠丸加味，兼治痰郁。看六郁中之重者为主，余药听加减用之。

（3）苏子降气汤（降气行痰）

苏子降气橘半归，前胡桂朴草姜依。

下虚上盛痰嗽喘，亦有加入贵合机。

苏子降气汤，为紫苏子、制半夏各二两半，川当归、橘红各一两半，前胡、厚朴（姜汁炒）各一两，肉桂一两半，炙甘草二两，加姜煎。一方无桂加沉香。

方中苏子、前胡、橘红、半夏、厚朴降气行痰，气行则痰行也。数药兼能发表，加当归和血，甘草缓中。下虚上盛，故又用官桂引火归元。如气虚者，亦可加人参、五味子。

（4）补中益气汤（补气升阳）

补中益气芪术陈，升柴参草当归身。

虚劳内伤功独擅，亦治阳虚外感因。

木香苍术易归术，调中益气畅脾神。

补中益气汤，为黄芪（病甚劳役热者一钱）、炙甘草各五分，人参（去芦）、白术（土炒）各三分，陈皮（留白）、升麻、柴胡各二分或三分，当归身二分。表虚者，升麻用蜜水炒用。

东垣曰："升、柴味薄性阳，能引脾胃清气行于阳道，以资春气之和，又引参、芪、甘草上行，充实腠理，使卫外为固，凡补脾胃之药，多以升阳补气名之者，此也。"虚人感冒不任发散者，此方可以代之，或加辛散药。本方除当归、白术，加木香、苍术，名调中益气汤。本方加白芍、五味子，发中有收，亦名"调中益气汤"。

9. 理血之剂

（1）四物汤（养血通剂）

四物地芍与归芎，血家百病此方通。

八珍合入四君子，气血双疗功独崇。

再加黄芪与肉桂，十全大补补方雄。

十全除却芪地草，加粟煎之名胃风。

四物汤，为当归（酒洗）、熟地黄、白芍、川芎各等分。方中当归辛苦甘温，入心、脾，生血为王；熟地黄甘温滋腻，滋血为辅；芍药酸寒，入肝、脾，敛阴为佐；川芎温通行血中之气为使。

八珍汤，为四物汤合四君子汤，人参、白术、茯苓、甘草补气，四物补血。十全大补汤，为八珍汤加黄芪、肉桂，黄芪助阳补卫，肉桂助火归元，为补方之首。胃风汤，为十全大补汤除生地黄、黄芪、甘草，张元素用之治风客肠胃、飧泄完谷，及瘰瘵牙闭。

（2）桃仁承气汤（膀胱蓄血）

桃仁承气五般奇，甘草硝黄并桂枝。

热结膀胱小腹胀，如狂蓄血最相宜。

桃仁承气汤，为桃仁五十枚（去皮尖）研，大黄四两，芒硝、桂枝、炙甘草各二两。

方中大黄、芒硝、甘草，调胃承气也。热甚搏血，故加桃仁润燥缓肝，表证未除，故加桂枝调经解表。小腹胀而小便自利，知为血蓄下焦，蓄血发热，故如狂。

（3）犀角地黄汤（胃热吐血）

犀角地黄芍药丹，血升胃热火邪干。

斑黄阳毒皆堪治，或益柴芩总伐肝。

犀角地黄汤，为生地黄八两，芍药三两，牡丹皮二两，犀角一两。

方中犀角大寒，解胃热而清心火；芍药酸寒，和阴血而散肝火；丹皮苦寒，泻血中之伏火；生地黄大寒，凉血而滋水。诸药合用，共平诸经之潜逆也。因怒致血者，加柴胡、黄芩。

10. 祛风之剂

（1）小续命汤（风痉通剂）

小续命汤桂附芎，麻黄参芍杏防风，

黄芩防己姜甘草，六经风中此方通。

小续命汤，为防风一两半，桂枝、麻黄、人参、芍药（酒炒），杏仁（炒碾），川芎（酒洗），黄芩（酒炒），防己、甘草（炙）各一两，附子一枚，生姜五两，水煎服。

本方通治六经中风，邪不遂，语言謇涩及刚柔二痉。亦治厥阴风泻。方中用麻黄、杏仁，麻黄汤也，治风；人参、甘草补气；川芎、芍药养血，防风治风淫，防己治湿淫，附子治寒淫，黄芩治热淫；故为治风通剂。刘宗厚曰："此方无分经络，不辨寒热虚实，虽多亦奚以为。"

（2）独活寄生汤（风寒湿痹）

独活寄生艽防辛，芎归地芍桂苓均，

杜仲牛膝人参草，冷风顽痹屈能伸。

若去寄生加芪续，汤名三痹古方珍。

独活寄生汤，为独活、桑寄生、秦艽、防风、细辛、川芎（酒洗）、当归（酒洗）、白芍（酒炒）、熟地黄、桂心、茯苓、杜仲、姜汁（炒断丝）、牛膝、人参、甘草等分，每服四钱。

本方去桑寄生，加黄芪、续断，名三痹汤，治风、寒、湿三痹。喻嘉言曰："此方用参芪四物，一派补药，加芎、防胜风湿，桂心胜寒，细辛、独活通肾气袭虚成痹者，宜准诸此。"

11. 祛寒之剂

（1）理中汤（寒客中焦）

理中汤主理中乡，甘草人参术黑姜，

呕利腹痛阴寒盛，或加附子总扶阳。

理中汤，为白术（土炒）、人参、干姜炮、甘草（炙）各三两。

仲景曰："理中者，理中焦。"本方治太阴厥逆，自利一渴，脉沉无力。人参，补气益脾，为主；白术，健脾燥湿，为辅；甘草，和中补土，为佐；干姜，温胃散寒，为使。本方加附子，名附子理中汤。

（2）四神丸（肾虚脾泻），

四神故纸吴茱萸，肉蔻五味四般须，

大枣百枚姜八两，五更肾泻火衰扶。

四神丸，为破故纸（即补骨脂，酒浸炒）四两，吴茱萸（盐水炒）一两，肉豆蔻（面裹煨）二两，五味子（炒）二两，大枣、生姜同煎，枣烂去姜，捣枣肉为丸。临卧，盐汤下；若早服，不能敌一夜之阴寒也。

由肾命火衰，不能生脾土，故五更将交阳分，阳虚不能健闭而泄泻，不可专责脾胃也。补骨脂辛温，能补相火以通心火，火盛乃能生土；肉豆蔻暖胃固肠；吴茱萸燥脾去湿；五味子补肾涩精；生姜温中，大枣补脾，亦以防水也。

12. 祛暑之剂

（1）生脉散（保肺复脉），

　　　生脉麦味与人参，保肺清心治暑淫，

　　　气少汗多兼口渴，病危脉绝急煎斟。

生脉散，为人参五分，麦冬五分，五味子七粒。

方中人参大补脉气，麦冬甘寒润肺，五味子酸收敛肺并能泻火生津。盖心主脉，肺朝百脉，补肺清心，则气充而脉复。将死脉绝者，服之能令复生；夏月火旺灼肺，尤宜服之。

（2）六一散（清暑利湿），

　　　六一滑石同甘草，解肌行水兼清燥，

　　　统治表里及三焦，热渴暑烦泻利保。

　　　益元碧玉与鸡苏，砂黛薄荷加之好。

六一散，为滑石六两，甘草一两，灯芯汤下，亦有用姜汤下者。

方中滑石气轻解肌，质重泻火，滑能入窍，淡能行水，故能通治上下表里之湿热；甘草泻火和中，又以暖滑石之寒滑也。

六一散加朱砂，名益元散，取其清心；六一散加青黛，名碧玉散，取其凉肝；六一散加薄荷，名鸡苏散，取其肺也。

13. 利湿之剂

（1）五苓散（行水总剂）

　　　五苓散治太阳腑，白术泽泻猪茯苓，

　　　膀胱化气添官桂，利便消暑烦渴清。

　　　猪苓汤除桂与术，加入阿胶滑石停，

　　　此为利湿兼泄热，疸黄便闭渴呕宁。

五苓散为猪苓、茯苓、白术炒各十八铢，泽泻一两六铢，官桂半两，每服三钱。

太阳经热，传入膀胱府者可用之。方中二苓甘淡利水，泽泻甘咸泻水，能入肺肾而通膀胱，导水以泄火邪；加白术者，补脾所以制水；加官桂者，气化乃能出也。《黄帝内经》曰："膀胱者，州都之官，津液藏焉，气化则出矣。""除桂名为四苓散，无寒但渴服之灵。"湿胜则气不得施化，故渴，利其湿，则渴自止。

猪苓汤为猪苓、茯苓、泽泻、阿胶、滑石各一两。方中滑石泻火解肌，最能行水。吴鹤皋曰："以诸药过燥，故加阿胶以存津液。"五苓治湿胜，猪苓兼热胜。

（2）五皮饮（脾虚肤肿）

> 五皮饮用五般皮，陈茯姜桑大腹奇。
>
> 或用五加易桑白，脾虚腹胀此方司。

五皮饮之"五皮"，为陈皮、茯苓皮、姜皮、桑白皮、大腹皮。

脾不能为胃行其津液，故水肿。半身以上肿，宜汗；半身以下肿，宜利小便。此方于泻水之中，仍寓调补之意，皆用皮者，水溢皮肤，以皮行皮也。

（3）实脾饮（虚寒阴水）

> 实脾苓术与木瓜，甘草木香大腹加，
>
> 草蔻附姜兼厚朴，虚寒阴水效堪夸。

实脾饮，为茯苓、白术（土炒）、木瓜、木香、大腹子（即槟榔）、草豆蔻（煨）、附子（炮）、黑姜、厚朴（炒）各一两，甘草（炙）五钱，加姜、枣煎。

便利、不渴而肿胀者，为阴水。脾虚，补以茯苓、白术、甘草；脾寒，温以草豆蔻、附子、黑姜；脾湿，利以茯苓、槟榔，脾滞导以厚朴、木香。又脾之不足，肝之有余，木瓜、木香，皆能平肝泄木，使肝不克脾而脾和，则脾能制水而脾实矣。《黄帝内经》曰："湿胜则地泥实。"脾健所以治水也。

（4）羌活胜湿汤（湿气在表）

羌活胜湿羌独芎，甘蔓藁本与防风。

湿气在表头腰重，发汗升阳有异功。

风能胜湿升能降，不与行水渗湿同。

若除独活芎蔓草，除湿升麻苍术充。

羌活胜湿汤，为羌活、独活各一钱，川芎、甘草（炙）、藁本、防风各五分，蔓荆子三分。

如有寒湿，加附子、防己。湿气在表宜汗，又风能胜湿，故用风药上升，使湿从汗散。本方除独活、川芎、蔓荆、甘草，加升麻、苍术，名羌活除湿汤，治风湿身痛。

（5）茵陈蒿汤（黄疸）

茵陈蒿汤治疸黄，阴阳寒热细推详。

阳黄大黄栀子入，阴黄附子与干姜。

亦有不用茵陈者，仲景柏皮栀子汤。

茵陈蒿汤，为茵陈六两，大黄二两，栀子（酒浸）十四枚；茵陈附子干姜汤，为黄柏二两，栀子十五枚，甘草一两。

瘀热在里，口渴便闭，身如桔色，脉沉实者为阳黄；治疗用茵陈蒿汤，方用茵陈发汗利水，能泄太阴阳明之湿热；栀子导湿热，出小便；大黄导湿热，出大便。如寒湿甚，身色黄暗、便溏者为阴黄，方用茵陈蒿汤除栀子、大黄，加干姜、附子，以燥湿散寒。

按：阳黄胃有瘀热者，宜下之；如发热者，则势外出而不内入，不必汗下，惟用栀子、黄柏，清热利湿以和解之；

若小便利，身色白而无热者，仲景作虚劳治，用小建中汤。

（6）二妙丸（湿热骨酸）

二妙丸中苍柏兼，若云三妙膝须添。

痿痹足疾堪多服，湿热全除病自痊。

二妙丸，为黄柏（炒），苍术（炒）等分为末，姜汁泛丸，每服三钱，用开水送下。痛甚者，姜汤下；表实者，以酒佐之。三妙丸，为苍术六两，黄柏（酒炒）四两，牛膝二两，共为末，面糊和丸梧子大，每服五六十丸，姜、盐汤送下。

二妙丸治因湿热筋骨疼痛者。湿热痿痹者，于二妙丸加牛膝。王晋三曰："此偶方之小制也，苍术生用，入阳明经，能发二阳之汗，黄柏炒黑，入太阴经，能除至阴之湿，一生一熟，相为表里，治阴分之湿热，应如桴鼓。"三妙丸治湿热下注，两脚麻木、痿弱，如火烙之热，故于二妙丸中加牛膝一味，既能强筋骨，又能导湿热下行。

14. 润燥之剂

（1）炙甘草汤（虚劳肺痿）

炙甘草汤参姜桂，麦冬生地火麻仁，

大枣阿胶加酒服，虚劳肺痿效如神。

炙甘草汤，为甘草（炙）四两、人参二两、生姜、桂枝各三两，阿胶、二两，生地黄一斤，麦冬、火麻仁（碾）各半升，大枣三十枚，水、酒各半煎。

方中人参、甘草、麦冬，益气复脉；阿胶、生地黄，补血养阴；大枣、火麻仁，润肾以缓脾胃；生姜、桂枝，辛温以散余邪。仲景以此方治伤寒脉结代、心动悸及肺痿唾多。《千金翼方》复脉汤用治虚劳，《卫生宝鉴》用治呃逆，《外台秘要》用治肺痿。

（2）清燥救肺汤（滋燥清火）

清燥救肺参草杷，石膏胶杏麦芝麻，

经霜收下干桑叶，解郁滋干效可夸。

清燥救肺汤，为桑叶三钱，石膏二钱半，阿胶八分，人参七分，麦冬一钱二分，杏仁七分，黑芝麻一钱，甘草一钱，枇杷叶（去毛炙）一片。

痰多者，加贝母；血枯者，加生地黄。方中以人参甘温补气，气有余便是火，故杏仁佐之，苦以降气，气降火亦降，而治节有权，气行则不郁，诸痿喘呕自除矣。此方较炙甘草汤效力为重，可酌燥邪浅深用之。

15. 泻火之剂

（1）白虎汤仲景（肺胃实热）

白虎汤用石膏偎，知母甘草粳米陪。

亦有加入人参者，躁烦热渴舌生苔。

白虎汤，为石膏一斤，知母六两，甘草（炙）二两，粳米六合。白虎汤加人参，名人参白虎汤。

白虎汤因清肺热而泻胃火，故名，然必实热方可用之。或有血虚身热、脾虚发热，及阴盛格阳，类白虎汤证者，误投之，不可救也。

按：白虎证，脉洪大有力；类白虎证，脉大而虚：以此为辨。又当观小便赤者，为内热；白者，为内寒也。

（2）竹叶石膏汤（肺胃虚热）

竹叶石膏汤人参，麦冬半夏竹叶灵，

甘草生姜兼粳米，暑烦热渴脉虚寻。

竹叶石膏汤，为竹叶二把，石膏一斤，人参二两，甘草

（炙）二两，麦冬一升，半夏、粳米各半升，加生姜同煎。

方中用竹叶、石膏之辛寒，以散余热；人参、甘草、麦冬、粳米之甘平，以补虚生津；生姜、半夏之辛温，以豁痰止呕。治伤寒解后，呕渴少气。

（3）普济消毒饮（清瘟解毒）

> 普济消毒芩连鼠，玄参甘桔蓝根侣，
>
> 升柴马勃连翘陈，僵蚕薄荷为末咀。
>
> 或加人参及大黄，大头天行力能御。

普济消毒饮，为黄芩（酒炒）、黄连（酒炒）各五钱，桔梗、柴胡各二钱，陈皮（去白）、玄参、甘草各三钱，鼠粘子（即牛蒡子）、板蓝根、马勃、连翘、薄荷各一钱，僵蚕、升麻各七分，末服，或蜜丸含化。

虚者，加人参；便秘者，加大黄。疫症流行，亲戚不相访问，染者多难救。

原文曰："芩、连泻心肺之火为君，玄参、陈皮、甘草泻火补肺为臣，连翘、薄荷、鼠粘、蓝根、僵蚕、马勃散肿消毒定喘为佐，升麻、柴胡散阳明、少阳二经之阳，桔梗为舟楫，不令下行为载。"李东垣曰："此邪热客心肺之间，上攻头面为肿，以承气泻之，是为诛伐无过，遂处此方，全活甚众。"

（4）清瘟败毒饮（时行温疫）

> 清瘟败毒地连芩，丹石栀甘竹叶寻，
>
> 犀角玄翘知芍桔，温邪泻毒亦滋阴。

清瘟败毒饮，为生石膏（大剂六至八两、中剂二至四两、小剂八至一两二钱），生地黄（大剂六钱至一两、中剂三至五钱、小剂二至四钱），乌犀角（大剂六至八钱、中剂三至五钱、小剂二至四钱），川黄连（大剂四至六钱、中剂二至四钱，小剂一至一钱半），栀子、桔梗、黄芩、知母、赤芍、玄参、连翘、甘草、丹皮、鲜竹叶各适量。先煮石膏数十沸，后下诸药，犀角磨汁和服。

此十二经泻火之药也。凡一切火热表里俱盛，狂躁烦心，口干咽痛，大热干呕，错语不眠，吐血衄血，热甚发斑，不论始终，此为主方。盖斑疹虽出于胃，亦有诸经之火以助之，重用石膏入胃经，使其敷布于十二经，退其淫热；佐以黄连、黄芩、皂角泄心肺火于上焦；丹皮、栀子、犀角泄肝经之火；连翘、玄参解散浮游之火；生地黄、知母抑阳扶阴，泄其亢甚之火；而救欲绝之水，桔梗、竹叶载药上行；使以甘草和胃。此大寒解毒之剂，重用石膏，则甚者先平，而诸经之火自然无不安矣。

（5）凉膈散（膈上实热）

　　　凉膈硝黄栀子翘，黄芩甘草薄荷饶，

　　　竹叶蜜煎疗膈上，中焦燥实服之消。

凉膈散，为芒硝、大黄（酒浸）、炙甘草各二十两，黄芩（酒炒）、薄荷、栀子（炒黑）各十两，连翘四十两，为末，每服三钱，加竹叶、生蜜煎。

方中用连翘、薄荷、竹叶以升散于上；栀子、黄芩，芒硝、大黄以推泻于下，使上升下行，而膈自清矣；加甘草、生蜜者，病在膈，廿以缓之。

16. 祛痰之剂

（1）二陈汤（一切痰饮）

　　　二陈汤用半夏陈，益以茯苓甘草成。

　　　利气调中兼气湿，一切痰饮此为珍。

导痰汤内加星枳，顽痰胶固力能驯。

若加竹茹与枳实，汤名温胆可宁神。

润下丸仅陈皮草，利气祛痰妙绝伦，

二陈汤，为半夏（姜制）、橘红（去白）各五两，白茯苓三两，甘草（炙）一两半加姜煎。

二陈汤中陈皮利气，甘草和中，茯苓、半夏除湿，则气顺温除，痰饮自散。二陈汤加胆南星、枳实为导痰汤，胆南星以助半夏，加枳实以成冲墙倒壁之功。二陈汤加竹茹、枳实，名温胆汤，治胆虚不眠。

润下丸，为陈皮（去白）八两，盐（水浸洗）五钱，甘草二两，蜜炙，蒸饼糊丸，姜汤下。或将陈皮盐水煮酒，同甘草为末，名二贤散。不可多服，恐损元气。

（2）滚痰丸（顽痰怪病）

滚痰丸用青礞石，大黄黄芩沉木香。

百病多因痰作祟，顽痰怪症力能匡。

滚痰丸，为青礞石、焰硝各一两，同入瓦罐，盐泥固脐，煅至石色如金为度，大黄（酒蒸）、黄芩（酒洗）各八两，沉香半两，为末，水丸姜汤下，量虚实服。

方中礞石慓悍，能攻陈积伏匿之痰；大黄荡热实，以开下行之路；黄芩凉心肺，以平上僭之火；沉香能升降诸气，以导诸药为使，然非实体，不可轻投。

（3）十枣汤（攻泻伏饮）

十枣汤中遂戟花，强人伏饮效堪夸。

控涎丹用遂戟芥，葶苈大枣亦可嘉。

十枣汤，为甘遂、大戟、芫花各等分，大枣十枚（煎）。方中芫花味辛，轻清入肺，去郁陈莝；甘遂、大戟，泻肺利水，为佐；虑其峻，以甘缓之，十枚大枣制之，能使心及胁之饮，从二便而出。为丸则性更缓，每服一钱。

控涎丹即妙应丸，甘遂、大戟、白芥子等分，为末糊丸，临卧姜汤下七八分。治痰涎在胸膈，随气上下，无处不到，以致手足冷痹、遍身牵引灼痛、走易不定，故用大戟泄脏腑水湿，甘遂行经随水湿，白芥子散皮里膜外痰气。

葶苈大枣汤，葶苈逐痰直下，故以大枣缓之。治痰饮留伏胸膈。

17. 芳香开窍之剂

（1）万氏牛黄丸（邪入心包神识昏迷）

　　　　万氏牛黄丸最精，芩连栀子郁砂并。

　　　　或加雄角珠冰麝，退热清心力更宏。

万氏牛黄丸，为牛黄二分五厘，朱砂一钱五分，生黄连五钱，黄芩、山栀各三钱，郁金二钱，法制为丸，干重三分半，蜡护。每服轻者一丸，重者二三丸，小儿半丸。

万氏牛黄丸加雄黄、犀角、真珠、冰片、麝香，名安宫牛黄丸。此方力较前方为胜，然普通多用前方。安宫牛黄丸以黄芩、黄连、山栀泻心火，郁金通心气，朱砂镇心神，合之牛黄相使之妙，是丸调入犀角、羚羊角、金汁、甘草、人中黄、连翘、薄荷等汤剂中，以治温邪内陷包络神昏者，屡建奇功。

（2）苏合香丸（脏腑中恶，小儿客忤）

　　　　苏合香丸麝息香，木丁熏陆气同芳，

　　　　犀冰白术沉香附，衣用朱砂中恶尝。

苏合香油（入安息香膏内）、冰片各一两，麝香研，安息香（用无灰酒即好黄酒）一升熬膏，青木香、丁香、乌犀屑、白术、沉香、香附、白檀香各二两，朱砂（研，水飞）二两，薰陆香（即乳香）别研一两。原书还有荜菱、诃子各二两。如法炮制研末，朱砂为衣，蜡护丸，临用剖开，井水、生姜汤、温酒皆可化下，每服一丸。

苏合香与安息香相须，并能内通脏腑，透窍开闭；龙脑（即冰片）与麝香相须，能芳香辟秽，走窜经络；乌犀入心；沉香镇肾，木香醒脾，香附理肝，乳香宣肺，复以丁香开胃，再用白术健脾，使诸香留脾以转输各脏；又以朱砂色赤，性寒入心以反佐，宁心安神，斯诸香彻上彻下。故而十二经络、三百六十五窍，无所不通，则气厥、痰闭、尸厥、中恶，一切不正之邪，无所不祛。

18. 收涩之剂

（1）当归六黄汤（自汗盗汗）

当归六黄治汗出，芪柏芩连生熟地。

泻火固表复滋阴，加麻黄根功更异。

或云此药太苦寒，胃弱气虚在所忌。

当归六黄汤，为当归、黄柏、黄连、黄芩、二地等分，黄芪加倍。

醒而汗出，曰自汗，寐而汗出，曰盗汗。汗出阴虚，当归、二地以滋其阴；汗出火扰，黄芩、黄柏、黄连以泻其火；汗出表虚，倍用黄芪以固其表。但因此方太过苦寒，易伤胃气，故胃弱气虚者应慎用。李时珍曰麻黄根："盖其性能行周身肌表，故能引诸药外至卫分而固腠理也。"

（2）金锁固精丸（梦遗滑精）

金锁固精芡莲须，龙骨蒺藜牡蛎需，

莲粉糊丸盐酒下，涩精秘气滑遗无。

金锁固精丸，为芡实（蒸）、莲须、沙菀蒺藜（炒）各二两，龙骨（酥炙）、牡蛎（盐水煮一日夜煅粉）各一两，共研细末，莲子肉煮糊为丸，盐汤或酒下。

方中芡实固精补脾，牡蛎涩精清热，莲子交通心肾，蒺藜补肾益精，龙骨、莲须，皆固精收脱之品。

19. 杀虫之剂

乌梅丸（蛔厥）

乌梅丸用细辛桂，人参附子椒姜继，

黄连黄柏及当归，温脏安蛔寒厥剂。

乌梅丸，为乌梅三百枚（醋浸蒸）、细辛、桂枝、附子（炮）、人参、黄柏各六两，黄连十六两，干姜十两，蜀椒、当归各四两。

本方治伤寒厥阴证，寒厥吐蛔。蛔得酸则伏，故用乌梅；蛔得苦则安，故用黄连、黄柏；蛔因寒而动，故用附子、蜀椒、干姜。当归补肝，人参助脾，细辛发肾邪，桂枝散表风。

20. 痈疡之剂

真人活命饮（一切痈疽）

真人活命金银花，防芷归陈草节加，

贝母天花兼乳没，穿山角刺酒煎嘉。

一切痈疽能溃散，溃后忌服用毋差。

大黄便实可加使，铁器酸物勿沾牙。

真人活命饮，为金银花、陈皮各三钱，白芷、大贝母、防风、当归尾、甘草节、皂角刺、穿山甲、天花粉、乳香、没药各一钱，乳香、没药二味（另碾，候药熟下）及皂角刺各五分，穿山甲三大片（锉，蛤粉，炒去粉），用好酒煎，恣饮尽醉。

方中金银花、甘草散热解毒，为痈疮圣药；天花粉、大贝母清痰降火；防风、白芷燥湿排脓；当归尾和血，陈皮行气；乳香托里护心，没药散瘀消肿；穿山甲、皂角刺透经络而溃坚，加酒以行药势也。使用此方，一切痈疽能溃散，已成者溃，未成者散。溃后尽忌服用毋差。大黄便实可加使，铁器酸物勿沾牙。

21. 经产之剂

（1）妊娠六合汤（妊娠伤寒）

加减妊娠六合汤，四物为君妙义长。

伤寒表虚地骨桂，表实细辛兼麻黄。

少阳柴胡黄芩入，小便不利加苓泻。

不眠黄芩栀子良，风湿防风与苍术。

胎动血漏名胶艾，虚痞朴实颇相当。

脉沉寒厥亦桂附，便秘蓄血桃仁黄。

安胎养血先为主，余因各症细参详。

后人法此治经水，过多过少别温凉。

温六合汤加芩术，色黑后期连附商。

热六合汤栀连益，寒六合汤加附姜。

气六合汤加陈朴，风六合汤加艽羌。

此皆经产通用剂，说与时师好审量。

妊娠六合汤，以四物汤（当归、地黄、川芎、白芍）为主，因病情随症加味。

四物汤（各药四两）加桂枝、地骨皮各七钱，二药解肌实表，名表虚六合汤；治疗妊娠伤寒表虚自汗、发热恶寒、头痛脉浮。

四物汤（各药四两）加细辛、麻黄各半两，二药温经发汗，名表实六合汤；治疗妊娠伤寒头痛、身热、无汗脉紧。

四物汤加柴胡解表，黄芩清里，名柴胡六合汤；治疗妊娠寒热胁痛、心烦喜呕、口苦脉弦之少阳证。

四物汤加石膏、知母，清肺泻胃，名石膏六合汤；治疗妊娠大热烦渴、脉大而长之阳明证。

四物汤加茯苓、泽泻，利水，名茯苓六合汤。

四物汤加栀子、黄芩，养阴除烦，名栀子六合汤；治疗妊娠汗下后不得眠。

四物汤加防风搜风，苍术燥湿，名风湿六合汤；治疗妊娠兼风兼湿，肢节烦痛，心热脉浮。

四物汤加阿胶、艾叶，益血安胎，名胶艾四物汤；治疗妊娠伤寒汗下后，胎动漏血。

四物汤加厚朴、枳实（炒）散满消痞，名朴实六合汤；治疗妊娠兼见胸满痞胀。

四物汤加附子、肉桂，散寒回阳，名附子六合汤；治疗妊娠兼见身冷拘急，腹痛脉沉。

四物汤加桃仁、大黄，润燥通便，名大黄六合汤；治疗妊娠兼见大便秘、小便赤、脉实数，或膀胱蓄血。

四物汤加黄芩、白术，黄芩抑阳，白术补脾，则脾能统血；治疗妊娠经水过多。

四物汤加黄连清热，香附行气，名连附六合汤。

四物汤加栀子、黄连，名热六合汤；治疗妊娠血热妄行。

四物汤加炮姜、附子，名寒六合汤；治疗妊娠血海虚寒。

四物汤加陈皮、厚朴，名气六合汤；治疗妊娠气郁经阻。

四物汤加秦艽、羌活，名风六合汤；治疗妊娠血虚风痉。

（2）胶艾汤（胎动漏血）

胶艾汤中四物先，阿胶艾叶甘草全。

妇人良方单胶艾，胎动血漏腹痛痊。

胶艾四物加香附，方名妇宝调经专。

胶艾汤，为阿胶、川芎、甘草各二两，艾叶、当归各三两，芍药、干地黄各四两，酒水煎，入阿胶烊化服。方中四物养血，阿胶补阴，艾叶补阳，甘草和胃，加酒行经。

《妇人良方大全》亦有胶艾汤，方中仅有阿胶和艾叶，治疗腹痛漏下淋漓，胎动不安下血。

胶艾四物汤去甘草，加香附，用童便、盐水、酒、醋各浸三日炒，名曰妇宝丹。

（3）失笑散（血瘀腹痛）

失笑蒲黄及五灵，晕平痛止积无停。

山楂二两便溏入，独圣功同更守经。

失笑散，为蒲黄、五灵脂等分生研，每服三钱，酒或醋煎服。治产后恶露不行，瘀血上冲包络，下阻腹中，闷而作痛难忍。

别有一方，用山楂二两，童便，砂糖调服，名独圣散，治"儿枕痛"。失笑散，吴于宣曰："五灵脂甘温走肝，生用则生血，蒲黄辛入肝，生用则破血，佐酒煎，以行其力，庶可直扶厥阴之滞，而有推陈致新之功，甘不伤脾，辛能散瘀，则瘀痛、恶寒、发热、昏晕、胸膈满闷等症悉除，直可一笑置之矣。"独圣散用山楂一味，不惟消食健脾，功为破瘀止儿枕痛；更益以砂糖之甘，温中而兼逐恶血；童便之咸，入胞而不凉下，相得而功益伟。

（4）生化汤（产后祛瘀）

> 生化汤宜产后尝，归芎桃草炮姜良。
>
> 倘因乳少猪蹄用，通草同煎亦妙方。

生化汤，为当归八钱，川芎三钱，桃仁十四枚，炮姜、炙甘草各五分，黄酒、童便各半煎服。此方能通滞和荣、补虚消瘀，治产后儿枕骨痛、恶露不行、血块腹痛等症。

猪蹄汤，为猪蹄一只，木通一两，煮食。猪蹄咸能润下，通草淡能通窍，故通乳颇灵。或调入益元散，以木梳梳乳房更验。又穿山甲、王不留行，亦皆通乳之药。通草用白通草亦可。

生化汤为产后必服之剂，其实有素体血虚之人产后而血更虚，血虚生内热，岂可再服炮姜以燥之，桃仁以破之。设恶露已行，亦宜去桃仁。

三、十二经脉歌诀

1. 手太阴肺经

> 手太阴肺中焦起，下络大肠胃口行。
>
> 上膈属肺从肺系，横从腋下臑内萦。
>
> 前于心与心包脉，下肘循臂骨上廉。
>
> 遂入寸口上鱼际，大指内侧爪甲根。
>
> 支络还从腕后出，接次指交阳明经。
>
> 此经多气而少血，是动则为喘满咳。
>
> 膨膨肺胀缺盆痛，两手交瞀为臂厥。
>
> 肺所主病咳上气，喘渴烦心胸满结。
>
> 臑臂之内前廉痛，为厥或为掌中热。

肩背痛是气有余，小便数欠或汗出。

气虚亦痛溺色变，少气不足以报息。

手太阴肺脉中焦起，下络大肠（肺与大肠相表里）胃口行（胃之上脘，即贲门）。上膈属肺从肺系（即喉管），横从腋下臑（臑下对腋处，名臑）内萦。前于心与心包脉（行少阴心主之前），下肘（臑尽处为肘）循臂（肘以下为臂）骨上廉。遂入寸口（关前动脉为寸口）上鱼际，（大指后肉隆起处为鱼际），大指内侧爪甲根（少商穴止）。支络还从腕（臂骨尽处为腕）后出，接次指交阳明经（大肠）。此经多气而少血，是动则为喘满咳（脾生气）。膨膨肺胀缺盆（肩下横骨陷中处，名缺盆，阳明胃经穴）痛，两手交瞀为臂厥。肺所主病咳上气，喘渴（金不生水）烦心（心脉上肺）胸满结（脉布胸中）。臑臂之内前廉痛，为厥或为掌中热（脉行少阴心主之前，掌心劳宫穴属心包）。肩背痛是气有余（脉络交于手上肩背），小便数（而）欠（便频而短）或汗出（脉主皮毛）。气虚亦痛（肩臂寒痛）溺色变，少气不足以报息（肺虚）。

2. 手阳明大肠经

手阳明经大肠脉，次指内侧起商阳。

循指上廉出合谷，两骨两筋中间行。

循臂入肘行臑外，肩髃前廉柱骨旁。

会此下入缺盆内，络肺下膈属大肠。

支从缺盆上入颈，斜贯两颊下齿当。

夹口人中交左右，上夹鼻孔尽迎香。

此经血盛气亦盛，是动齿痛颈亦肿。

是主津液病所生，目黄口干鼽衄动。

喉痹痛在肩前臑，大指次指痛不用。

手阳明经大肠脉，次指内侧起商阳（本经穴名）。循指上廉出合谷（俗名虎口穴），两骨（两指岐骨间）两筋中间行（手背外侧两筋陷凹中，阳溪穴）。循臂入肘（外廉）行臑外（廉，肩髃音隅，肩端两骨），肩髃前廉柱骨旁（上出膀胱经之天柱骨，会于督脉之大椎）。会此（六阳经皆会于大椎。故经文云，上出于柱骨之会上），下入缺盆内（肩下横骨陷中），络肺下膈属大肠（相为表里）。支从缺盆上入颈，斜贯两颊下齿当。夹口人中（鼻下沟）交左右，上夹鼻孔尽迎香（本经穴终，交足阳明）。此经血盛气亦盛，是动齿痛颈亦肿。是主津液病所生（大肠主津），目黄（大肠内热），口干（无津）鼽衄动（鼽，音求，鼻水。衄，鼻血）。喉痹（金燥）痛在肩前臑，大指次指痛不用（不随人用，皆经脉所过）。

3. 足阳明胃经

足阳明胃鼻颏起，下循鼻外入上齿。

环唇夹口交承浆，颐后大迎颊车里。

耳前发际至额颅，支循喉咙缺盆入。

下膈属胃络脾宫，直者下乳夹脐中。

支起胃口循腹里，下行直合气街逢。

遂由髀关下膝膑，循胫足跗中指通。

支从中指入大指，厉兑之穴经尽矣。

此经多气复多血，振寒伸欠面颜黑。

病至恶见火与人，忌闻木声心惕惕。

闭户塞牖欲独处，甚则登高弃衣走。

贲响腹胀为骭厥，狂疟温淫及汗出。

鼽衄口㖞并唇胗，颈肿喉痹腹水肿。

膺乳膝膑股伏兔，骭外足跗上皆痛。

气盛热在身以前，有余消谷溺黄甚。

不足身以前皆寒，胃中寒而腹胀癃。

足阳明胃（脉）鼻頞（山根）起，下循鼻外入上齿。环唇夹口交承浆（下唇陷中），颐后大迎颊车里（腮下为颔，颔下为颐，耳下为颊车。大迎，颔下穴名）。耳前发际至额颅，支循喉咙缺盆入。下膈属胃络脾宫（相为表里），直者下乳夹脐中。支（者）起胃口循腹里，下行直合气街逢（即气冲）。遂由髀关（抵伏兔）下膝膑（夹膝两筋为膑，一曰膝盖），循胫（外廉下）足跗（足面）中趾通。支从中趾入大趾，厉兑之穴经尽矣。（交足太阴。）此经多气复多血，振寒呻欠（呻吟，哈欠）面颜黑。病至恶见火与人（血气盛而热甚），忌闻木声心惕惕（阳明土恶木也）。闭户塞牖欲独处，甚则登高（而歌）弃衣（而）走。贲响腹胀（脉循腹里，水火相激而作声），为骭厥（足胫为骭），狂疟温淫及汗出（阳明法多汗）。蚖魶口㖞并唇胗（音轸，唇疡，脉夹口环唇），颈肿喉痹（循颐循喉）腹水肿（土不制水）。膺乳（膺窗、乳中、乳根，皆本经乳间学），膝膑股伏兔（膝上六寸肉起处），骭外足跗上皆痛，气盛热在身以前（阳明行身之前），有余消谷（善饥）溺黄甚，不足身以前皆寒，胃中寒而腹胀癃。

4. 足太阴脾经

太阴脾起足大指，循指内侧白肉际。

过核骨后内踝前，上腨循胫膝股里。

股内前廉入腹中，属脾络胃上膈通。

夹咽连舌散舌下，支者从胃注心宫。

此经血少而气壮，是动即病舌本强。

食则呕出胃脘痛，心中善噫而腹胀。

得后与气快然衰，脾病身重不能摇。

痠泄水闭及黄疸，烦心心痛食难消。

强立股膝内多肿，不能卧因胃不和。

太阴脾起足大趾，循趾内侧白肉际。过核骨后（孤拐骨。
张景岳曰：非也，即大趾后圆骨）。内踝前（胫旁曰踝），上腨（音
涮，足肚也。一作踹，音短，足根也。然经中二字通用）循胫膝股
里。股内前廉入腹中，属脾络胃（相为表里），上膈通。夹咽
连舌（本，舌根也），散舌下，支者从胃（上膈）注心宫。此经
血少而气壮，是动即病舌本强。食则呕出胃脘痛，心中善噫
（即嗳）而腹胀。得后与气（大便嗳气），快然衰（病衰），脾病
身重（脾主肌肉），不能（动）摇。瘕泄（瘕积泄泻），水闭及黄
疸（脾湿），烦心心痛（即胃脘痛）食难消（食不下）。强立股膝
内多肿（脾主四肢），不能卧因胃不和。

5. 手少阴心经

手少阴心起心经，下膈直络小肠承。

支者夹咽系目系，直者心系上肺腾。

下腋循臑后廉出，太阴心主之后行。

下肘循臂抵掌后，锐骨之端小指停。

此经少血而多气，是动咽干心痛应。

目黄胁痛渴欲饮，臂臑内痛掌热蒸。

手少阴心起心经，下膈直络小肠承（相为表里）。支者夹
咽系目系，直者心系上肺腾。下腋循臑后廉出，太阴心主
（心包）之后行（行二脉之后），下肘循臂（内后廉）抵掌后，锐
骨之端（掌后尖骨）小指停（少冲穴，交手太阳）。此经少血而多
气，是动咽干（少阴火，脉夹咽），心痛应，目黄胁痛（系目出
胁）渴欲饮，臂臑内（后廉）痛掌热蒸。

6. 手太阳小肠经

手太阳经小肠脉，小指之端起少泽。

循手上腕出踝中，上臂骨出肘内侧。

两筋之间臑后廉，出肩解而绕肩胛。

交肩之上入缺盆，直络心中循嗌咽。

下膈抵胃属小肠，支从缺盆上颈颊。

至目锐眦入耳中，支者别颊复上䪼。

抵鼻至于目内眦，络颧交足太阳接。

嗌痛颔肿头难回，肩似拔兮臑似折。

耳聋目黄肿颊间，是所生病为主液。

颈颔肩臑肘臂痛，此经少气而多血。

手太阳经小肠脉，小指之端起少泽（本经穴）。循手（外侧）上腕（臂骨尽处为腕）出踝中（掌侧腕下腕骨为踝），上臂骨（下廉）出肘内侧。两筋之间臑（外）后廉，出肩解（脊旁为膂，膂上两角为肩也）而绕肩胛（肩下成片骨）。交肩之上入缺盆（肩下横骨陷中），直络心中循嗌咽。下膈抵胃属小肠（小肠与心为表里），支从缺盆上颈颊。至目锐眦入耳中（至本经听宫穴），支者别颊复上䪼（音拙，目下）。抵鼻至于目内眦（内角），络颧交足太阳接。嗌痛颔肿（循咽循颈）头难回（不可以顾），肩似拔兮臑似折（出肩循臑）。耳聋目黄肿颊间（入耳至眦上颊），是所生病为主液（小肠主液）。颈颔肩臑肘臂痛，此经少气而多血。

7. 足太阳膀胱经

足太阳经膀胱脉，目内眦上额交巅。

支者从巅入耳角，直者从巅络脑间。

还出下项循肩膊，夹脊抵腰循膂旋。

络肾正属膀胱腑，一支贯臀入腘传。

一支从膊别贯胛，夹脊循髀合腘行。

贯腨出踝循京骨，小指外侧至阴全。

此经少气而多血，头痛脊痛腰如折。

目似脱兮项似拔，腘如结兮腨如裂。

痔疟狂癫疾并生，鼽衄目黄而泪出。

囟项眦腰尻腘腨，病若动时皆痛彻。

足太阳经膀胱脉，目内眦上额交巅。支者从巅入耳角，直者从巅络脑间。还出下项循肩膊（肩后之下为膊），夹脊（去脊各一寸五分，行十二俞等穴），抵腰循膂旋（脊旁为膂）。络肾正属膀胱腑（相为表里），一支贯臀入腘传（从腰脊下中行，行上中下髎等穴，入腘委中穴，膝外曲处为腘）。一支从膊别贯胛（脊肉为胛），夹脊（去脊各三寸行，附分、魄户、膏肓等穴）循髀（髀枢，股外为髀）合腘行（与前入腘者合）。贯腨（足肚）出踝（胫旁曰踝），循京骨（本经穴，足外侧赤白肉际），小指外侧至阴（穴）全（交足少阴）。此经少气而多血，头痛脊痛腰如折。目似脱兮项似拔，腘如结兮腨如裂。痔（脉入肛）疟（太阴疟）狂癫疾并生（癫狂篇亦有刺太阳经者），鼽衄（太阳经气不能循经下行，上冲于脑，而为鼽衄），目黄而泪出。囟项眦腰尻腘腨，病若动时皆痛彻（以上病皆经脉所过）。

8. 足少阴肾经

足肾经脉属少阴，斜从小指趋足心。

出于然骨循内踝，入跟上腨腘内寻。

上股后廉直贯脊，属肾下络膀胱深。

直者从肾贯肝膈，入肺夹舌循喉咙。

支者从肺络心上，注于胸交手厥阴。

此经多气而少血，是动病饥不欲食。

咳唾有血喝喝喘，目䀮心悬坐起䀮。

善恐如人将捕之，咽肿舌干兼口热。

上气心痛或心烦，黄疸肠澼及痿厥。

脊股后廉之内痛，嗜卧足下热痛彻。

　　足肾经脉属少阴，斜从小趾趋足心（涌泉穴）。出于然骨（一作谷，足内踝骨陷中）循内踝，入跟（足后跟）上腨腘内（廉）寻。上股（内）后廉直贯脊（会于督脉长强穴），属肾下络膀胱深（相为表里）。直者从肾贯肝膈，入肺夹舌（本）循喉咙。支者从肺络心上，注于胸（膻中）交手厥阴（心包经）。此经多气而少血，是动病饥不欲食（腹内饥而不嗜食）。咳唾有血（脉入肺，故咳。肾主唾，肾损故见血）喝喝喘（肾气上奔），目䀮（瞳子属肾）心悬（脉络心，水不制火）坐起䀮（坐而欲起，阴虚不宁）。善恐（心惕惕）如人将捕之（肾志恐），咽肿舌干兼口热（少阴火）。上气（肾水溢而为肿）心痛或心烦（脉络心），黄疸（肾水乘脾，或为女劳疸）肠澼（肾移热于脾胃、大肠，或痢，或便血）及痿（骨痿）厥（下不足则上厥）。脊股后廉之内痛，嗜卧（少阴病，但欲寐）足下热痛彻。

9. 手厥阴心包经

　　　　手厥阴经心主标，心包下膈络三焦。

　　　　起自胸中支出胁，下腋三寸循臑迢。

　　　　太阴少阴中间走，入肘下臂两筋超。

　　　　行掌心从中指出，支从小指次指交。

　　　　是经少气原多血，是动则病手心热。

　　　　肘臂挛急腋下肿，甚则支满在胸胁。

　　　　心中憺憺时大动，面赤目黄笑不歇。

　　　　是主脉所生病者，掌热心烦心痛掣。

　　手厥阴经心包脉，心包下膈络三焦（心包与三焦为表里）。

起自胸中（膻中）支（支者）出胁，下腋三寸循臑（内）迢。太
阴（肺）少阴（心）中间走，入肘下臂两筋超（掌后两筋横纹陷
中）。行掌心（劳宫穴）从中指出（中冲穴），支从小指次指交
（小指内之次指，交三焦经）。是经少气原多血，是动则病手心
热。肘臂挛急，腋下肿，甚则支满在胸胁。心中憺憺时大动，
面赤目黄笑不歇。是主脉所生病者（心主脉），掌热心烦心痛
掣（皆经脉所过）。

10. 手少阳三焦经

> 手少阳经三焦脉，起手小指次指间。
>
> 循腕出臂之两骨，贯肘循臑外上肩。
>
> 交出足少阳之后，入缺盆布膻中传。
>
> 散络心包而下膈，循属三焦表里联。
>
> 支从膻中缺盆出，上项出耳上角巅。
>
> 以屈下颊而至顺，支从耳后入耳缘。
>
> 出走耳前交两颊，至目锐眦胆经连。
>
> 是经少血还多气，耳聋嗌肿及喉痹。
>
> 气所生病汗出多，颊肿痛及目锐眦。
>
> 耳后肩臑肘臂外，皆痛废及小次指。

手少阳经三焦脉，起手小指次指间（无名指关冲穴）。循
腕（表手背）出臂（外）之两骨（天井穴），贯肘循臑外上肩。
交出足少阳（胆）之后，入缺盆布膻中传（两乳中间）。散络心
包而下膈，循属三焦表里联（三焦与心包为表里）。支从膻中缺
盆出，上项出耳上角巅。以屈下颊而至顺，支从耳后入耳缘。
出走耳前（过胆经客主人穴）交两颊，至目锐眦（外角）胆经连
（交足少阳）。是经少血还多气，耳聋嗌肿及喉痹（少阳相火）。
气所生病（气分、三焦、心包，皆主相火）汗出多（火蒸为汗），

颊肿痛及目锐眦。耳后肩臑肘臂外，皆痛废及小次指 (小指次指不用)。

11. 足少阳胆经

足少阳脉胆之经，起于两目锐眦边。

上抵头角下耳后，循颈行手少阳前。

至肩却出少阳后，入缺盆中支者分。

耳后入耳耳前走，支别锐眦下大迎。

合手少阳抵于颇，下加颊车下颈连。

复合缺盆下胸膈，络肝属胆表里萦。

循胁里向气街出，绕毛际入髀厌横。

直者从缺盆下腋，循胸季胁过章门。

下合髀厌髀阳外，出膝外廉外辅缘。

下抵绝骨出外踝，循跗入小次指间。

支者别跗入大指，循指岐骨出其端。

此经多气而少血，是动口苦善太息。

心胁痛疼转侧难，足热面尘体无泽。

头痛颔痛锐眦痛，缺盆肿痛亦肿胁。

马刀夹瘿颈腋生，汗出振寒多疟疾。

胸胁髀膝胫绝骨，外踝皆痛及诸节。

足少阳脉胆之经，起于两目锐眦边。上抵头角下耳后，循颈行手少阳前 (三焦)。至肩却出少阳后，入缺盆中支者分。耳后入耳耳前走，支别锐眦下大迎 (胃经穴，在颔前一寸三分动脉陷中)。合手少阳抵于颇 (目下)，下加颊车下颈连。复合缺盆下胸 (贯) 膈，络肝属胆表里萦 (相为表里)。循胁里向气街出 (夹脐四寸动脉)，绕毛际入髀厌横 (横入髀厌，即髀枢)。直者从缺盆下腋，循胸季胁过章门 (胁骨下为季胁，即肝经章门穴）。下合髀厌（即髀枢）髀阳外（循髀外行太阳阳明之间），出膝外廉外辅（骨，即膝下两傍高骨）缘。下抵绝骨出外踝（外踝以上为绝骨，少阳行身侧，故每言外），循跗（足面）入小次趾间。支者别跗入大趾，循趾岐骨出其端（足大指本节后为岐骨，交肝经）。此经多气而少血，是动口苦（胆汁上溢）善太息（木气不舒）。心胁痛疼转侧难，足热（足外反热）面尘体无泽（木郁不能生荣）。头痛颔痛锐眦痛，缺盆肿痛亦肿胁。马刀夹瘿颈腋生（少阳疮疡坚而不溃），汗出（少阳相火）振寒多疟疾（少阳居半表半里，故疟发寒热，多属少阳）。胸胁髀膝胫绝骨，外踝皆痛及诸节（皆经脉所过）。

12. 足厥阴肝经

> 足厥阴肝脉所终，大指之端毛际丛。
> 循足跗上上内踝，出太阴后入腘中。
> 循股入毛绕阴器，上抵小腹夹胃通。
> 属肝络胆上贯膈，布于胁肋循喉咙。
> 上入颃颡连目系，出额会督顶巅逢。
> 支者后从目系出，下行颊里交环唇。
> 支者从肝别贯膈，上注于肺乃交宫。
> 是经血多而气少，腰痛俯仰难为工。
> 妇少腹肿男㿉疝，嗌干脱色面尘蒙。
> 胸满呕逆及飧泄，狐疝遗尿或闭癃。

足厥阴肝脉所终，大指之端毛际丛（即大敦穴）。循足跗上廉内踝（中封穴），出太阴后（脾脉之后）入腘中。循股（阴）入毛（中）绕阴器，上抵小腹夹胃通。属肝络胆鹕（相为表里）上贯膈，布于胁肋循喉咙（之后）。上入颃颡（咽颡，本篇后又云络舌本）连目系，出额会督顶巅逢（与督脉会于巅，百会穴）。

支者后从目系出，下行颊里交环唇。支者从肝别贯膈，上注于肺乃交宫（交于肺经）。是经血多而气少，腰痛俯仰难为工（不可俯仰）。妇少腹肿男㿗疝（肝脉抵小腹环阴器），嗌干（脉络喉咙）脱色面尘蒙（肝郁）。胸满呕逆及飧泄（木克土），狐疝遗尿（肝虚）或闭癃（肝火）。

四、穴位分寸歌诀

1. 督脉穴位分寸歌

> 骶骨尖端是长强，廿一椎下腰俞藏。
> 十六阳关十四命，十三悬枢细推详。
> 十一椎寻脊中穴，十椎中枢穴须量。
> 第九椎是筋缩穴，七椎之下即至阳。
> 六灵五神三身柱，一椎之下陶道当。
> 一椎之上大椎穴，入发五分哑门行。
> 风府哑上五分取，脑户府上寸半量。
> 强间后顶两个穴，相距俱作五寸详。
> 百会颅顶中央取，向前寸半前顶彰。
> 囟会百前三寸是，上星入发一寸量。
> 神庭入发五分处，素髎乃在鼻尖当。
> 水沟鼻下唇上际，兑端上唇正中央。
> 龈交门齿微上取，二十八穴已彰详。

2. 任脉穴位分寸歌

> 任脉会阴两阴间，曲骨耻骨之上缘。
> 中极脐下四寸取，脐下三寸是关元。
> 石门脐下二寸是，气海乃在寸半间。

脐下一寸阴交穴，脐窝中央神阙传。

脐上上行各一寸，水分下脘建里参。

中脘上脘与巨阙，气穴行至鸠尾边。

中庭膻中下寸六，膻中位在两乳间。

玉堂紫宫华盖穴，上行俱作寸六看。

璇玑华盖上一寸，天突喉下凹中探。

廉泉喉头节上陷，承浆唇下窝中间。

3. 手太阴肺经穴位分寸歌

肺经穴起于中府，华盖平去六寸谱。

云门璇玑旁六寸，锁骨之下外端处。

天府腋三臂内求，侠白泽上五寸主。

尺泽肘中横纹是，孔最腕上七寸数。

列缺交叉食指尽，经渠腕后五分处。

太渊掌后横纹头，鱼际红白肉界睹。

少商大指内侧端，喉痛刺之可除苦。

4. 手阳明大肠经穴分寸歌

商阳食指内侧端，二间寻来本节前。

三间节后陷中取，合谷虎口歧骨间。

阳溪腕上两筋陷，偏历溪上三寸端。

温溜偏历上二寸，溜上一寸下廉看。

再上一寸上廉穴，池下二寸三里辨。

曲池屈肘纹头陷，池上一寸肘髎探。

池上三寸手五里，臂臑池上七寸观。

肩髃则须举手取，空陷中央穴在焉。

巨骨肩上两叉骨，天鼎扶突下寸端。

扶突喉结旁三寸，禾髎沟旁五分参。

迎香鼻旁五分取，大肠经穴已完篇。

5. 足阳明胃经穴位分寸歌

胃之经兮足阳明，承泣目下七分寻。

四白目下方一寸，巨髎鼻孔旁八分。

地仓口角四分处，大迎颔前寸三分。

颊车耳下八分近，下关合口有空寻。

头维神庭旁四五，人迎喉旁寸五真。

水突人迎气舍介，气舍突（天突）外寸五分。

缺盆锁骨上窝取，气户璇旁四寸凭。

库房华盖去四寸，屋翳库下一肋寻。

膺窗玉堂旁四寸，第四肋间乳中名。

中庭旁边四寸许，乳下一肋是乳根。

不容承满梁门穴，关门太乙滑肉门。

六穴中横均二寸，巨阙旁下一寸匀。

天枢脐旁横二寸，阴交旁二是外陵。

大巨石门旁二寸，水道关元二寸横。

归来中极旁二寸，气冲曲骨二寸寻。

髀关伏兔之上取，斜里去膝尺二凭。

伏兔膝上六寸准，膝上三寸阴市存。

梁丘膝上二寸定，犊鼻膝下骨陷寻。

膝眼三寸下三里，里下三寸上巨真。

里下五寸条口论，里下六寸下巨名。

丰隆外踝上五寸，解溪鞋带窝中存。

冲阳二三跖骨陷，陷谷二寸到内庭。

内庭中次趾间取，厉兑次趾外侧寻。

6. 足太阴脾经穴分寸歌

大趾内侧端隐白，节前陷中大都称。

本节之后太白穴，白后一寸是公孙。

商丘内踝微前陷，三阴踝上三寸寻。

再上三寸漏谷是，膝下五寸地机真。

屈膝纹头阴陵穴，血海膝上二寸寻。

箕门血海上六寸，本云宜浅或禁针。

冲门曲开三寸半，府舍冲门上七分。

腹结横下寸三是，孕妇不宜此穴针。

大横当脐外四寸，再上三寸腹哀平。

食窦中庭旁六寸，乳旁二寸天溪存。

胸乡玉堂旁六寸，紫宫六寸是周荣。

大包腋下六寸取，脾经穴位已分明。

7. 手少阴心经穴位分寸歌

心经穴起极泉中，腋窝前端动脉充。

青灵少海上三寸，少海肘窝纹内通。

灵道腕后一寸半，通里腕后一寸同。

阴郄通下五分地，神门手腕纹陷中，

少府握拳小四界，小指内侧是少冲，

心经九穴终于此，惟有神门莫放松。

8. 手太阳小肠经穴位分寸歌

小指外端为少泽，本节前陷前谷穴。

节后陷中取后溪，腕骨腕前歧骨侧。

阳谷腕关下陷中，养老尺骨凸起宅，

腕后五寸支正取，肘端五分小海别。

肩贞腋缝上一寸，臑俞肩胛骨端决。

天宗肩胛中央是，三椎旁开秉风列，

肩胛上部曲垣取，外俞陶道三寸切，

肩中大椎外二寸，天窗扶后一寸别，

天容天窗上一寸，颧髎颧骨陷中列，

听宫耳珠前下陷，小肠左右十九穴。

9. 足太阳膀胱经穴位分寸歌

从头细数膀胱经，内眦一分起睛明，

眉头即是攒竹穴，眉冲神庭旁五分。

曲差庭旁一寸五，五处寸半对上星。

承光通天络却穴，相距俱是寸五分。

玉枕络却下四寸，脑户旁开寸三分。

天柱哑旁七分取，亦云此穴寸三分。

由此脊中开寸半，第一大杼二风门。

三椎肺俞厥阴四，心五督六膈七论。

肝九胆十脾十一，胃在十二椎下寻。

十三三焦十四肾，十五椎俞气海称。

大肠关元十六七，十八椎乃小肠名。

膀胱俞穴寻十九，二十椎下中膂真。

白环俞穴二十一，八髎十八骶孔寻。

会阳骶下外五取，脊开寸半穴分清。

脊开三寸背两旁，附分二椎第二行。

魄三膏四神堂五，譩譆膈关六七藏。

魂门第九阳纲十，十一意舍二胃仓。

十三盲门四志室，十九椎旁是胞盲。

秩边穴与廿一对，背部二行已周详。

承扶臀下纹中取，殷门扶下寸六量。

浮郄委阳上一寸，委中外寸是委阳。

委中膝腘窝中是，合阳委下二寸详。

承筋穴在合承界，承山腓肌分肉彰。

飞扬昆仑上七寸，昆上三寸是跗阳。

昆仑外踝后侧陷，仑下寸半仆参祥。

申脉踝下五分处，金门申前五分藏。

京骨申前约三寸，束骨节后陷中央。

通谷节前陷中取，至阴小趾外侧当。

10. 足少阴肾经穴位分寸歌

足掌中央是涌泉，然谷公孙后寸观。

太溪踝后五分对，溪下五分大钟悬。

水泉溪下一寸陷，照海踝尖下寸传。

复溜太溪上二寸，溜前五分交信联。

溪上五寸筑宾穴，阴谷膝纹之内端。

横赫气满注肓穴，六穴横五直寸焉。

商曲石关阴都并，通谷幽门五穴全。

上行俱是一寸取，中行各开五分观。

步廊神封灵墟位，神藏彧中俞府安。

上行寸六旁二寸，二十七穴仔细研。

11. 手厥阴心包络经穴位分寸歌

心包络起天池间，乳横一寸陷中安。

天泉腋缝下二寸，曲泽肘窝正中参。

郄门腕后五寸地，间使陵上三寸观。

内关掌后乃二寸，大陵手腕横纹间。

劳宫握拳掌心取，中指之末中冲端。

12. 手少阳三焦经穴分寸歌

关冲四指外侧端，液门四五指缝间。

中渚液门上一寸，阳池腕关背面传。

外关腕后二寸处，池上三寸支沟言。

会宗沟外一寸取，沟上一寸三阳堪。

四渎阳池上五寸，天井肘上一寸深。

天井再上一寸地，举臂可取清冷渊。

消泺肘尖上四五，臑会肩后三寸连。

肩髎肩髆关节处，天髎肩井后寸边。

天牖乳突后下部，翳风耳垂后面探。

瘈脉翳风下一寸，颅息瘈上一寸端。

角孙卷耳当尖处，耳门耳前上缺间。

和髎耳前锐发部，丝竹空在眉外端。

13. 足少阳胆经穴位分寸歌

瞳子目外五分连，耳珠前下听会安。

客主人在颧弓上，颔角后上颔厌探。

悬颅厌下六分处，悬厘颅后五分观。

曲鬓角孙前一寸，入发寸半率谷传。

天冲率后三分许，冲斜下寸浮白悬。

窍阴浮白下约寸，窍下七分完骨言。

本神神庭旁三寸，阳白眉中上寸间。

临泣阳白直上取，入发五分穴在焉。

目窗正营承灵穴，距前均作寸五观。

脑空灵后四寸五，风池横寸风府边。

肩井胛锁两骨际，腋下三寸渊腋参。

辄筋渊腋前一寸，日月九肋软骨端。

再下五分方是穴，侧卧取之两侧然。

京门十二肋前下，带脉脐旁七五探。

带下三寸五枢穴，维道枢下五分间。

居髎维斜下三寸，环跳骨股上陷悬。

风市垂手中指尽，中渎膝纹五寸观。

阳关阳陵上三寸，腓骨前下阳陵泉。

阳交踝后上七寸，外丘阳交五分前。

光明踝直上五寸，踝上四寸阳辅参。

悬钟踝上三寸取，丘墟外踝之下前。

足临距侠一寸半，地五距临五分端。

侠溪四五足趾陷，窍阴四趾外侧边。

14. 足厥阴肝经穴位分寸歌

大敦蹰趾外侧端，蹰次趾缝是行间。

太冲本节上二寸，中封内踝一寸前。

蠡沟内踝上五寸，蠡上二寸中都宣。

膝关曲泉下二寸，膝腘纹上寻曲泉。

阴包膝上四寸陷，五里气冲穴下三。

阴廉五里上一寸，曲旁二五急脉观。

章门肘尖贴胁尽，期门约当九肋端。

大医推荐中医入门必读书目

1. 初学用

（1）《药性歌括四百味白话解》

（2）《濒湖脉学白话解》

（3）《汤头歌诀白话解》

（4）《医学三字经白话解》

2. 进阶用

（1）《黄帝内经素问》

（2）《灵枢经》

（3）《伤寒论》

（4）《金匮要略》

3. 临床用

（1）《神农本草经》

（2）《温病条辨》

（3）《丹溪心法》

（4）《景岳全书》

（5）《脾胃论》

（6）《医学心悟》

（7）《医宗金鉴》

（8）《重订医学衷中参西录》

（9）《临证指南医案》

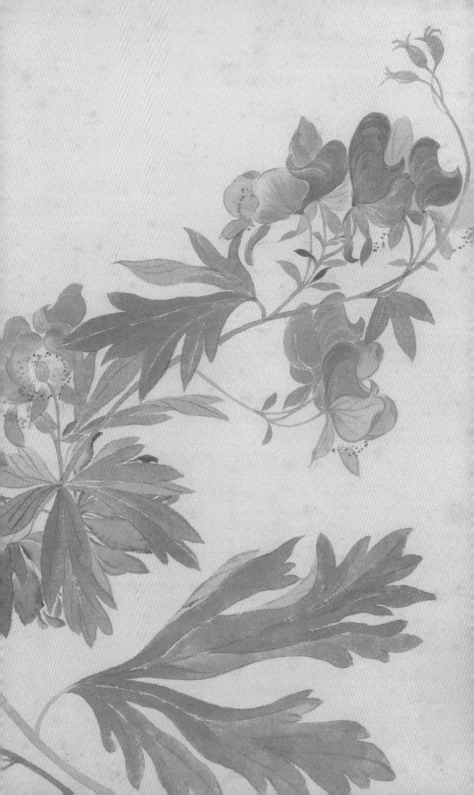

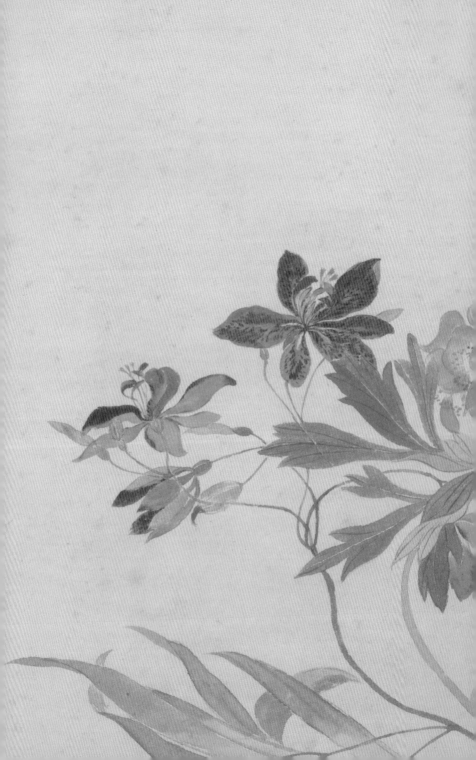

国家古籍整理出版专项经费资助项目

中国历代园艺典籍整理丛书

瓶花谱 瓶史 瓶史月表

〔明〕张谦德 袁宏道 屠本畯 著

赵家栋 译注

长江出版传媒

湖北科学技术出版社

图书在版编目（CIP）数据

瓶花谱 /（明）张谦德著；赵家栋译注 . 瓶史 /（明）
袁宏道著；赵家栋译注 . 瓶史月表 /（明）屠本畯著；
赵家栋译注 . — 武汉：湖北科学技术出版社，2022.1
（中国历代园艺典籍整理丛书 / 程杰，化振红主编）
ISBN 978-7-5706-1745-6

Ⅰ.①瓶… ②瓶… ③瓶… Ⅱ.①张… ②袁… ③屠…
④赵… Ⅲ.①花卉－观赏园艺－中国－明代 Ⅳ.① S68

中国版本图书馆 CIP 数据核字 (2021) 第 253596 号

瓶花谱 · 瓶史 · 瓶史月表
PINGHUA PU PINGSHI PINGSHI YUEBIAO

责任编辑：张荔菲
封面设计：胡　博
督　　印：刘春尧

出版发行：湖北科学技术出版社
地　　址：武汉市雄楚大街 268 号湖北出版文化城 B 座 13—14 层
电　　话：027-87679468　　　　　　邮　　编：430070
网　　址：http://www.hbstp.com.cn
印　　刷：武汉市金港彩印有限公司　　邮　　编：430023
开　　本：889mm×1194mm　　1/32　　5.5 印张
版　　次：2022 年 1 月第 1 版
印　　次：2022 年 1 月第 1 次印刷
字　　数：160 千字
定　　价：58.00 元

总序

　　花有广义和狭义之分。广义的花即花卉，统指所有观赏植物，而狭义的花主要是指其中的观花植物，尤其是作为观赏核心的花朵。古人云："花者，华也，气之精华也。"花是大自然的精华，是植物进化到最高阶段的产物，是生物界的精灵。所谓花朵，主要是被子植物的生殖器官，是植物与动物对话的媒介。花以鲜艳的色彩、浓郁的馨香和精致的结构绽放在植物世界葱茏无边的绿色中，刺激着昆虫、鸟类等动物的欲望，也吸引着人类的目光和嗅觉。

　　人类对于花有着本能的喜爱，在世界所有民族的文化中，花总是美丽、青春和事物精华的象征。现代研究表明，花能激发人们积极的情感，是人类生活中十分重要的伙伴。围绕着花，各种文化都发展起来，人们培植、观赏、吟咏、歌唱、图绘、雕刻花卉，歌颂其美好的形象，寄托深厚的情愫，装点日常的生活，衍生出五彩缤纷的物质与精神文化。

　　我国是东亚温带大国，花卉资源极为丰富；我国又是文明古国，历史十分悠久。传统文化追求"天人合一"，尤其尊重自然。"望杏敦耕，瞻蒲劝穑"，"花心柳眼知时节"，"好将花木占农候"，这些都是我国农耕社会古老的传统。"花开即佳节"，"看花醉眼不须扶，花下长歌击唾壶"，总是人生常有的赏心乐事。花田、花栏、花坛、花园、花市等花景、花事应运而生，展现出无比美好的生活风光。而如"人心爱春见花喜""花迎喜气皆知笑"，花总是生活幸福美满的绝妙象征。梅开五福、红杏呈祥、牡丹富贵、莲花多子、菊花延寿等吉祥寓意不断萌发、积淀，传载着人们美好的生活理想，逐步形成我们民族系统而独特的装饰风习和花语符号。至于广大文人雅士更是积极系心寄情，吟怀寓性。正如清人张璨《戏题》

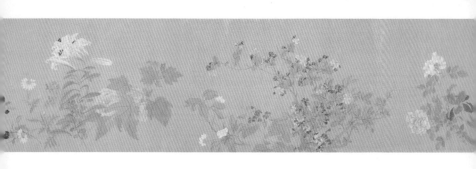

诗所说，"书画琴棋诗酒花，当年件件不离它"。花与诗歌、琴棋、书画一样成了士大夫精神生活不可或缺的内容，甚而引花为友，尊花为师，以花表德，借花标格，形成深厚有力的传统，产生难以计数的文艺作品与学术成果，体现了优雅高妙的生活情趣和精神风范。正是我国社会各阶层的热情投入，使得我国花卉文化不断发展积累，形成氤氲繁盛的历史景象，展现出鲜明生动的民族特色，蕴蓄起博大精深的文化遗产。

在精彩纷呈的传统花卉文化中，花卉园艺专题文献无疑最值得关注。根据王毓瑚《中国农学书录》、王达《中国明清时期农书总目》统计，历代花卉园艺专题文献多达三百余种，其中不少作品流传甚广。如综类通述的有《花九锡》《花经》《花历》《花佣月令》等，专述一种的有《兰谱》《菊谱》《梅谱》《牡丹谱》等，专录一地的有《洛阳花木记》《扬州芍药谱》《亳州牡丹志》等，专录私家一园的有《魏王花木志》《平泉山居草木记》《倦圃莳植记》等。从具体内容看，既有《汝南圃史》《花镜》之类重在讲述艺植过程的传统农书，又有《全芳备祖》《花史左编》《广群芳谱》之类辑录相关艺文掌故辞藻的资料汇编，也有《瓶史》《瓶花谱》等反映供养观赏经验的专题著述。此外，还有大量农书、生活百科类书所设花卉园艺、造作、观赏之类专门内容，如明人王象晋《群芳谱》"花谱"、高濂《遵生八笺》"四时花纪""花竹五谱"、清人李渔《闲情偶寄》"种植部"等。以上种种，构成了我国花卉园艺文献的丰富宝藏，蕴含着极为渊博的理论知识和专业经验。

湖北科学技术出版社拟对我国历代花卉园艺文献资料进行全面的汇集整理，并择取一些重要典籍进行注解诠释、推介普及。本丛书可谓开山辟

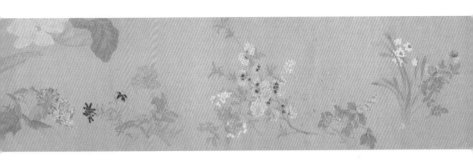

路之举，主要收集古代花卉专题文献中篇幅相对短小、内容较为实用的十多种文献，分编成册。按成书时间先后排列，主要有以下这些。

1.《花九锡·花九品·花中三十客》，唐人罗虬、五代张翊、宋人姚宏等编著，主要是花卉品格、神韵、情趣方面标举名目、区分类别、品第高下的系统名录与说法。

2.《花信风·花月令·十二月花神》，五代徐锴、明人陈诗教、清人俞樾等编著，主要是花信、月令、花神方面的系统名录与说法。

3.《瓶花谱·瓶史·瓶史月表》，明人张谦德、袁宏道、屠本畯著，系统介绍花卉瓶养清供之器具选择、花枝裁配、养护欣赏等方面的技术经验与活动情趣，相当于现代所说的插花艺术指导。

4.《花里活》，明人陈诗教编著，着重收集以往文献及当时社会生活中生动有趣、流传甚广的花卉故事。

5.《花佣月令》，明人徐石麒著，以十二个月为经，以种植、分栽、下种、过接、扦压、滋培、修整、收藏、防忌等九事为纬，记述各种花木的种植、管理事宜。

6.《培花奥诀录·赏花幽趣录》，清人孙知伯著。前者主要记述庭园花木一年四季的培植方法，实用性较高；后者谈论一些重要花木欣赏品鉴的心得体会。

7.《名花谱》，清人沈赋编著，汇编了九十多种名花异木物性、种植、欣赏等方面的经典资料。

8.《倦圃莳植记》，清人曹溶著，列述四十多种重要花卉以及若干竹树、瓜果、蔬菜的种植宜忌、欣赏雅俗之事，进而对众多花木果蔬的品性、情趣进行评说。

9.《花木小志》，清人谢堃著，细致地描述了作者三十多年走南闯北亲眼所见的一百四十多种花木，其中不乏各地培育出来的名优品种。

10.《品芳录》，清人徐寿基著，分门别类地介绍了一百三十六种花木的物性特色、种植技巧、制用方法等，兼具观赏和实用价值。

以上合计十九种，另因题附录一些相关资料，大多是关乎花卉品种名目、性格品位、时节月令、种植养护、观赏玩味的日用小知识、小故事和小情趣，有着鲜明的实用价值，无异一部"花卉实用小丛书"。我们逐一就其文献信息、著者情况、内容特点、文化价值等进行简要介绍，并对全部原文进行了比较详细的注释和白话翻译，力求方便阅读，衷心希望得到广大园艺工作者、花卉爱好者的喜欢。

程　杰　化振红

2018 年 8 月 22 日

说明

　　《瓶花谱》《瓶史》《瓶史月表》是我国插花艺术的经典之作，本书将三部作品辑录在一起，旨在展示古代的插花艺术，从而指导我们的插花实践，丰富我们的业余生活。本书以生动性、实用性为主要原则，采用可靠的版本作底本，对原文进行注解，需要说明以下两点。

　　1. 《瓶花谱》《瓶史》《瓶史月表》三部作品版本众多，由于它们原本已失传，目前流行的是各个时期的刻本，本人在比较各版本内容后，以流行的善本为底本，并以其他版本为参照本进行校勘。原文中明显的抄写、印刷错误，已在原文中改作正确的字，对于难以判断正误的字以及不同版本的异文，则择善而从。以上情况在正文中都会进行校勘说明。

　　2. 本文采用简体字，古书中的繁体字以及繁体字的各种异体，均以现代规范简化字为标准进行简化。

赵家栋

2019 年 1 月

目录

瓶史月表 / 123

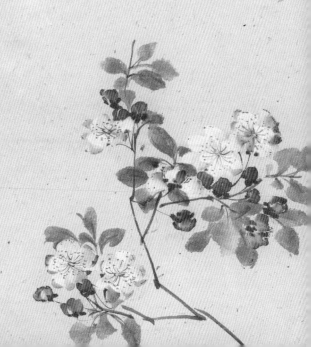

瓶花谱

明

张谦德　著

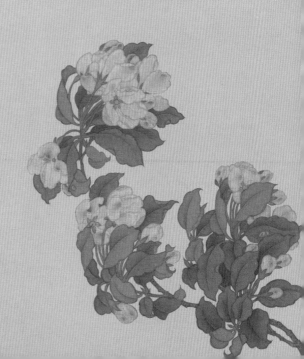

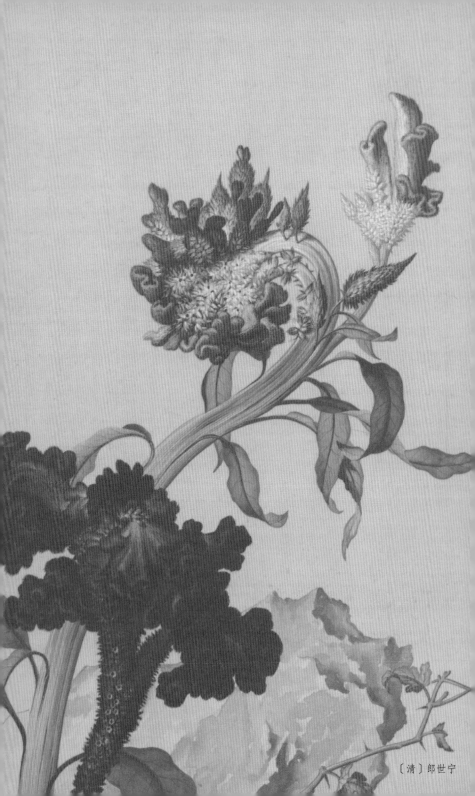
〔清〕郎世宁

解题

　　张谦德（1577—1643），字叔益，江苏昆山人，因其出生当年为丁丑年，故后改名为张丑。张谦德的父亲张应文是明代文人，素有搜集古今法书、名画之好，喜滋兰种菊，著有《罗篱斋兰谱》和《菊书》，对兰、菊的培植、修剪和鉴赏等方面叙述备至，这两本书堪称花卉种植技艺的专书。张谦德受其父亲的影响，也热衷于花卉种植，且其自幼承庭训，耳濡目染，少有壮志，于弱冠之前的万历二十三年（1595）著《瓶花谱》一书，二十岁又著有《茶经》《朱砂鱼谱》及《野服考》，可以称得上是当时的优秀人才。

　　张谦德广博多闻，气质优雅，性格恬淡，寄情于草木之间，钟情幽居、有品质的生活，并自得其乐。这从他众多的署名中便可以知道：《瓶花谱》的序中他自署"梦蝶斋徒"；万历四十三年（1615）因得米元章《宝章待访录》真迹，又号"米庵"；在《朱砂鱼谱》中别号"烟波钓徒裔孙"；在《野服考》中号"前摄朱明洞天仙史"；在《茶经》中号"蘧觉生"。这些字号都有着相似的寓意，取义于老庄道家的生存理念——远离风波迭起的政治生活，纵情于山水间，追求逍遥自在的生活。

　　张谦德撰写《瓶花谱》一书，除受其父张应文的影响、熏陶之外，亦与当时的时代风尚有很大关联。虽然明代宫廷不提倡插花，但在民生产业的推动下，民间的花卉栽培得到了空前的发展，加上文人思想解放、养性摄生之学流行，插花之事蔚然成风。与元代的插花艺术只承袭宋代的传统不同，明代的插花艺术以另一面目出现，几乎完全脱离了政治的排场，讲求美的结构，趋向于创造纯美之感。此外，它一反昔日以盆花为主的插花形态，改以瓶为主，使瓶花俨然成为明代插花艺术的代名词。而受时代风气的影响，明代的文人不但赏花、插花，还创作出了不少插花理论的著作，如高濂《遵

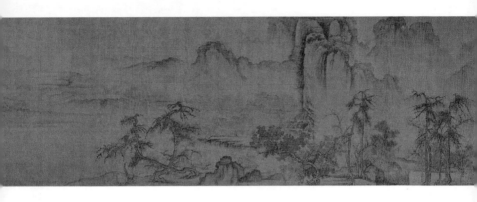

生八笺》中的《瓶花三说》、袁宏道的《瓶史》、屠本畯的《瓶史月表》、程羽文的《花历》及《花小名》等。其中，高濂被视为明代对"赏花功夫"修养最深的人，而张谦德的《瓶花谱》与袁宏道的《瓶史》，则被誉为"中国插花典籍中的双璧"。

张谦德的《瓶花谱》上承高濂《遵生八笺》中的《瓶花三说》，下启袁宏道的《瓶史》，体系规整，超越了此前著家的随兴记录体，有意著录了自己的审美理念，是论述插花艺术的较早专著。全书分《品瓶》《品花》《折枝》《插贮》《滋养》《事宜》《花忌》《护瓶》八篇。首先是品瓶，其次是品花，后又说到折枝、插贮之事。从花瓶的选择、花的等级、花枝折取的方法，到瓶与花的搭配、对水质的要求、插花后的注意事项等，张谦德都做了全面的论述。若按篇幅字数计，全书仅 1900 余字，但其内容涉及插花艺术的方方面面，可以称得上体系规整，极具指导性。正是在这个意义上，我们称其为明代记载插花实技的经典著作。

《瓶花谱》版本较多，有《张氏藏书》《宝颜堂秘笈》《广百川学海》《美术丛书》《说郛续》《古今图书集成》等版本。收录于日本《京都大学人文科学研究所汉籍分类目录》及《东京大学东洋文化研究所汉籍分类目录》中的《瓶花谱》，撰者姓名均题为"张丑"，而未载"张谦德"之名，且将其收载于袁宏道的《瓶史》之后（中国的《古今图书集成·博物汇编·草木典·花部汇考》中亦然）。本书中所采用的原文以《宝颜堂祕笈》明万历绣水沈氏刻本（后文简作《宝颜堂秘笈》本）为底本，并参看《说郛续》清顺治三年（1646）宛委山堂刻本及《古今图书集成·博物汇编·草木典·花部汇考》（后文简作《说郛续》本和《古今图书集成》本）。

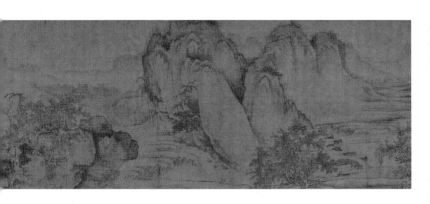

在花艺史上，《瓶花谱》具有崇高的地位。首先，它是由文人撰作的专业论著，作者张谦德在明代花艺风尚的理论与实践基础上，加入了自己闲暇之时随兴记载的心得笔记，让作品兼具专业性与趣味性，同时也为袁宏道所著的《瓶史》进一步将明代花艺理论带到崭新境界打下了基础。张谦德的《瓶花谱》居于花艺革新承先启后的转折点，其功不容抹灭。其次，《瓶花谱》不仅继承和完善了中国传统插花实践的理论体系，而且对明、清，甚至是当代世界插花技艺的发展都有着巨大的指导与推动作用。最后一点是张谦德崇尚自然的理念，他主张插花要讲究清雅之风，表现天然之美，不显露人工痕迹，做到"虽由人作，宛自天开"：在挑选花器时，选择铜瓶或瓷瓶，而不选金瓶或银瓶；在插花时，宜"随材而造就"；在创作中，从选用花材、修剪整理花材到组合造型都应遵循花材的自然生态习性，顺应花材的自然之势与自然之理。中国传统插花崇尚自然，认为自然是一切美的源泉。2008 年 6 月 14 日，中国传统插花被列入国家级非物质文化遗产名录。

序

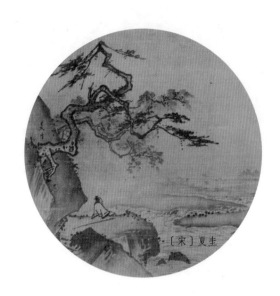

〔宋〕夏圭

　　梦蝶斋徒[1]曰："幽栖逸事[2]，瓶花特难解[3]，解之者亿不得一。厥昔金润[4]韶年[5]述谱，余亦稚龄作是数语[6]。其间孰是孰非，何去何从[7]，解者自有定评，不赘[8]焉。"乙未[9]中秋前二日书。

注释

〔1〕梦蝶斋徒：张谦德为自己取的别号，出自《庄周梦蝶》的典故。张谦德经常根据自己一时的喜好变换名号。常署的别号有青父、青甫、清河牛郎，另有斋名真晋斋、宝米轩等。

〔2〕幽栖逸事：指深居简出时安乐、闲适的赏心快事。幽栖：幽僻的休息地。唐王昌龄《过华阴》："羁人感幽栖，窅映转奇绝。"宋范仲淹《与孙元规书》："肺疾未愈，赖此幽栖，江山照人，本无他望，以此为多。"逸事：古人以焚香、烹茶、插花、挂画为闲居生活的赏心快事，此处泛指此类生活闲事。

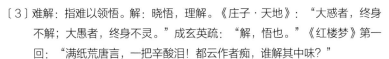
〔3〕难解：指难以领悟。解：晓悟，理解。《庄子·天地》："大惑者，终身不解；大愚者，终身不灵。"成玄英疏："解，悟也。"《红楼梦》第一回："满纸荒唐言，一把辛酸泪！都云作者痴，谁解其中味？"

〔4〕金润：明代书画家，字伯玉、静虚，江苏上元（今江苏南京）人。十二岁即能赋诗，深谙花事，精通音律，工书画，书法类赵孟頫，山水法方从义。所画山水天真横溢，工整简淡，构图严谨，疏密有致，可惜传世者绝少。事载《金陵琐事》《上元志》《阴画录》。

〔5〕龆年：儿童换牙的年纪，引申指年少时期。古时女孩七岁称龆年，男孩八岁称龆年。汉蔡邕《议郎胡公夫人哀赞》："严考殒没，我在龆年，母氏鞠育，载矜载怜。"明颜如瑰《〈颜氏家训〉后序》："如瑰龆年时，受小学于先君，习句读。"龆年又作"龆岁"。南朝梁江淹《建平王太妃周氏行状》："凝采龆岁，贲章笄年。"唐权德舆《送三从弟长孺擢第后归徐州觐省序》："且尔龆岁秀发，好学不迁。"

〔6〕稚龄作是数语：在年少的时候就写成了这些文字。稚龄：年少，儿童。《北史·隋本纪下》："回面内向，各怀性命之图；黄发稚齿，咸兴酷毒之叹。"唐王绩《游北山赋》："忆昔过庭，童颜稚龄，何赏不极，何游不经。"张谦德作《瓶花谱》时正是十八岁，故自称稚龄。

〔7〕何去何从：离开哪儿，走向哪儿。多指在重大问题上选择什么方向。《楚辞·卜居》："此孰吉孰凶？何去何从？"

〔8〕不赘：不说多余的话。多作为书信结尾的套语，意思是指不再多言。宋胡安国《春秋传·隐公四年》："《春秋》立义至精，辞极简严而不赘也。"

〔9〕乙未：万历二十三年（1595）。

译文

梦蝶斋徒说："深居简出、安逸闲适的赏心快事中，要数瓶花艺术的精髓最难领悟，历来很少有真正领悟者。追溯往昔，金润在年少时期就写成了《瓶花谱》，我也在年少时写成了这些文字。而这其中，谁对谁错，如何取舍，领悟者自然会有评定，不必烦琐细述。"写于乙未中秋前两天。

品瓶

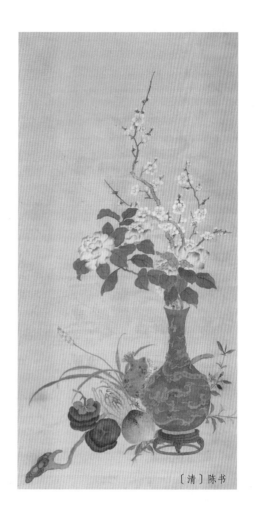

〔清〕陈书

　　凡插贮[1]花，先须择瓶。春、冬用铜，秋、夏用磁[2]，因乎时也[3]。堂厦[4]宜大，书室宜小，因乎地也[5]。贵[6]磁、铜，贱金、银，尚清雅[7]也。忌有环，忌成对[8]，像神祠[9]也。口欲小而足欲厚，取其安稳而不泄气也。

大都[10]瓶宁瘦毋过壮，宁小毋过大。极高者不可过一尺[11]，得[12]六七寸、四五寸瓶插贮，佳。若太小，则养花又不能久。

铜器之可用插花者，曰尊[13]、曰罍[14]、曰觚[15]、曰壶[16]。古人原用贮酒，今取以插花，极似合宜。

古铜瓶、钵[17]，入土年久，受土气深[18]，以之养花，花色鲜明[19]如枝头，开速而谢迟，或谢则就[20]瓶结实。若水秀、传世古[21]则尔，陶器入土千年亦然。

古无磁瓶[22]，皆以铜为之。至唐始尚窑器[23]，厥后有柴[24]、汝[25]、官[26]、哥[27]、定[28]、龙泉[29]、均州[30]、章生[31]、乌泥[32]、宣[33]、成[34]等窑，而品类多矣。尚古莫如铜器，窑则柴、汝最贵，而世绝无之。官、哥、宣、定为当今第一珍品。而龙泉、均州、章生、乌泥、成化等瓶，亦以次见重矣。

瓷器以各式古壶、胆瓶[35]、尊、觚、一枝瓶[36]，为书室中妙品，次则小蓍草瓶[37]、纸槌瓶[38]、圆素瓶[39]、鹅颈壁瓶[40]，亦可供插花之用。余如暗花[41]、茄袋[42]、葫芦样[43]、细口[44]、匾肚[45]、瘦足药坛[46]等瓶，俱不入清供[47]。

古铜壶，龙泉、均州瓶，有极大高三二尺者，别无可用，冬日投以硫黄，斫[48]大枝梅花插供亦得。

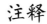

注释

〔1〕插贮：插制，插盛。贮：停放，安置。

〔2〕磁：同"瓷"，此处指瓷器。《中华大字典·石部》："磁，瓷俗字。"明谢肇淛《五杂俎·物部四》："今俗语，窑器谓之磁器者，盖河南磁州窑最多，故相沿名之。"

〔3〕因乎时也：根据时节的变化来行事。古人做事讲究顺天应时，要利用天时、顺应地利、讲究人和。《尚书·益稷》："敕天之命，惟时惟几。"《孟子·梁惠王章句上》："不违农时，谷不可胜食也。数罟不入洿池，鱼鳖不可胜食也。斧斤以时入山林，材木不可胜用也。"

〔4〕堂厦：厅堂，堂屋，此处泛指房屋的正厅。厦：大屋。唐杜甫《茅屋为秋风所破歌》："安得广厦千万间，大庇天下寒士俱欢颜。"古人还常作"华堂厦屋"之语，形容建筑华美轩敞。宋苏轼《灵壁张氏园亭记》："华堂厦屋，有吴蜀之巧。其深可以隐，其富可以养。"

〔5〕因乎地也：根据特定的场所来行事。

〔6〕贵：以……为贵，看重。下文中"贱"：以……为贱，看轻。

〔7〕清雅：清秀文雅。清雅是中国古代审美文化的一个重要范畴。中国插花传统经历了从富丽到清雅的艺术历程，唐代以前重富丽，从宋代开始重清雅。这份清雅情趣也体现在了花器上，唐代以前的花器多为花瓶，甚至用金瓶、银瓶，而宋代的供花虽然也用瓶器，但却绝没有金瓶、银瓶之类。

〔8〕忌有环，忌成对：忌讳瓶器上有环耳，忌讳将瓶器成对摆放。环：指瓶器上的耳。瓶、壶等器物各部位形体特征有口、颈、肩、腹、胫、足之分，颈、肩部常有附加部件，即耳，起提举之用。因环耳类器物常作供奉之用，颇有家堂香火气息，会使居室看起来像神祠，张谦德觉其与文人插花的清雅旨趣不相匹配，故言"忌有环"。

〔9〕神祠：祭神的祠堂。古代的神祠文化较为繁盛，各地都建有祭祀的庙宇、祠堂，世家大族也大都设有祭祀的家庙。《史记·万石张叔列传》："天子巡狩海内，修上古神祠，封禅，兴礼乐。"

〔10〕大都：大多。唐元稹《葬安氏志》："大都女子由人者也，虽妻人之家，常自不得舒释。"

〔11〕一尺：明清时木工一尺相当于今天的31.1厘米。

〔12〕得：恰好，正好。

〔13〕尊：现多写作"樽"。一种中大型盛酒器，多用作祭祀或宴享的礼器。早期用陶制成，后多以青铜浇铸。中部较大，口径略粗，盛行于商代及西周时期，春秋后期已经少见。《说文·酉部》："尊，酒器也。"段玉裁注："凡酒必实于尊，以待酌者。"

〔14〕罍：古代盛酒或盛水的器具。小口、广肩、深腹、圈足、有盖，多用青铜或陶制成，流行于商晚期至春秋中期。

〔15〕觚：古代酒器，由青铜制成，呈喇叭形。细腰、高圈足，腹和圈足上有棱，盛行于商代和西周初期。《说文·角部》："觚，乡饮酒之爵也。一曰觞受三升者谓之觚。"

〔16〕壶：盛酒器或盛水器。深腹、敛口，流行于商至汉代，用于盛酒和装水。《仪礼·聘礼》："八壶设于西序。"郑玄注："壶，酒尊也。"

〔17〕钵：洗涤或盛放东西的陶制器具。形制像碗，底平，口略小。一般泛指僧人所用的食器，根据材质的不同有瓦钵、铁钵、木钵之分。《雍熙乐府·粉蝶儿·村田乐》："瓦钵磁瓯，庄家每每村田享受。"

〔18〕入土年久，受土气深：指古器物长时间掩埋在地底下，受到土中物质及湿气的侵蚀渗透。

〔19〕鲜明：鲜妍明丽，这里指花色明亮。唐孟郊《赠苏州韦郎中使君》："章句作雅正，江山益鲜明。"宋丁谓《公舍春日》："莺声圆滑堪清耳，花艳鲜明欲照身。"

〔20〕就：顺势，就地。

〔21〕水秀、传世古：水秀即水锈，这里指有水锈的古铜器；传世古指从未着土，表面因长期氧化形成一层黑膜的古铜器。

〔22〕磁瓶：原指磁州窑（今河北邯郸）所产的瓷瓶，后泛指瓷制瓶具。

〔23〕窑器：此处指名窑出产的瓷器，多为传世珍品。南宋《百宝总珍集》中称瓷器为窑，自南宋始，某类瓷器多称作某窑、某窑器。明王世贞《觚不觚录》："窑器当重哥、汝，而十五年来忽重宣德，以至永乐、成化，价亦骤增十倍。大抵吴人滥觞，而徽人导之，俱可怪也。"

〔24〕柴：指柴窑。相传为五代后周世宗柴荣所创，故有此名。出产的瓷器"青如天，明如镜，薄如纸，声如磬"，制作精美，光彩绝伦，但至今未发现柴窑瓷器实物及其确切的窑址。

〔25〕汝：指汝窑。宋代五大名窑之一。窑址在汝州（今河南临汝），故有此名。

〔26〕官：指官窑。宋代五大名窑之一。北宋朝廷在开封设置窑场，专烧宫廷所用瓷器，南宋在杭州承袭故京遗制，设立新窑烧瓷。故有北宋官窑、南宋官窑之分。

〔27〕哥：指哥窑。宋代五大名窑之一。窑址在浙江处州龙泉（今浙江丽水龙泉），为龙泉窑系的一种。记载哥窑的古文献主要有：元代的《至正直记》、明代的《格古要论》《遵生八笺》《浙江通志》，以及清代的《博物要览》等。

〔28〕定：指定窑。宋代五大名窑之一。主要产地在今河北保定曲阳的涧磁村及东燕川村、西燕川村一带，因该地区唐宋时期属定州管辖，故名定窑。定窑原为民窑，北宋中后期开始烧造宫廷用瓷。定窑创烧于唐代，极盛于北宋及金代，结束于元代。以产白瓷著称，兼烧黑釉、酱釉和绿釉瓷，文献分别称其为"黑定""紫定"和"绿定"。

〔29〕龙泉：指龙泉窑，又称处窑，因窑址在当时的浙江处州龙泉，故有此名。它开创于三国两晋，于南宋达到极盛，元、明相沿，结束于清代，生产瓷器的历史长达1600多年，是中国制瓷历史上最长的一个瓷窑系。龙泉窑以烧制青瓷而闻名，以釉色及造型取胜。釉色苍翠，北宋时期多用粉青色，南宋时多呈葱青色。

〔30〕均州：指均州窑，或称钧窑。宋代五大名窑之一。窑址在今河南禹州古钧台，故有此名。明张应文《清秘藏》："均州窑，红若胭脂者为最。……色纯而底有一二数目字号者佳。"均州窑产的瓷器历来被称为"国之瑰宝"，在宋代五大名窑中以"釉具五色，艳丽绝伦"而独树一帜。古人曾用"夕阳紫翠忽成岚"等诗句来形容其釉色之美。

〔31〕章生：指章窑。相传宋代龙泉有章姓兄弟制瓷窑址，二人各主一窑，兄者窑称为哥窑，弟者窑称为龙泉窑。明陆深《春风堂随笔》："宋时有章生一、生二兄弟，皆处州人，主龙泉之琉田窑，生二所陶青器纯粹如美玉，为世所贵，即官窑之类，生一所陶色淡，故名哥窑。"

〔32〕乌泥：指乌泥窑，或称建窑、建安窑。窑址在今福建建阳水吉。乌泥窑以烧黑釉瓷闻名于世，釉面有明显的垂流和窑变现象，有"兔毫""油滴""曜变"及"鹧鸪斑"等有名的品种。北宋晚期由于"斗茶"的特殊需要，乌泥窑烧制了专供宫廷用的黑盏，部分茶盏底部刻印有"供御"或"进盏"字样。这种瓷器在日本被称为天目釉，目前日本所藏的几种闻名世界的国宝级"曜变"天目盏，就是乌泥窑的产品。

〔33〕宣：指宣德窑，是明宣德时期的景德镇官窑。此时处于明代官窑最盛的时期，瓷器选料、制样、画器、题款，无一不精致。颜色釉以青花、

祭红、甜白、霁青四色最为著名。明张应文《清秘藏》："我朝宣庙窑器，质料细厚，隐隐橘皮纹起，冰裂鳝血纹者，几与官、汝窑敌。即暗花者、红花者、青花者，皆发古未有，为一代绝品。"

〔34〕成：指成化窑，明成化年间的景德镇官窑，故有此名。以五彩小件最负盛名。明王世性《广志绎》："本朝，以宣、成二窑为佳，宣窑以青花胜，成窑以五彩。"明沈德符《敝帚轩剩语·瓷器》："本朝窑器，用白地青花，间装五色，为今古之冠，如宣窑品最贵。近日又重成窑，出宣窑之上。"

〔35〕胆瓶：形似悬胆的一种瓶器。直口、细长颈，削肩，肩部以下逐渐丰硕，腹下部丰满，常作为花器使用。始烧于唐代，盛行于宋代，是陶瓷中的经典造型。由于胆瓶造型雅致优美，有超凡脱俗之气韵，受到了众多文人的尊崇。宋陈傅良《水仙花》："掇花置胆瓶，吾今得吾师。"元无名氏《碧桃花》第一折："兴儿，你将这碧桃花拣那开得盛的折一枝来，胆瓶里插着，等我看咱。"

〔36〕一枝瓶：古代的一种花瓶，因其瓶口小，插花少，故被称为"一枝瓶"。古代文人书室之瓶器须取形制小者，此瓶高古典雅而朴实纯真，属书室花瓶妙品，文人雅士多有吟咏。宋梅窗《菩萨蛮·咏梅》："折来初步东溪月，月溪东步初来折。香处是瑶芳，芳瑶是处香。藓花浮晕浅，浅晕浮花藓。清对一枝瓶，瓶枝一对清。"

〔37〕蓍草瓶：一种小型琮式花瓶。造型清雅别致，内圆外方，为明代文士插花优选之瓶器，高濂、张谦德、袁宏道皆对其推崇有加，认为其大方者宜用于堂中插花，其小者则可作书室案头瓶器。

〔38〕纸槌瓶：因形似制纸所用的槌具而得名，又名直颈瓶，是宋代十分流行的瓶类制式。

〔39〕圆素瓶：指圆形、素身的花瓶。

〔40〕鹅颈壁瓶：一种花瓶，因形似鹅颈而得名，可供插花。

〔41〕暗花：一种古代瓷器的装饰工艺。用较细的工具在瓷器的胚体上刻画花纹，待上釉后，瓶身上的这些花纹若隐若现。唐、宋时期多流行暗花纹瓷器，明代以后则成为一种辅助的装饰工艺。此处指刻有暗花纹的花瓶。

〔42〕茄袋：一种小包，俗作荷包，制作精致，可作为随身佩饰，放零钱或小东西用。《金瓶梅词话》第二十三回："西门庆道：'我茄袋内还有一二两，你拿去。'"此处指茄袋瓶。明高濂《遵生八笺·燕闲清赏笺》："俗人凡见两耳壶式，不论式之美恶，咸指曰：'茄袋

瓶也。'"

〔43〕葫芦样：像葫芦形状的。葫芦瓷最早在宋末由龙泉窑所创，小口，短
　　　颈，瓶体似葫芦，不适合用来插花。

〔44〕细口：指细口瓶，瓶颈长而细，在明代颇为流行。

〔45〕匾肚：指扁肚瓶。小口，圈足，圆润丰满，典雅秀美，于明、清两代较
　　　为流行。

〔46〕瘦足药坛：指放置中药的药罐、药缸等。明代的药坛多用瓷器，如上海
　　　中医药博物馆馆藏的明代葫芦形黑釉特大药坛。瘦足指瓷器的底部较
　　　瘦，如梅瓶。张谦德认为花器的理想造型应当是"口欲小而足欲厚"，
　　　这样才能放置安稳。

〔47〕清供：指摆放于室内供玩赏的古器物，又有文房清供或文房清玩之称，
　　　主要包括各种盆景、古玩、插花、奇石等。

〔48〕斫：用刀、斧等工具砍，此处指剪取梅枝。

译文

　　插制瓶花，第一步就需要挑选瓶器。春、冬两季宜用铜器，秋、夏两季宜用瓷器，这是根据季节的不同特性而选择的。厅堂中适合使用尺寸稍大的瓶器，书房内适合使用尺寸稍小的瓶器，这是视具体场所规格而推荐的。瓶器的材质推荐选择瓷、铜，而非金、银，这是因为前者更显清雅。瓶器上最好不要有环耳，也不要将瓶器成对摆放，因为那样的布置容易让人联想到祭祀的神庙。瓶器的开口要小而底座要厚重，这样方能放置安稳、不易漏气。

　　选择花瓶器型时，多选细瘦型的，不取过于壮硕型的；宁可取小，不要太大。瓶最高不要超过一尺，高六七寸或四五寸的瓶器拿来插花最为合适。如果花瓶太小，那供养的鲜花存活时间也不会太长。

可以用来插花的铜器有樽、罍、觚、壶。古人原先用它们来盛酒，现在拿它们来插花，看起来也很合适。

那些长年埋于地底的古铜瓶、铜钵，深受土壤中物质和湿气的侵蚀与渗透，用它们来养花，花的颜色会更加鲜妍明丽，甚似枝梢上初开的鲜花，并且花开得早、凋谢得晚，有的花凋谢后顺便就在瓶中结果了。用有着水锈的古铜器和传世古来插花有如此效果，用在土里掩埋千年的陶器也是如此。

过去，人们不用瓷器作为花瓶，都用的是铜制瓶器。到了唐代，人们才开始崇尚瓷器花瓶。此后，柴窑、汝窑、官窑、哥窑、定窑、龙泉窑、均州窑、章窑、乌泥窑、宣德窑、成化窑等众多名窑盛产瓷器，瓷器的品种也逐渐繁多起来。若崇尚古雅，那还属铜器气质最佳；就瓷器本身价值来看，柴窑、汝窑所产瓷器是最珍贵的，然而今世几乎绝迹了。官窑、哥窑、宣德窑、定窑所产瓷器是当今第一珍品，龙泉窑、均州窑、章窑、乌泥窑、成化窑等产的瓷器次之，但亦被视为珍品。

在各式各样的瓷制器具中，古壶、胆瓶、古樽、古觚、一枝瓶是书斋中的优选花瓶，其次是小蓍草瓶、纸槌瓶、圆素瓶和鹅颈壁瓶，它们也可以用来插花。其他如有暗花纹的、茄袋状的、葫芦样的瓶器，还有细口瓶、扁肚瓶、细足的药罐之类，一般不可作为居室清供之器。

古铜壶、龙泉瓶和均州瓶，高二三尺的可作花瓶，其他的不可用。冬季在瓶内放入少许硫黄，剪取大枝的梅花插入，可供观赏。

品花

　　《花经》[1]九命[2]升降[3]，吾家先哲[4]（君讳
翊[5]）所制，可谓缩万象于笔端、实幻景于片楮矣[6]。
今谱[7]瓶花，例当列品[8]，录其入供者得数十种，亦
以九品[9]九命次第之。

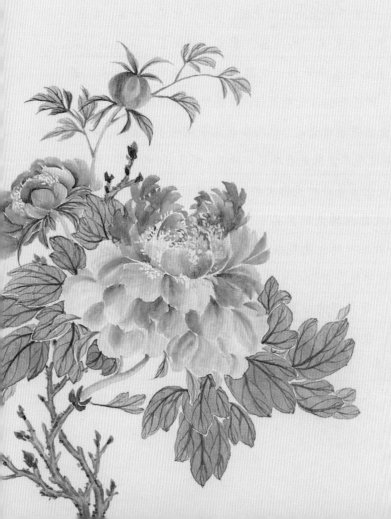

〔清〕董诰

一品九命：兰[10]、牡丹[11]、梅[12]、蜡梅[13]、各色[14]细叶菊[15]、水仙[16]、滇茶[17]、瑞香[18]、菖阳[19]。

二品八命：蕙[20]、酴醾[21]、西府海棠[22]、宝珠茉莉[23]、黄白山茶[24]、岩桂[25]、白菱[26]、松枝、含笑[27]、茶花。

三品七命：芍药[28]、各色千叶桃[29]、莲[30]、丁香[31]、蜀茶、竹。

四品六命：山矾[32]、夜合[33]、赛兰①[34]、蔷薇[35]、秋海棠[36]、锦葵[37]、杏[38]、辛夷[39]、各色千叶榴、佛桑[40]、梨[41]。

五品五命：玫瑰[42]、蔷卜[43]、紫薇[44]、金萱[45]、忘忧[46]、豆蔻②[47]。

六品四命：玉兰[48]、迎春[49]、芙蓉[50]、素馨[51]、柳芽、茶梅[52]。

七品三命：金雀[53]、踯躅[54]、枸杞、金凤[55]、千叶李[56]、枳壳[57]、杜鹃[58]。

八品二命：千叶戎葵[59]、玉簪[60]、鸡冠[61]、洛阳[62]、林檎③[63]、秋葵[64]。

九品一命：剪春罗[65]、剪秋罗[66]、高良姜[67]、石菊[68]、牵牛、木瓜[69]、淡竹叶[70]。

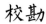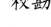

校勘

① 赛兰:《古今图书集成》本"赛兰"排在最后。

② 豆蔻:《宝颜堂秘笈》本作"豆寇",《古今图书集成》本作"豆蔻"。今据《古今图书集成》本改。

③ 林檎:《宝颜堂秘笈》本作"林禽",《古今图书集成》本作"林檎"。今据《古今图书集成》本改。

注释

〔1〕《花经》:由五代南唐张翊所撰,具体成书年份不详。此书以九品九命等级制来给花卉评定等级,曾被宋《清异录》、元《说郛》、明《花里活》等著作引录。

〔2〕九命:周代的官爵分为九个等级,称九命。在当时,宫室、车旗、衣服、礼仪等,均按等级作具体规定。《大戴礼记·朝事》:"诸侯之得失治乱定,然后明九命之赏以劝之。"清孔广森补注:"九命之赏者,加九锡命作方伯。"《汉书·王莽传上》:"德盛者位高,功大者赏厚,故宗臣有九命上公之尊,则有九锡登等之宠。"

〔3〕升降:指评议高低优劣。

〔4〕先哲:对逝去的有才德之人的尊称。

〔5〕君讳翊:名讳翊。君:尊称。讳:旧时为了表示对尊长或先贤的尊敬,不可直呼其名,须在名字前加一"讳"字。翊:指《花经》的作者张翊。

〔6〕可谓缩万象于笔端、实幻景于片楮矣:可以说将万事万物都形于笔下,一切虚幻的景象都用文字来描述。实:落实。幻景:虚幻的景物。片楮:片纸,此处代指文字。楮:一种桑科构属树木,其树皮是造纸的原料,以楮树皮造的纸称为楮纸。元郝经《书磨崖碑后》诗:"政令二贤书不工,只字片楮犹当奇。"《明史·文苑传三·文征明》:"四方乞诗文书画者,接踵于道,而富贵人不易得片楮。"

〔7〕谱:按照对象的类别、系统或等次编排记录造册。

〔8〕例当列品:按照等级排列品次。

〔9〕九品:中国古代官吏的等级,始于魏晋,指把人物分成九个等级。后有九品官人法与九品中正制,此职官制度一直沿用至清代,只是形制略有变动。

〔10〕兰:即兰花,又名山兰、幽兰等,是兰科兰属的多年生草本植物。兰花是中国传统十大名花之一,作为中国传统名花的兰花仅指分布在中国的

兰属植物中的若干种地生兰，如春兰、蕙兰、建兰、墨兰和寒兰等，即通常所指的"中国兰"。其花、叶给人质朴文静、淡雅高洁之感，很符合东方人的审美标准，历来被看作是高洁典雅的象征，并与梅、竹、菊并列，合称"四君子"。唐李白《古风其三十八》："孤兰生幽园，众草共芜没。虽照阳春晖，复悲高秋月。飞霜早淅沥，绿艳恐休歇。若无清风吹，香气为谁发？"

〔11〕牡丹：别名富贵花、洛阳花、木芍药、百雨金等，是芍药科芍药属落叶灌木。牡丹也是中国传统十大名花之一，素有"百花之王"的称呼。宋欧阳修《洛阳牡丹记》："牡丹出丹州、延州，东出青州，南亦出越州，而出洛阳者，今为天下第一。"唐刘禹锡《赏牡丹》："庭前芍药妖无格，池上芙蕖净少情。唯有牡丹真国色，花开时节动京城。"

〔12〕梅：蔷薇科杏属落叶小乔木。花朵原种呈淡粉红或白色，栽培品种的花色有紫色、红色、淡黄色等，多在冬春季开放。作为"四君子"之一的梅花，它象征着坚韧不拔、不屈不挠、高雅纯洁的精神品质。宋陆游《梅花》："闻道梅花坼晓风，雪堆遍满四山中。何方可化身千亿，一树梅花一放翁。"

〔13〕蜡梅：又名腊梅、黄梅花等。因花开于腊月而得名，也有人认为是由于花色似黄蜡而得名。蜡梅是我国传统的观赏花木，有着悠久的栽培历史和丰富的文化内涵。因花在百花凋零的隆冬绽放，傲霜斗雪、品格不俗，受到不少文人雅客的青睐。

〔14〕各色：各种各样。《明成化说唱词话丛刊·张文贵传》："各色匠人都来到，不消一月便完成。"

〔15〕细叶菊：菊科菊属植物，因叶细而得名，多生长在湖边、山坡或沙丘上，是常见的观赏植物。

〔16〕水仙：一种石蒜科水仙属多年生球根花卉，在中国已有1000多年的栽培历史，是中国传统十大名花之一，与兰、菊、菖蒲合称"花草四雅"。水仙别名、雅号很多，因其形似大蒜，六朝时被人们称为"雅蒜"；花朵卓然飘逸如天仙，茎如葱，宋代人以"天葱"称之；副花冠为金黄色，犹如杯盏，故将单瓣水仙称为"金盏银台"，重瓣水仙则有"玉玲珑"之雅号；到了元代，水仙又被列为风雅之客，故称之为"雅客"；而"凌波仙子"之号，则出自宋黄庭坚《王充道送水仙花五十支》诗句"凌波仙子生尘袜，水上轻盈步微月"；后期，因水仙花能在严寒大雪之时开放，又得"雪中花"之美名。水仙花冰清玉洁、清香馥郁，素来被人们视为纯洁、美好、吉祥的象征。

〔17〕滇茶：即滇山茶，又称红茶梅、云南山茶，是山茶科山茶属灌木或小乔木，因产于云南而得名，现在是昆明市的市花。滇山茶是中国传统花木之一，已有1000多年的栽培历史，如今在公园、庭院及景区多有种植。

〔18〕瑞香：别名有蓬莱紫、瑞兰、千里香、风流树、露甲、睡香等，是瑞香科瑞香属常绿灌木，重要的盆栽树种之一。瑞香树的树冠呈球形，叶片椭圆而对生，色泽浓绿光润，花一般为白色或淡紫色，香气宜人，早在宋代就有栽培，被视作"花中祥瑞"，深受人们的喜爱。民间有许多关于它的传说，比如花农们会称它为"花贼"，说它与别的花种在一起会夺走其他花的香气。这其实是因为瑞香花香浓郁热烈，盖过了别的花的香气。宋王十朋《瑞香花》："真是花中瑞，本朝名始闻。江南一梦后，天下遇清芬。"瑞香的花、叶、根、树皮皆可入药，花有消炎解痛的作用，叶对疮疡、痛风有一定的疗效。

〔19〕菖阳：即菖蒲，又称臭草、大菖蒲、水剑草、山菖蒲等，是菖蒲科菖蒲属多年生草本植物。明王象晋《群芳谱》中记载："菖蒲，一名菖阳。"《吕氏春秋》："冬至后五十七日，菖始生，菖者，百草之先生者，于是始耕。则菖蒲、昌阳又取此义也。"明李时珍《本草纲目》："菖蒲，乃蒲类之昌盛者，故曰菖蒲。"《神农本草经》将其列为上品，说它能够"通九窍，明耳目，出音声；久服轻身，不忘，不迷惑，延年"。《抱朴子·仙药》："韩终服菖蒲十三年，身生毛，日视书万言，皆诵之，冬袒不寒。"菖蒲的花序由很多小花聚集而成，开花时为黄绿色，叶片呈剑形，根、茎可入药，有开窍化痰、辟秽杀虫之效。

〔20〕蕙：即蕙兰，兰科兰属多年生草本植物，叶瘦长，初夏开淡黄绿色的花，气味很香。一根茎上可开十来朵花，色、香都比兰清淡。宋黄庭坚《书幽芳亭》："一干一花而香有余者兰，一干五七花而香不足者蕙。"古人常以蕙兰喻人之品格。《楚辞·离骚》："既滋兰之九畹兮，又树蕙之百亩；畦留夷与揭车兮，杂杜衡与芳芷。"

〔21〕酴醾：此处指植物荼蘼。酴醾是古代一种重酿的酒，因此花的颜色和香味似酴醾酒，故以此为名，现指植物时一般写作"荼蘼"。荼蘼有攀缘茎，并有钩状的刺，有羽状复叶，小叶呈椭圆形，花为白色，有香气，是园林景观优良观赏花木之一，多用于垂直绿化。明高濂《遵生八笺》："大朵，色白，千瓣而香，枝根多刺。……外有蜜色一种。"

〔22〕西府海棠：又名子母海棠、小果海棠、海红，是蔷薇科苹果属的小乔木，海棠名种之一。西府地处今陕西宝鸡一带，西府海棠因生于此地而得名。西府海棠树态峭立、花色艳丽、叶绿果美，不论孤植、列植、丛

植皆很美观。清陈淏子《花镜·西府海棠》："西府海棠，一名海红。树高一二丈，其木坚而多节，枝密而条畅，叶有类杜，二月开花五出，初如胭脂点点然，及开，则渐成缬晕明霞，落则有若宿妆淡粉。蒂长寸余，淡紫色，或三萼五萼成丛，心中有紫须。其香甚清烈，至秋，实大如樱桃而微酸。"

〔23〕宝珠茉莉：因花朵酷似圆圆的珠宝而得名，又名宝珠小荷花。

〔24〕山茶：别名茶花、耐冬，古名海石榴、海榴，是山茶科山茶属灌木或小乔木，中国传统十大名花之一。花多为红色或淡红色，也有白色、黄色，多为重瓣。

〔25〕岩桂：古时即木樨。现在又称少花桂，是樟科樟属的一种高大乔木，园林绿化的常用花木，孤植、对植、成片栽植均可，亦可盆栽。其花、叶、枝、皮皆有甜郁香气。唐高宗《九月九日》："砌兰亏半影，岩桂发全香。"宋杨万里《瑞香花》："树如岩桂不胜低，花比素馨幽更奇。"

〔26〕白蒌：清陈淏子《花镜·白蒌》："白蒌，叶似栀子，花如千瓣蒌花；一枝一花，叶托花朵；七八月间发花，其花垂条，色白如玉，绰约可人，亦接种也。"

〔27〕含笑：即含笑花，又名含笑美、含笑梅、香蕉花等，是木兰科含笑属常绿灌木。树皮灰褐色，初夏开花，花色淡黄，花瓣边缘有时为红色或紫色，有浓浓的香气。宋陈善《扪虱新话》："含笑有大小，小含笑有四时花，然惟夏中最盛。又有紫含笑，香尤酷烈。茉莉、含笑，皆以日西入，稍阴，则花开，初开香尤扑鼻。"明高濂《草花谱》："含笑，花开不满，若含笑然。"历代有很多吟咏含笑花的诗句。宋杨万里有《二含笑俱作秋花》："秋来二笑再芬芳，紫笑何如白笑强。只有此花偷不得，无人知处忽然香。"含笑花、萱草与合欢树是中国3种令人欢乐的植物。宋丁谓《山居》："草解忘忧忧底事，花能含笑笑何人。"

〔28〕芍药：又名婥约、殿春、婪尾春、花相、花仙等。古时人们常在离别时以芍药相赠，故又称其为将离、离草。芍药花型多样、色彩艳丽、香味浓厚。明李时珍《本草纲目》记载："芍药，犹婥约也。婥约，美好貌。此草花容婥约，故以为名。"明高濂《遵生八笺》记载："今群芳中牡丹品第一，芍药第二，故世谓牡丹为花王，芍药为花相。"

〔29〕千叶桃：又名碧桃、花桃，是桃树的一个变种，属于观赏桃花类的半重瓣及重瓣品种。花单生或两朵生于叶腋，花色鲜艳丰富。《本草纲目》说桃品甚多，云："红桃、绯桃、碧桃、缃桃、白桃、乌桃、金桃、银

桃、胭脂桃，皆以色名者也。"唐元稹《连昌宫词》："又有墙头千叶桃，风动落花红蔌蔌。"宋张耒《有感三首》："堂北千叶桃，微本混榛枳。"宋方回《碧桃花》："一种玄都旧种花，谁将缟雪换蒸霞。群仙醉啖瑶池果，况核曾封白玉砂。"

〔30〕莲：又名荷花、芙蓉、芙蕖等。晋崔豹《古今注》记载："芙蓉，一名荷花，生池泽中，实曰莲，花之最秀异者。"古人对其多有吟咏，唐王昌龄有《采莲曲》诗，宋周敦颐有《爱莲说》文。

〔31〕丁香：木樨科丁香属落叶灌木或小乔木，多生于我国北方。花两性，聚伞花序排列成圆锥花序，春季开花，花瓣呈紫色，花筒细长如钉且香气浓烈，故有"丁香"之名，是一种深受人们喜爱的观赏花木，古代诗人对其称颂不已。唐杜甫《江头五咏·丁香》："丁香体柔弱，乱结枝犹垫。"明许邦才《丁香花》："苏小西陵踏月回，香车白马引郎来。当年剩绾同心结，此日春风为剪开。"

〔32〕山矾：山矾科山矾属常绿灌木或小乔木，嫩枝呈褐色，叶薄，呈卵形、狭倒卵形或倒披针状椭圆形。明陆深《春风堂随笔》："辛丑南归，访旧至南浦，见堂下盆中有树，婆娑郁茂，问之，曰：'此海桐花，即山矾也。'因忆山谷赋水仙花云：山矾是弟，梅是兄，但白花耳，却有岁寒之意。"宋赵汝镳《山矾》："七里香风远，山矾满岭开。野生人所贱，移动却难栽。"

〔33〕夜合：合欢的别称，又名合昏。《太平御览》："夜合，叶晨舒而暮合，一名合昏。"通常栽植于庭园中或行道旁。夜合木耐水湿，可用于制作家具。树皮及花能入药，有安神、活血、止痛之效。唐窦叔向《夏夜宿表兄话旧》："夜合花开香满庭，夜深微雨醉初醒。"唐元稹《莺莺诗》："夜合带烟笼晓日，牡丹经雨泣残阳。"

〔34〕赛兰：即金粟兰，又名鸡爪兰、珠兰、米子兰。明王世懋《学圃杂疏·花疏》："闽中有素兰、赛兰二种。赛兰一名珍珠兰，即广人以为兰香者。蓓蕾金黄如珠，香气似兰。"清汪灏《广群芳谱》："伊兰出蜀中，名赛兰，树如茉莉，花小如金粟，香特馥烈，戴之香闻十步，经日不散。"清李渔《闲情偶寄》："此花与叶，并不似兰，而以兰名者，肖其香也。即香味亦稍别，独有一节似之：兰花之香，与之习处者不觉，骤遇始闻之，疏而复亲始闻之，是花亦然，此其所以名兰也。"

〔35〕蔷薇：蔷薇科蔷薇属攀缘灌木，因茎上有刺，可攀墙而上，故名"蔷（墙）薇"。清陈淏子《花镜·蔷薇》："蔷薇一名买笑，又名刺红、玉鸡苗。藤本青茎多刺，宜结屏种。花有五色，达春接夏而开，叶尖小而繁，经冬不大落，一枝开五六朵。"

〔36〕秋海棠：又名无名相思草、无名断肠草、八香等，是秋海棠科秋海棠属多年生草本植物。于秋季开花，花期较长，花朵有粉红、红、黄、白等色。明王象晋《群芳谱·海棠》附录"秋海棠"："一名八月春，草本，花色粉红，甚娇艳。"

〔37〕锦葵：又称荆葵、钱葵，是锦葵科锦葵属二年生或多年生直立草本植物。宋罗愿《尔雅翼》："苪，荆葵也，盖戎葵之类，比戎葵叶俱小，故谢氏曰：'苪，小草，多华又翘起也。'花似五铢钱大，色粉红，有紫文缕之。一名锦葵。"清陈淏子《花镜·锦葵》："锦葵一名钱葵，一名苪。丛生，叶如葵。"

〔38〕杏：蔷薇科杏属落叶乔木。花单生，直径2~3厘米，先于叶开放，是中国著名的观赏树木。杏花有变色的特点：含苞待放时，花色艳红；随着花瓣伸展，色彩由浓渐渐转淡；到凋谢时，转为白色。宋杨万里《芗林五十咏·文杏坞》："道白非真白，言红不苦红。请君红白外，别眼看天工。"

〔39〕辛夷：紫玉兰的别称。树高数丈，木有香气。花春季开放，初出枝头时苞长半寸，尖锐俨如笔头，故有"木笔"之称。《楚辞·湘夫人》："桂栋兮兰橑，辛夷楣兮药房。"洪兴祖补注："辛夷，树大连合抱，高数仞。此花初发如笔，北人呼为木笔。其花最早，南人呼为迎春。"辛夷花蕾可入药，可治鼻渊、鼻塞之症。

〔40〕佛桑：朱槿的别名。其叶呈宽卵形或狭卵形，花为深红色，单生于上部叶腋间，常下垂，近顶端有节。唐段成式《酉阳杂俎续集·支植上》："闽中多佛桑树。树枝叶如桑，唯条上勾。花房如桐，花含长一寸余，似重台状。花亦有浅红者。"唐刘恂《岭表录异》："岭表朱槿花，茎叶皆如桑树，叶光而厚，南人谓之佛桑。树身高者，止于四五尺，而枝叶婆娑。自二月开花，至于仲冬方歇。其花深红色，五出如大蜀葵，有蕊一条，长于花叶，上缀金屑，日光所烁，疑自焰生。一丛之上，日开数百朵，虽繁而有艳，但近而无香。暮落朝开，插枝即活，故名之槿，俚女亦采而鬻，一钱售数十朵，若微此花红妆，无以资其色。"宋范成大《荔枝赋》："斥蜂蜜之黄腻，谢佛桑之红干。"

〔41〕梨：蔷薇科梨属落叶乔木或灌木，花为白色，或略带黄色、粉红色。梨在我国有2000多年的栽培历史，自古以来深受人们的喜爱，其素淡的芳姿更是博得诗人的推崇。

〔42〕玫瑰：蔷薇科蔷薇属直立灌木。明王象晋《群芳谱》："玫瑰，一名徘徊花，灌生，细叶多刺，类蔷薇。茎短，花亦类蔷薇，色淡紫，青囊黄蕊，瓣末白，娇艳芬馥，有香有色，堪入茶、入酒、入蜜。栽宜肥土，

常加浇灌，性好洁，最忌人溺，溺浇即萎。燕中有黄花者，稍小于紫，嵩山深处有碧色者。"唐代唐彦谦有《玫瑰》诗："麝烂腾清燎，鲛纱覆绿蒙。宫妆临晓日，锦段落东风。无力春烟里，多愁暮雨中。不知何事意，深浅两般红。"

〔43〕蒼卜：由梵文词campaka音译而来，也有译作瞻卜伽、旃波迦、瞻波等，是佛经中记载的一种花。此花色黄、香浓，也有人说就是栀子花。《酉阳杂俎》："栀子，诸花少六出者，唯栀子六出。陶贞白言：栀子剪花六出，刻房七道，其花香甚，相传即西域蒼卜花也。"《本草纲目·卮子》："今南方及西蜀州郡皆有之。木高七八尺，叶似李而厚硬。又似樗蒲子，二三月生白花，花皆六出，甚芬香，俗说即西域蒼卜也。夏秋结实如诃子状，生青熟黄，中仁深红，南人竞种以售利。"清赵翼《哈密瓜》："君不见蒼卜分根自大实，茉莉购种从波斯。"

〔44〕紫薇：千屈菜科紫薇属落叶灌木或小乔木。紫薇花色艳丽，树姿优美，树皮平滑，呈灰色或灰褐色。夏季开花，开谢相续，花期达三四月之久，故有"百日红"之称，是观花、观干、观根的盆景良材。宋杨万里《凝露堂前紫薇花两株，每自五月盛开，九月乃衰二首》诗其二："似痴如醉弱还佳，露压风欺分外斜。谁道花无红十日，紫薇长放半年花。"明杨慎《百日红》："李径桃蹊与杏丛，春来二十四番风。朝开暮落浑堪惜，何似雕阑百日红！"

〔45〕金萱：开金黄色花的萱草，叶呈条状披针形。

〔46〕忘忧：即忘忧草，萱草的别名。南朝梁任昉《述异记》："萱草，一名紫萱，又呼为忘忧草，吴中书生呼为疗愁草。"据明李时珍《本草纲目》记载，忘忧草具有"安五脏、利心志、明目"及"祛温利水、除湿通淋、止渴消烦、开胸开膈"之功效，能让人"心平气和，无忧郁"。就药用功效来说，确为名副其实的"忘忧草"。

〔47〕豆蔻：多年生草本植物，有草豆蔻、白豆蔻、红豆蔻等几种。外形像芭蕉，叶子细长，花为淡黄色，秋季结果。种子像石榴子，可入药，有化湿消痞、行气温中、开胃消食之功效。诗文中常以豆蔻比喻少女，豆蔻少女即指十三四岁的女子。唐杜牧《赠别》："娉娉袅袅十三余，豆蔻梢头二月初。"明许自昌《水浒记·联姻》："拥鸳衾梦绕巫山，但豆蔻含胎可怜。"

〔48〕玉兰：木兰科玉兰属落叶乔木，花有香味，花色如白玉，于早春开放，白花满树，艳丽芳香，是中国南方早春重要的观花树木、美化庭园的理

想花树。今上海市奉其为市花。明王象晋《群芳谱·玉兰》："玉兰花九瓣，色白微碧，香味似兰，故名。"

〔49〕迎春：即迎春花，是木樨科素馨属落叶灌木。迎春枝条细长，自然下垂；叶对生，小叶三枚，呈卵形至长椭圆形；花色鲜黄，早春先于叶开放，故名"迎春"，与梅花、水仙、山茶并称"雪中四友"。唐白居易《玩迎春花赠杨郎中》："金英翠萼带春寒，黄色花中有几般？凭君与向游人道，莫作蔓菁花眼看。"

〔50〕芙蓉：此处当指木芙蓉。木芙蓉秋季开花，花初开时为白色或淡红色，随后变深红色。因耐寒不落，故又名拒霜花。清梁绍壬《两般秋雨盦随笔·芙蓉》："岭南木芙蓉，有一日白花，次日稍红，又次日深红者，名曰'三日醉芙蓉'。"

〔51〕素馨：一种木樨科素馨属攀缘灌木，因花色白且芳香而得此名，有"玉芙蓉"之称。

〔52〕茶梅：山茶的一种，叶较小，开粉红或白色的花。因花期与梅相同，故称茶梅。清汪灏《广群芳谱·茶梅花》："茶梅花开十一月中，正诸花凋谢之候，花如鹅眼钱而色粉红，心黄，开且耐久，望之雅素，无此则子月虚度矣。"历代有很多吟咏茶梅的诗句。宋刘仕亨《咏茶梅花》："小院犹寒未暖时，海红花发昼迟迟，半深半浅东风里，好似徐熙带雪枝。"明陈道复《茶梅》："花开春雪中，态较山茶小。老圃谓茶梅，命名亦端好。"

〔53〕金雀：即金雀花，现也叫金雀儿。因花多为黄色或金黄色，形状酷似雀儿而得名。清陈淏子《花镜·金雀花》："金雀花，枝柯似迎春；叶如槐而有小刺，仲春开黄花，其形尖，而旁开两瓣，势如飞雀可爱。乘花放时，取根上有须者，栽阴处即活。用盐汤焯干，可作茶供。"清汪灏《广群芳谱》："金雀花丛生，茎褐色，高数尺，有柔刺，一簇数茎，花生叶傍，色黄形尖，旁开两瓣，势如飞雀，甚可爱，春初即开。"金雀树根虬曲苍劲，枝条坚韧而不失柔软，便于扭曲蟠扎，可以制作多种形态的盆景。

〔54〕踯躅：杜鹃花科的一种植物，特指黄色的野生杜鹃，又有黄杜鹃、羊踯躅之称。通常栽培的杜鹃是没有黄色的（仅有白、红、粉、紫几种颜色）。这种黄色的杜鹃有毒，羊误食它的花和叶后会踯躅蹒跚，步履不稳，故名"羊踯躅"。晋崔豹《古今注·草木》："羊踯躅，花黄，羊食之则死，羊见之则踯躅分散，故名羊踯躅。"《正字通·艸部》：

"羊踯躅，毒草也，有黄杜鹃、老虎花、闹羊花诸名，叶似桃叶，花五出，蕊瓣皆黄。"

[55] 金凤：即金凤花。又名黄蝴蝶、洋金凤等，是凤仙花科凤仙花属一年生草本植物，因首尾翘起，似凤凰而得名。明王象晋《群芳谱》："其花头、翅、尾、足俱翘然如凤状，故又有金凤之名。"

[56] 千叶李：李树中的观赏品种，以枝叶细密繁盛而得名。据《西京杂记》载："初修上林苑，群臣远方，各献名果异树，亦有制为美名，以标奇丽者。……李十五：紫李、绿李、朱李、黄李、青绮李、青房李、同心李、车下李、含枝李、金枝李、颜渊李、羌李、燕李、蛮李、侯李。"

[57] 枳壳：别名回青橙、玳玳花、代代花。春夏开白花，香气浓郁，果实呈扁球形，当年冬季为橙红色，次年夏季又变青，故称"回青橙"。又因头一年的果实留在树上过冬，次年开花结新果，两代果实处于同一棵树上，所以又称"代代花"。枳壳果实可入药，其药性苦辛酸温，具有理气宽中、行滞消胀的功效。

[58] 杜鹃：又名映山红、山石榴等，是杜鹃花科杜鹃花属落叶灌木。一般春季开花，花朵繁密，色彩艳丽，受历代文人、画师的青睐。清陈淏子《花镜·杜鹃》："杜鹃，一名红踯躅。树不高大，重瓣红花，极其烂漫，每于杜鹃啼时盛开，故有是名。先花后叶，出自蜀中者佳。花有十数层，红艳比他处者更甚。性最喜阴而恶肥，每早以河水浇，置之树阴之下，则叶青翠可观。"

[59] 千叶戎葵：锦葵科蜀葵属草本植物，指蜀葵中枝叶较为繁盛的一种。因产于中国四川，故名"蜀葵"。又因其可长至丈许长，花多为红色，故名"一丈红"。其花、根、种子皆可入药，有利尿、通便的功效。

[60] 玉簪：又名白萼、白鹤仙。因其花苞质地娇莹如玉，形状似头簪而得名，是中国著名的传统香花，深受人们的喜爱。宋陆游《园中观草木有感》："木笔枝已空，玉簪殊未花。"明李时珍《本草纲目》："玉簪处处人家栽为花草。……六七月抽茎，茎上有细叶，中出花朵十数枚，长二三寸，本小末大。未开时，正如白玉搔头簪形。"清陈淏子《花镜·玉簪花》："玉簪花一名白萼。二月生苗成丛，叶大如小团扇，七月初抽茎。……花未开时，其形如玉搔头簪，洁白如玉。"清高士奇《北墅抱瓮录·玉簪花》："玉簪即白鹤花，山谷老人题为江南第一，绿叶环匝，类小甘蕉，花似玉搔头，内玲珑而外莹润，香芬酷烈，冠于秋花。"

〔61〕鸡冠：即鸡冠花，现又名青葙，是苋科青葙属一年生草本植物，于夏秋两季开花，花多为红色，呈鸡冠状，故有"鸡冠花"之名，又有"花中之禽"的美誉。宋范成大《题张希贤画鸡冠》："号名极形似，摹写与真逼，聊以画滑稽，慰我秋园寂。"清陈淏子《花镜·鸡冠花》："鸡冠花，一名波罗奢，随在皆有。三月生苗，高者五六尺，其矮种只三寸长。而花可大如盘。有红、紫、黄、白、豆绿五色，又有鸳鸯二色者，又紫、白、粉红三色者，皆宛如鸡冠之状。扇面者惟梢间一花最大，层层卷出可爱。若扫帚鸡冠，宜高而多头。又若璎珞，花尖小而杂乱如帚。又有寿星鸡冠，以矮为贵者。鸡冠似花非花，开最耐久，经霜始蔫。"

〔62〕洛阳：这里特指洛阳花。旧时，千瓣石竹被称为洛阳花，是石竹科石竹属多年生草本植物。千瓣石竹耐寒耐旱，但不耐高温酷暑，花单生枝端或数花集成聚伞花序状。明李时珍《本草纲目·瞿麦》："石竹叶似地肤叶而尖小，又似初生小竹叶而细窄，其茎纤细有节，高尺余，梢间开花。……俗呼为洛阳花。"清陈淏子《花镜·洛阳花》："洛阳花一名蘧麦。叶似石竹，丛生有节，高一二尺。"千瓣石竹茎、叶、根皆可入药，药性苦寒，有利尿通淋、破血通经的功效。

〔63〕林檎：又名花红、沙果、文林朗果等，是蔷薇科苹果属落叶小乔木。林檎在古时也写作"林禽"，因其果实味甜，古人认为其可以引禽鸟来林，故得此名。《宋书·谢灵运传》："枇杷林檎，带谷映渚。"宋孟元老《东京梦华录·四月八日》："时果则御桃、李子、金杏、林檎之类。"明王象晋《群芳谱·林檎》："一名来禽，一名蜜果，一名文林郎果，名冷金丹，生渤海间。此果味甜，能来众禽于林，故有林檎、来禽、蜜果之号。"明李时珍《本草纲目·林檎》："案：洪玉父云，此果味甘，能来众禽于林，故有林禽、来禽之名。"清龚自珍《隔溪梅令·即景》："林檎叶叶拂僧窗，闪青缸。"林檎果实可以入药，药性甘酸平温，有止渴、化滞、涩精的功效。

〔64〕秋葵：又称黄蜀葵、侧金盏，是锦葵科秋葵属一年生或多年生草本植物。因其与葵相似，秋季开花，所以得名。清陈淏子《花镜·秋葵》："秋葵，一名黄蜀葵，俗呼侧金盏。"明李时珍《本草纲目·黄蜀葵》："黄蜀葵花，近道处处有之，春生苗叶，颇似蜀葵，而叶尖狭多刻缺，夏末开花，淡黄色，六七月采，阴干之。"秋葵果实可入药，药性寒淡，有利咽、通淋、下乳、调经的功效。

〔65〕剪春罗：别名剪红罗，是石竹科剪秋罗属多年生草本植物。因花瓣上细细的锯齿边缘犹如剪成的罗缎一般，所以得名。明王象晋《群芳谱·剪春罗》："剪春罗，一名剪红罗。蔓生，二月生苗，高尺余。柔茎绿叶，似冬青而小，对生抱茎。入夏开深红花，如钱大，凡六出，周回如剪成，茸茸可爱。"历代有很多吟咏剪春罗的诗句。宋翁元广《剪春罗》："谁把风刀剪薄罗，极知造化著功多。飘零易逐春光老，公子樽前奈若何！"剪春罗花期较长，夏秋两季开花，花色艳丽，五彩缤纷，是园林绿化常用花卉，也可盆栽或作切花。其根、茎、叶可入药，药性甘寒，可治感冒、风湿关节炎或腹泻，外用可治带状疱疹。

〔66〕剪秋罗：别名剪秋纱、汉宫秋，是石竹科剪秋罗属多年生草本植物。因其花为二歧聚伞花序，数花紧缩，呈伞房状，又称大花剪秋罗。剪春罗与剪秋罗大同小异，不甚好分。剪秋罗花稍晚于剪春罗。明王象晋《群芳谱·剪秋罗》："剪秋罗，一名汉宫秋，色深红，花瓣分数歧，尖峭可爱，八月间开。……用竹圈作架扶之，可玩春夏秋冬，以时名也。"清陈淏子《花镜·剪秋纱》："剪秋纱，一名汉宫秋。叶似春罗而微深，有尖，八九月开花。"

〔67〕高良姜：姜科山姜属多年生草本植物，分布于中国广东、广西、云南、台湾等地，野生于荒坡、灌丛或疏林之中。其根、茎为重要的中药材，有温胃止呕、散寒止痛之功效。清屈大均《广东新语·高良姜》："高良姜，种自高凉，故名。不曰'凉'者，言为姜之良也。其根为姜。"

〔68〕石菊：即石竹，又名洛阳石竹、瞿麦草等，石竹科石竹属多年生草本植物。茎光滑多枝，叶片呈对生状，花单生，有粉红、紫红、白等色，5—10月开花。清邹一桂《小山画谱·石菊》："似石竹，深红而千叶，花大而无纹，叶较肥阔，亦蓝心，宜盆植。"清汪灏《广群芳谱·石竹》："石竹，草品纤细而青翠，花有五色，单叶、千叶，又有剪绒，娇艳夺目，媛娟动人，一云千瓣者名洛阳花，草花中佳品也。"唐司空曙《云阳寺石竹花》："高低俱出叶，深浅不分丛，野蝶难争白，庭榴暗让红，谁怜芳最久，春露到秋风。"

〔69〕木瓜：又名木瓜海棠，蔷薇科木瓜海棠属落叶灌木或小乔木。叶片呈椭圆卵形，春末夏初开花，花为红色或白色。果实呈长椭圆形，色黄而香，味酸涩，可食用亦可入药。清陈淏子《花镜·木瓜》："木瓜一名楙，一名铁脚梨。独兰亭、宣城者为最。树高丈余，叶厚而光，状如海棠及奈。春深未发叶，先有花，其色深红，微带白。实大如瓜，小者如

拳，皮黄，似粉香，最幽甜而津润。……宣州人种满山谷，每实将成，好事者镂纸花粘瓜上，夜露日照，渐变红花色矣。"

［70］淡竹叶：禾本科淡竹叶属多年生草本植物。须根中部膨大，呈纺锤形。叶片呈披针形，圆锥花序，夏秋开花。产于中国长江流域、华南和西南各地，生于山坡林下或荫蔽处；日本、印度尼西亚等地均有分布。明李时珍《本草纲目·淡竹叶》："处处原野有之，春生苗，高数寸，细茎绿叶，俨如竹米落地所生细竹之茎叶。其根一窠数十须，须上结子，与麦门冬一样，但坚硬尔。"清陈淏子《花镜·淡竹叶》："淡竹叶一名小青，一名鸭跖草。多生南浙，随在有之。三月生苗，高数寸，蔓延于地。紫茎竹叶，其花俨似蛾形，只二瓣，下有绿萼承之，色最青翠可爱。……秋末抽茎，结小长穗，如麦冬而更坚硬，性喜阴。"

译文

　　《花经》以九品九命升降法来品定花卉的等级高下，这种排序方法是我家先贤（名诇翊）所创制的，可以说其把万事万物都形于笔下，将一切虚幻的景象都用文字来描述。现在，我也来为瓶花制谱，记录了几十种可以列入清供的花卉，也按照九品九命的体例编排它们的次第。

　　可列为一品九命的有：兰、牡丹、梅、蜡梅、各种各样的细叶菊、水仙、滇茶、瑞香、菖蒲。

　　可列为二品八命的有：蕙兰、荼蘼、西府海棠、宝珠茉莉、黄色和白色的山茶、岩桂、白菱、松枝、含笑花、茶花。

　　可列为三品七命的有：芍药、各种颜色的千叶桃、莲、丁香、蜀茶、竹。

　　可列为四品六命的有：山矾、夜合、赛兰、蔷薇、秋海棠、锦葵、杏、辛夷、各种颜色的千叶榴、佛桑、梨。

可列为五品五命的有：玫瑰、蘑卜、紫薇、金萱、忘忧、豆蔻。

可列为六品四命的有：玉兰、迎春、芙蓉、素馨、柳芽、茶梅。

可列为七品三命的有：金雀、踯躅、枸杞、金凤、千叶李、枳壳、杜鹃。

可列为八品二命的有：千叶戎葵、玉簪、鸡冠花、洛阳花、林檎、秋葵。

可列为九品一命的有：剪春罗、剪秋罗、高良姜、石竹、牵牛、木瓜、淡竹叶。

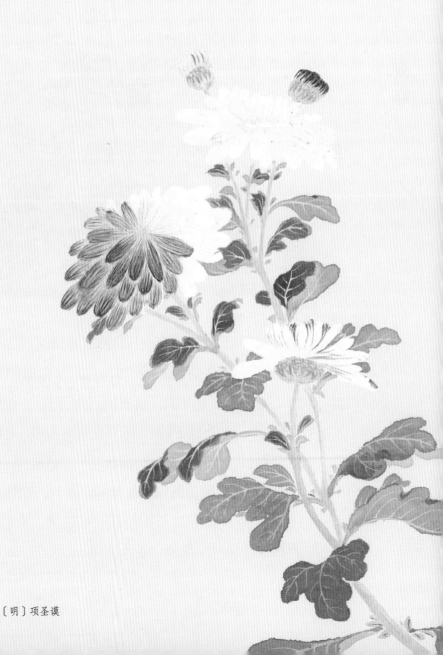

〔明〕项圣谟

折枝

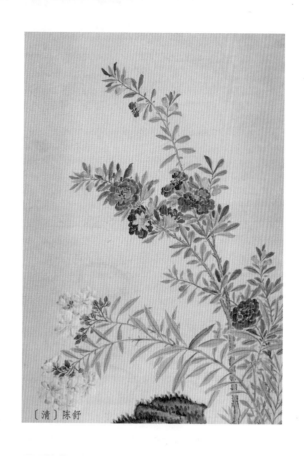

〔清〕陈舒

　　折取花枝，须得[1]家园邻圃[2]，侵晨[3]带露[4]，择其半开者折供，则香色数日不减。若日高[5]露晞[6]折得者，不特[7]香不全、色不鲜，且一两日即萎落[8]矣。

　　凡折花须择枝，或上葺下瘦①[9]，或左高右低、右高左低，或两蟠台接[10]，偃亚[11]偏曲[12]，或挺露一干中出，上簇下蓄[13]，铺盖瓶口。取俯仰、高下、疏密、斜正，各具意态[14]，全得画家折枝花[15]景象，方有天趣[16]。若直枝蓬头[17]花朵，不入清供。

花不论草木[18]，皆可供瓶中插贮。第[19]摘取有二法：取柔枝也，宜手摘；取劲干也，宜剪却。惜花人亦须识得。

采折劲枝尚易取巧[20]，独草花最难摘取。非熟玩[21]名人写生画迹[22]，似难脱俗。

校勘

① 上营下瘦：《古今图书集成》本作"上茸下瘦"，因形近而讹。

注释

〔1〕须得：必须，定要。唐刘禹锡《杨柳枝》："桃红李白皆夸好，须得垂杨相发挥。"

〔2〕邻圃：邻近的花圃。圃：古时指种植果木瓜菜的园地。

〔3〕侵晨：拂晓，指天快亮的时候。侵：临近。花蕊夫人《宫词》："殿前排宴赏花开，宫女侵晨探几回。"宋赵彦卫《云麓漫钞》卷十："绍兴三十一年七月二十六日侵晨，日出如在水面，色淡而白。"

〔4〕带露：含着露水。唐李白《访戴天山道士不遇》："犬吠水声中，桃花带露浓。树深时见鹿，溪午不闻钟。"

〔5〕日高：太阳高照的时候，指正午时分。唐韩偓《日高》："春暮日高帘半卷，落花和雨满中庭。"

〔6〕露晞：露水被晒干而蒸发。晞：干燥。《诗经·小雅·湛露》："湛湛露斯，匪阳不晞。"《乐府诗集·长歌行》："青青园中葵，朝露待日晞。"

〔7〕不特：不仅，不但。汉司马相如《封禅文》："休烈浃洽，符瑞众变。期应绍至，不特创见。"清顾炎武《日知录·古人集中无冗复》："古人之文，不特一篇之中无冗复也，一集之中亦无冗复。"

〔8〕萎落：枯落，衰落。东汉王逸《九思》："蘮蒘兮青葱，槁本兮萎落。"

《晋书·五行志上》："元帝太兴四年，王敦在武昌，铃下仪仗生华如莲华，五六日而萎落。"

〔9〕上葺下瘦：花枝的上部花朵堆叠，下部枝干瘦削。葺：累积，重叠。

〔10〕两蟠台接：两根盘曲的枝条对接。

〔11〕偃亚：遮盖下垂的样子。唐白居易《司马厅独宿》："荒凉满庭草，偃亚侵檐竹。"宋梅尧臣《元日朝》："放仗旌旗方偃亚，回头宫阙更嵯峨。"

〔12〕偏曲：此处指花枝弯曲倾斜的样子。

〔13〕上簇下蕃：上下丛聚繁茂。簇：丛聚。蕃：同"繁"，繁茂。

〔14〕各具意态：各自具有独特的神情、姿态。意态：神情和姿态。《汉书·广川惠王刘越传》："荣姬视瞻，意态不善，疑有私。"

〔15〕折枝花：一种中国花鸟画的表现形式，指画花不画全株，而只选其中一枝或若干小枝入画，故而得名。绘画者选取单枝上的枝叶、花头为素材，通过写实的手法进行绘画，达到栩栩如生的境界。五代南唐徐铉《梦游三首》诗其一："檀的慢调银字管，云鬟低缀折枝花。天明又作人间别，洞口春深道路赊。"

〔16〕天趣：自然的情趣、意致。宋沈括《梦溪笔谈·书画》："汝画信工，但少天趣。"

〔17〕直枝蓬头：枝条竖直而上，花朵蓬松散乱。

〔18〕草木：指草本植物和木本植物。

〔19〕第：但，只是。表转折的同时也有强调的意味。宋胡仔《苕溪渔隐丛话前集·杜少陵三》："作诗自有稳当字，第思之不到耳。"《明史·海瑞传》："此人可方比干，第朕非纣耳。"

〔20〕取巧：采取巧妙的工艺或技法。南朝梁刘勰《文心雕龙·隐秀》："或有晦塞为深，虽奥非隐；雕削取巧，虽美非秀矣！"

〔21〕熟玩：仔细研读或赏析。宋朱熹《答吕子约书》："盖本其平日用功，只以博学力行为事，而未尝虚心平气，熟玩圣贤之言，以求至理之所在。"

〔22〕写生画迹：以写生的手法所作的画。写生：指直接以实物或风景为对象进行描绘的作画方式。画迹：原指画的笔法或绘画的遗迹，此处代指绘画作品。

译文

折取花枝，须在家中庭院或邻近园圃，拂晓时分趁花还带着露水之时，挑选仅仅半开的花枝折来插供，这样花的香味和色泽能被很好地保留下来，很多天都不会折损。如果是在太阳高照、露水已然蒸发的时候折取花枝，那么不仅花的香味不能被很好地保留，花色不再鲜妍，并且一两天后花儿就会枯萎凋落。

采摘花朵首先需要挑选花枝。可以挑选花枝上部花朵堆叠繁盛而枝条细长的，或是选择左右花朵高低错落排列的，又或是枝条互相盘结、弯曲倚靠的，或者一根枝条挺拔直上、花朵堆叠丛聚能够盖住瓶口的。优选符合直立、下垂、倾斜、水平的构图原则，且拥有独特姿态、意趣的花枝，能够展现出如画家笔下折枝花的艺术效果，才有自然的情趣、意致。那种枝条竖直而上、花朵蓬松散乱的花枝，不宜列入清供。

不论是草本植物还是木本植物的花，都可以折来作为瓶花插供。只是采摘花朵的方式有所不同：柔嫩的枝条宜徒手摘取；粗壮的枝干适宜借助工具来剪取。惜花爱草的人也要记住这两点。

剪取粗壮的枝干尚有妙法可循，还算容易，反而是草本花卉较难摘取。如果不是对名人的写生绘画作品有过认真的钻研赏析，插制的瓶花似乎很难脱俗。

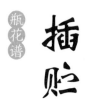

插贮

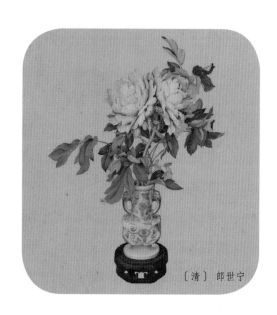

〔清〕郎世宁

折得花枝，急须插入小口瓶中，紧紧塞之，勿泄其气，则数日可玩[1]。

大率[2]插花须要花与瓶称，令花稍高于瓶。假如瓶高一尺，花出瓶口一尺三四寸；瓶高六七寸，花出瓶口八九寸，乃佳。忌太高，太高瓶易仆[3]；忌太低，太低雅趣失。

小瓶插花宜瘦巧，不宜繁杂。若止插一枝，须择枝柯[4]奇古、屈曲[5]斜袅[6]者；欲插二种，须分高下合插，俨若一枝天生者，或两枝彼此各向，先凑簇像生[7]，用麻丝缚定插之。

瓶花虽忌繁冗[8]，尤忌花瘦于瓶。须折斜欹[9]花枝，铺撒小瓶左右，乃为得体也。

瓶中插花，止可一种、两种，稍过多便冗杂可厌，独秋花[10]不尔①[11]也。

校勘

① 不尔：《说郛续》本及《古今图书集成》本皆作"不论"。

注释

〔1〕数日可玩：可以赏玩好几天。

〔2〕大率：大概、大致。宋沈括《梦溪笔谈·采草药》："大率用根者，若有宿根，须取无茎叶时采，则津泽皆归其根。"

〔3〕仆：倒下。

〔4〕枝柯：枝条。汉焦赣《易林·无妄之困》："鹰栖茂树，猴雀往来，一击获两，利在枝柯。"《晋书·石崇传》："武帝每助恺，尝以珊瑚树赐之，高二尺许，枝柯扶疏，世所罕比。"

〔5〕屈曲：弯曲，曲折。

〔6〕斜袅：斜逸袅娜。

〔7〕凑簇像生：丛聚成团仿佛天然生成。

〔8〕繁冗：繁杂冗长。宋张世南《游宦纪闻》："鄱郡官书有《本草异名》一篇，尽取诸药他名登载，似觉繁冗。"现多写作"烦冗"。

〔9〕斜欹：倾斜。宋孙光宪《浣溪沙》："乌帽斜欹倒佩鱼，静街偷步访仙居。"

〔10〕秋花：此处指菊花。据《礼记·月令》记载："季秋之月，鞠（菊）有黄华。"菊花于秋末开放，是秋季的代表花卉，故菊花又有别称"秋花"。

〔11〕不尔：不是这样，并非如此。《管子·海王》："不尔而成事者，天下无有。"汉赵晔《吴越春秋·王僚使公子光传》："胥曰：'报汝平王，欲国不灭，释吾父兄；若不尔者，楚为墟矣。'"宋范成大《劳畲耕》："雨来亟下种，不尔生不蕃。"

译文

折取的花枝，必须很快插入小口径的花瓶中，然后紧紧塞住瓶口，减少水分消耗，这样瓶花便可供赏玩好几天。

大致来说，插花非常讲究花与瓶相称，必须使花的枝头略高于瓶体。假如瓶体高一尺，那么花的枝头须离瓶口一尺三四寸；如果瓶体高六七寸，那么花的枝头须离瓶口八九寸，这样瓶花整体结构才算较佳。花枝忌讳太长，否则花瓶容易倾倒；也忌讳花枝太短，太短则失去了瓶花搭配的雅趣。

小瓶插花造型宜小巧，不宜繁杂。如果仅插一枝花，就选择造型奇特古朴、枝干弯曲斜逸的花枝。如果想要在一瓶之中插两枝花，则须一高一低组合插制，让花枝看起来如同一体，宛若天生；或者让两根花枝的花头彼此相背，丛聚成团，仿佛天然一体，再用麻丝绑扎后进行插制。

瓶花虽然忌讳插得太繁杂，但更加忌讳花枝造型比花瓶还瘦削。应当采折有一定倾斜角度的花枝插入瓶内，使枝条左右四散，才算得体。

瓶中的花枝，只可以有一两种，过多便显得杂乱，使人生厌，唯独菊花不会有此感觉。

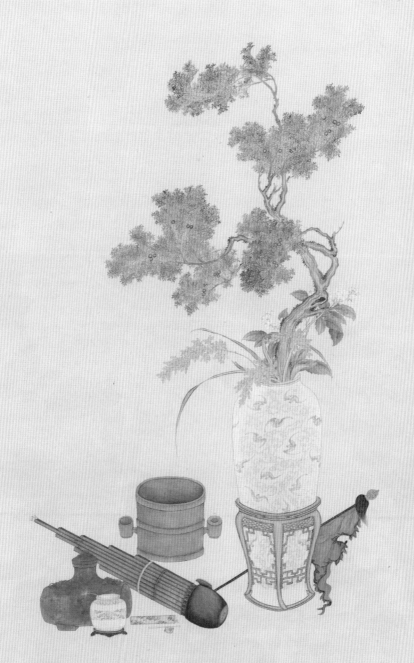

〔清〕汪承霈

滋养

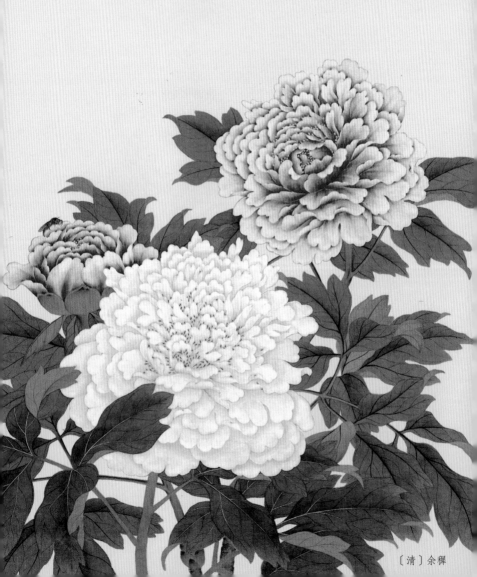

〔清〕余穉

凡花滋雨露以生[1]，故瓶中养花，宜用天水[2]，亦取雨露之意。更有宜蜂蜜者，宜沸汤[3]者。清赏之士[4]，贵随材而造就[5]焉。

滋养第一雨水，宜多蓄听用[6]。不得已则用清净江湖水。井水味咸，养花不茂，勿用。

插花之水，类[7]有小毒。须旦旦[8]换之，花乃可久。若两三日不换，花辄零落。

瓶花每至夜间，宜择无风处露之，可观数日，此天与人参之术[9]也。

注释

〔1〕滋雨露以生：靠雨露的滋养而生长。

〔2〕天水：泛指非人工浇灌，自然凝结而成的雨、雪、霜、露等水。

〔3〕沸汤：开水。

〔4〕清赏之士：爱好清玩的人。清赏：幽雅的景致或清雅的玩物。

〔5〕造就：培养使有成就。

〔6〕听用：听候使用或任用。《尚书·多士》："予一人惟听用德，肆予敢求尔于天邑商。"明罗贯中《风云会》第二折："某一向就在军门听用。"

〔7〕类：大都，大多。三国魏曹丕《与吴质书》："观古今文人，类不护
　　细行。"

〔8〕旦旦：每天，天天。《孟子·告子上》："旦旦而伐之，可以为美乎？"
　　唐代柳宗元《捕蛇者说》："岂若吾乡邻之旦旦有是哉？"

〔9〕天与人参之术：天与人相互参证、和谐相处的方法。《荀子·天论》：
　　"天有其时，地有其财，人有其治，夫是之谓能参。"这是一种人与自然
　　和谐共存的思想观念，作者张谦德赞同这个观念。

译文

　　但凡花木都需要借助雨露的滋润而生长，因此在瓶中养
花也适宜使用天降之水，也就是取雨露滋养的意思。此外，
也有适宜用蜂蜜或开水来滋养的瓶花。爱好清玩的人，注重
根据花的具体特性来培育、养护瓶花。

　　滋养瓶花首选雨水，宜多多储备留用。雨水储备不足的
情况下可用清净的江湖之水替代。井水有咸味，用它来养花，
花不会茂盛，不建议用。

　　瓶中的插花之水多多少少有点毒性，需要每天更换，瓶
中的花才能活得长久。如果两三天都不换水，花很快就会凋谢。

　　夜晚时分，宜将瓶花摆放至露天、无风的地方，如此养护，
瓶花可以观赏好几天。这正是天与人互相参证、和谐相处的
方法啊。

事宜

梅花初折，宜火烧折处，固渗以泥[1]。牡丹初折，宜灯燃折处，待软乃歇。蔷卜花初折，宜捶碎其根，擦盐少许。荷花初折，宜乱发缠根，取泥封窍[2]。海棠初折，宜薄荷嫩叶包根入水。除此数种，可任意折插，不必拘泥。牡丹花宜蜜养，蜜仍不坏。竹枝、戎葵、金凤、芙蓉用沸汤插枝，叶乃不萎。

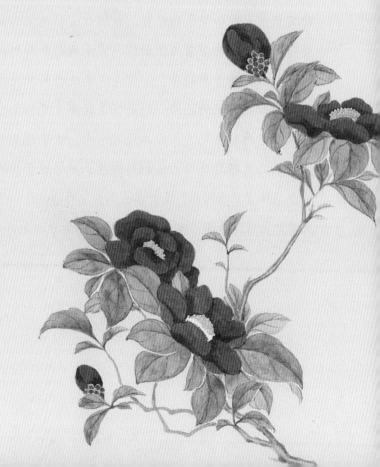

〔清〕董诰

注释

〔1〕固渗以泥：用泥土封住，使其稳定。

〔2〕封窍：封住花茎内的孔洞，避免养分流失。窍：孔，洞。

译文

　　刚折下来的梅花，宜先用火烧其折断处，再用泥土封住，使其稳定。刚折下来的牡丹，宜用灯火轻烧折断处，直至其变得松软。刚折下来的荸卜花，宜先将折断处捣碎，再抹上少许盐。刚折下来的荷花，宜先用头发将折断处缠束住，再用泥巴封住末端的孔洞。刚折下来的海棠花，宜先用薄荷嫩叶包住它的折断处，然后再放入水中。除了这几种花枝，其他花枝的采折与处理方法相对随意，不必过于拘泥。牡丹花适合用蜂蜜水来滋养，蜂蜜水也不会坏掉。竹枝、戎葵、金凤、芙蓉的花枝适合用开水浸泡，叶片不会干枯凋谢。

花忌

瓶花之忌，大概有六：一者，井水插贮；二者，久不换水；三者，油手拈弄[1]；四者，猫、鼠伤残；五者，香烟[2]、灯煤[3]熏触；六者，密室闭藏，不沾风露[4]。有一于此，俱为瓶花之病[5]。

注释

[1]拈弄：把玩、摆弄。宋王同祖《秋闺》："西风昨夜到庭梧，晓看窗前一叶无。秋月照人眠不得，等闲拈弄绣工夫。"

[2]香烟：熏香或烧香时产生的烟气。

[3]灯煤：即灯烬。灯芯燃烧后落下的炭灰，常结为小团，很黑，沾染后极难擦拭。

[4]不沾风露：不接触风霜和雨露。

[5]病：忌讳。

译文

瓶花养护所忌讳的事，大体上有六种：一是使用井水来插花；二是瓶中之水长久不换；三是用沾满油污的手去触摸、摆弄花枝；四是花枝被猫或老鼠弄伤摧残；五是花枝被熏香的烟气或灯芯燃烧后的炭灰熏燎、接触；六是将花枝置于封闭的空间，不接触室外自然的风露。上述任何一种，都是瓶花养护所忌讳的事。

护瓶

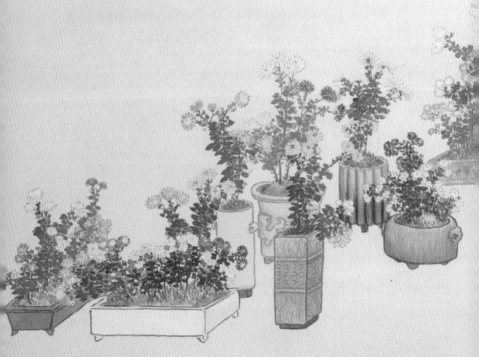

〔清〕任熊

冬间别无嘉卉[1]，仅有水仙、蜡梅、梅花数种而已。此时极宜敞口古尊、罍插贮，须用锡作替管[2]盛水，可免破裂之患。若欲用小磁瓶插贮，必投以硫黄少许，日置南窗[3]下，令近日色，夜置卧榻傍，俾[4]近人气[5]，亦可不冻。一法，用淡肉汁，去浮油[6]入瓶插花，则花悉开而瓶略无损。

瓶花有宜沸汤者，须以寻常瓶贮汤插之，紧塞其口，候既冷，方以佳瓶盛雨水易却[7]，庶不损瓶[8]。若即用佳瓶贮沸汤，必伤珍重之器矣，戒之。

注释

〔1〕嘉卉：上佳的花卉。

〔2〕锡作替管：锡制的筒条管，相当于内胆。古时冬日插花，将锡制内胆插入花器内，避免水与花器直接接触，可防止花器冻裂。

〔3〕南窗：朝南的窗户。朝南的窗户采光好，适宜养花。

〔4〕俾：使，让。

〔5〕人气：人体的气味或人的气息。宋文天祥《〈正气歌〉序》："骈肩杂沓，腥臊污垢，时则为人气。"清魏源《默觚下·治篇三》："人气所缊，横行为风，上泄为云。"

〔6〕浮油：漂浮在肉汤表面的油脂。

〔7〕易却：替换。唐韦元甫《木兰歌》："易却纨绮裳，洗却铅粉妆。"

〔8〕庶不损瓶：几乎不会损坏花瓶。

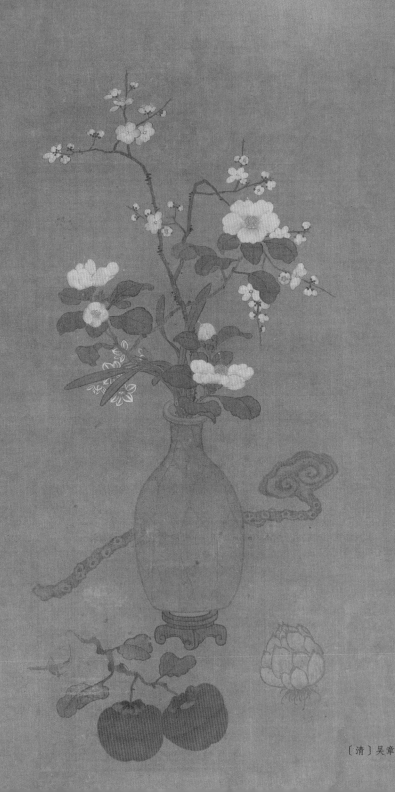

〔清〕吴章

译文

　　冬天没有什么上佳的花卉，仅水仙、蜡梅、梅花几种而已。此时非常适合用敞口的古樽、罍器来插花，同时以锡制内胆盛水置于其中，可避免樽、罍破裂。如果想用小的瓷瓶来插花，就要在瓶水之中混入少许硫黄，白天将瓶花摆放在朝南的窗户下，让其靠近阳光，夜晚则将其放置于卧榻旁，使它能接触到人的气息，这样，瓶花也不会受冻。有一种用淡肉汁来养护瓶花的方法：去除汤汁的浮油，将汤汁盛入瓶内养花。经此法养护的瓶花，花可全开并且花瓶几乎不受损。

　　适合用开水处理的花枝，则须以普通的花瓶装满开水，然后插入花枝，紧紧塞住瓶口，待开水冷却后，再以较好的花瓶装满雨水替换，这样花瓶几乎不会被损坏。假如一开始就用好的花瓶来盛开水，必定会损坏珍贵的瓶器，切勿如此。

瓶史

明

袁宏道　著

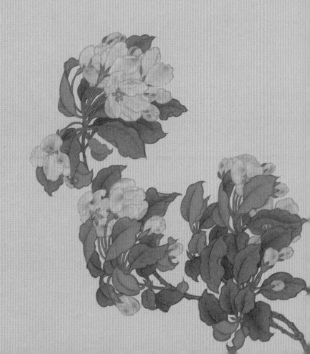

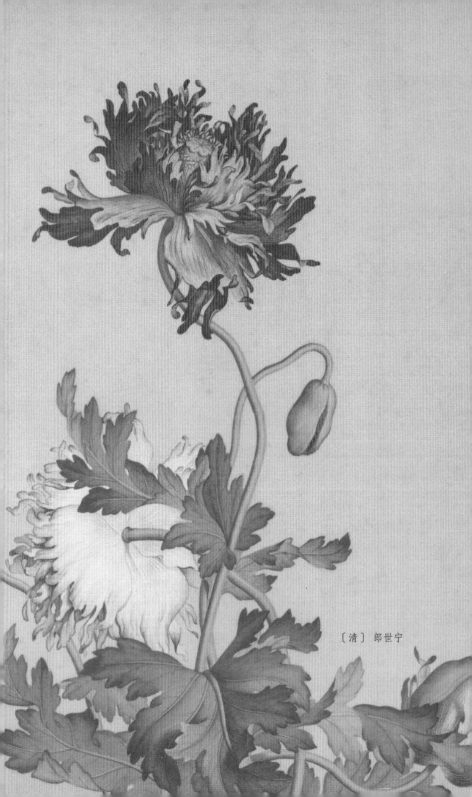

〔清〕郎世宁

解题

　　《瓶史》是继张谦德的《瓶花谱》之后明代又一部讲述插花艺术的代表性专著。作者袁宏道（1568—1610）是明代著名的文学家，字中郎，号石公。他与兄袁宗道、弟袁中道并有才名，史称"三袁"，由于他们是湖广公安（今湖北荆州公安）人，其文学流派世称"公安派"或"公安体"。袁宏道的诗文创作主张"性灵说"，他曾公开反对当时复古派末流的文风，提出了"独抒性灵，不拘格套"的创作主张，要求诗文创作必须"从自己胸臆流出"，写出更多的"本色独造语"，著有《锦帆集》《解脱集》《瓶花斋集》《潇碧堂集》等作品。袁宏道少时聪颖伶俐，举万历进士，曾做过苏州知府、顺天府教授、国子监助教等官。《瓶史》由袁宏道于万历二十七年（1599）春所作，当时正值他在京为官。他在书的开篇介绍了写这本书的缘由——"为卑官所绊，仅有栽花种竹一事，可以自乐"，希望可以"与诸好事而贫者共焉"。袁宏道所任顺天府教授官职低微，平时闲来无事，为化苦为乐，他寄情于栽花种竹之事，并根据自己的经验和体会，著成《瓶史》一书。同时，他还将自己的书斋命名为"瓶花斋"，并著有《瓶花斋杂录》一卷。

　　目前国内所见袁宏道的《瓶史》有两种版本：一种是一卷本，以《宝颜堂秘笈》本为代表；一种是二卷本，以《借月山房汇钞》本和《泽古斋重钞》本为代表。二卷本《瓶史》分上、下两卷，上卷载有《瓶花之宜》《瓶花之忌》和《瓶花之法》三篇，下卷收有《花目》《品第》《器具》《择水》《宜称》《屏俗》《花祟》《洗沐》《使令》《好事》《清赏》《监戒》十二篇。

　　通过对古籍的比照，二卷本《瓶史》上卷中的《瓶花之宜》《瓶花之忌》和《瓶花之法》三篇的内容与高濂所著的《遵生八笺·燕闲清赏笺》（成书于1591年）中的《瓶花三说》内容相似。据欧贻宏研究，早期的《梨云馆类定袁中郎全集》和《花史左编》收录的《瓶史》都是一卷本，今见最早的二卷本《瓶史》是收录于崇祯二年（1629）成书的《山居小玩》，后又被收录于《群芳清玩》。这两本著作的问世比《瓶花三说》晚了三十八年，故推测二卷本《瓶史》极有可能是后人将高濂所著的《瓶花三说》与袁宏道真正所作的《瓶史》合并刊行。但从内容上说，二卷本《瓶史》上卷中的此三篇要比高濂《遵生八笺·燕闲清赏笺》中的《瓶花三说》丰富，说明后人在编订二卷本《瓶史》时，对《瓶花三说》的内容有所修订。鉴于此研究结论，本书在译注《瓶史》部分时，选取《宝颜堂秘笈》本作为底本，以《山居小玩》本、《借月山房汇钞》本等其他版本为辅助本。并将二卷本中的《瓶花三说》部分附于一卷本《瓶史》的译注之后，略做译注，以供大家参阅。需要说明的是，《瓶花三说》最初版本虽由高濂所著，但为保留二卷本《瓶史》的文本原貌，特取二卷本《瓶史》上卷中的三篇文本，不取《遵生八笺·燕闲清赏笺》中的《瓶花三说》文本。

袁宏道的《瓶史》成书时间晚于《瓶花谱》数年，作者在借鉴《瓶花谱》的基础上又有所创新，故《瓶史》在论述瓶花艺术各方面理论时较《瓶花谱》更为完善。

袁宏道在书的序言中交代了自己写这本书的目的、心境和旨趣："夫幽人韵士，屏绝声色，其嗜好不得不钟于山水花竹"，体现作者寄情山水隐逸的情怀；"为卑官所绊，仅有栽花种竹一事，可以自乐"，说明作者为尘务所羁绊，身不由己，仅能在"栽花种竹"时偷得自性的快乐，这也是他撰写这本书的主要目的。

《瓶史》十二篇分别从插花的选取、品评、器皿、用水、插花之法、忌讳之事、浇灌之法、摆设环境、观赏技巧等方面系统全面地谈论了插花的艺术，文笔简练，理论精辟。

在《花目》一篇中，作者将自己平时所插之花的品类做了一个总的说明，秉着取花如取友的志趣，以鉴赏情趣为指归，四季随性摘取不同的花来进行插制，并表明花枝虽易得，但宁缺毋滥。接下来，作者分十一篇来介绍自己的插花实践和宝贵经验。《品第》一篇中详细交代了花卉的种类和等级高下；《器具》《择水》两篇介绍了插花的外在条件，主要涉及瓶器的选择、瓶花搭配和摆放，以及瓶花用水的考究；《宜称》一篇主要介绍瓶花花材的选择和插花造型的设计，以及对自然美的追求，强调参差不一、错落有致才是真正的自然美；《屏俗》《花祟》两篇主要从瓶花的存放和藤架规格造型方面来阐明插花应追求天然雅致，摒除人为刻意之俗气；《洗沐》《使令》两篇介绍了"清泉细注"洗花法和名贵的主瓶花、陪花的选择标准；《好事》《清赏》两篇主要介绍作者"爱花""惜花"的旨趣和寄托，分不同的时间、地点来介绍如何在恰当的时令和场所观赏不同的瓶花；最后在《监戒》一篇中，作者罗列了花"快意"的十四条和花"折辱"的二十三条，指出在栽种、鉴赏瓶花的过程中，要了解并遵循这些规矩，这样做既是对瓶花的尊重，也是对爱花之人的尊重。

《瓶史》是袁宏道培育和鉴赏瓶花的经验总结，具有生活艺术情趣。他使用拟人化的语言表达手法，赋予笔下的花以灵魂——有喜、有怒、有哀、有乐，似乎能与人的情感相通相融。这种描写手法与他"性灵说"的文学主张是一贯的；如此细腻的文风，足见他对花的爱惜和珍重，可以说他不仅是知花、懂花、爱花之人，也是古今瓶花爱好者的知心人。

《瓶史》是明代插花理论的经典之作，在中国花艺史上占有重要的地位，它不仅对中国的插花艺术产生了重要的影响，还对域外日本的花艺发展起到了推动作用。1659年，明清之际学者陈元赟携《袁中郎全集》旅行日本，日本的一位诗僧看到此书，被深深吸引，于是将《袁中郎全集》在日本翻刻传播，其中便收录有《瓶史》，后来单行本《瓶史》在日本逐渐受到关注和赏识，进而引出了日本的一个插花艺术流派——宏道流。

瓶花引 〔一〕

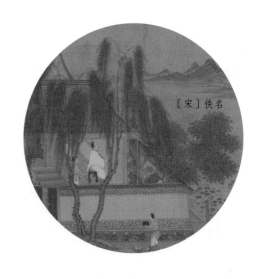

〔宋〕佚名

　　夫幽人韵士[1]，屏绝声色[2]，其嗜好不得不钟于
山水花竹。夫山水花竹者，名之所不在，奔竞[3]之所不
至也。天下之人，栖止于嚣崖利薮[4]，目眯尘沙[5]，
心疲计算，欲有之而有所不暇。故幽人韵士，得以乘间[6]
而踞为一日之有。夫幽人韵士者，处于不争之地，而以
一切让天下之人者也。惟夫山水花竹，欲以让人，而人
未必乐受，故居之也安，而踞之也无祸。嗟夫！此隐者
之事，决裂②[7]丈夫之所为，余生平企羡[8]而不可必得
者也。幸而身居隐见[9]之间，世间可趋可争者既不到余，

遂欲敬笠[10]高岩，濯缨[11]流水，又为卑官所绊，仅有栽花种竹③一事，可以自乐。而邸居湫隘[12]，迁徙无常，不得已乃以胆瓶贮花④，随时插换。京师人家所有名卉，一旦遂为余案头物，无扦剔[13]浇顿[14]之苦，而有味赏之乐⑤。取者不贪，遇者不争，是可述也。噫！此暂时快心事也，无狃[15]以为常，而忘山水之大乐，石公记之。凡瓶中所有品目，条列于后，与诸好事而贫者共焉。⑥

校勘

① 瓶花引：《山居小玩》本、《借月山房汇钞》本作"瓶史序"。

② 决裂：《山居小玩》本、《借月山房汇钞》本作"决烈"。

③ 种竹：《山居小玩》本、《借月山房汇钞》本作"莳竹"。

④ 贮花：《山居小玩》本、《借月山房汇钞》本作"置花"。

⑤ 味赏之乐：《山居小玩》本、《借月山房汇钞》本作"赏咏之乐"。

⑥ 《山居小玩》本、《借月山房汇钞》本在文后有"石公袁宏道题"之字。

注释

〔1〕幽人韵士：幽隐风雅之人。

〔2〕屏绝声色：摒弃歌舞与女色。屏：同"摒"。

〔3〕奔竞：指为名利之事奔走竞争。

〔4〕嚣崖利薮：指的是喧嚣的场所、利益集中的地方。薮：人或东西集中的地方。

〔5〕目眯尘沙：眼睛被沙尘所遮蔽。

〔6〕乘间：乘着空隙或方便。

〔7〕决裂：坚毅、果断。

〔8〕企羡：企盼羡慕。

〔9〕隐见：隐退和出仕。

〔10〕欹笠：斜戴斗笠，这里比喻隐退。

〔11〕濯缨：洗濯冠缨，比喻超脱世俗。

〔12〕湫隘：低下狭窄之地。湫：低洼。隘：狭窄。

〔13〕扦剔：修剪。

〔14〕浇顿：浇洒费力。顿：劳顿。

〔15〕狃：习惯，习以为常。

译文

　　世间的隐逸风雅之人，不喜爱沾染歌舞、女色，他们往往会把情趣寄托于山水花竹之中。因为在山水花竹之间，没有名利之扰，人们也不会刻意去争名逐利。而当下不少人，为了功名利禄，往往不得不沉湎于喧嚣繁杂的世态纷扰之中，被世俗的尘埃蒙蔽双眼，因身处算计的泥淖而疲惫不堪，想要寄情于山水花竹中也没有时间。所以，只有那隐逸风雅之人才可以乘闲暇偷得山水花竹之乐啊。那些与世无争、追求高雅情趣的人，将一切身外之物都让给了天下人，唯有山水花竹，即便他们想要让给世俗之人，世人也未必乐于接受，所以他们在享受山水花竹之乐时也心安，拥有它们亦不会招致祸患。唉！这是幽隐之士乐做之事，是坚毅的大丈夫所为之事，是我向往已久、企盼羡慕却不一定能得到的乐事啊！庆幸的是我时而隐退，时而出仕为官，不被尘世间的功名利禄所羁绊，但是想要斜披斗笠，坐在高崖之上，做一个纵情山水、超脱世俗的隐士，却又被卑微的官职俗务所牵绊，只能从栽花种竹中偷得一乐了。然而，我在北京居住的地方低洼狭窄，加上我又经常搬家，没有固定的居所，不得已而用胆瓶来插花，以方便随时插换。这样一来，京城人家所有的名花名卉，当天就可以成为我的案头瓶花，不仅免去了修剪、浇灌的辛苦，还收获了品味欣赏的乐趣。当然，摘取人家的花枝不可贪心，这样花的主人也不会因为花而与人相争执，这的确是件值得评述的事。哎！石公我要强调的是，鉴赏瓶花只是一时的快意之事，切不可习以为常而忘掉了真实的山水给予人的更大乐趣啊！我现将瓶花所有品类及需要注意的条目罗列叙述于后，愿与那些并不富裕但酷爱插花之事的花友们共享。

一 花目〔1〕

燕京〔2〕天气严寒，南中〔3〕名花多不至。即有至者，率〔4〕为巨珰〔5〕大畹〔6〕所有。儒生寒士无因得发其幕〔7〕，不得不取其近而易致〔8〕者。夫取花如取友，山林奇逸之士族〔9〕，迷于鹿豕①〔10〕，身蔽于丰草，吾虽欲友之而不可得。是故通邑大都〔11〕之间，时流〔12〕所共标共目〔13〕而指为隽士〔14〕者，吾亦欲友之，取其近而易致也。余于诸花取其近而易致者：入春为梅、为海棠〔15〕；夏为牡丹、为芍药、为安石榴②〔16〕；秋为木樨〔17〕、为莲、菊③〔18〕；冬为蜡梅④。一室之内，荀香何粉〔19〕，迭〔20〕为宾客，取之虽近，终不敢滥及凡卉〔21〕。就使乏花，宁贮竹柏数枝以充之。虽无老成〔22〕人，尚有典刑〔23〕。岂可使市井庸儿〔24〕，溷〔25〕入贤社〔26〕，贻皇甫氏充隐〔27〕之嗤〔28〕哉？

校勘

① 鹿豕：《山居小玩》本、《群芳清玩》本、《借月山房汇钞》本作"豕鹿"。

② 安石榴：《山居小玩》本、《群芳清玩》本、《借月山房汇钞》本作"石榴"。

③ 为莲、菊：《山居小玩》本、《群芳清玩》本、《借月山房汇钞》本作"为莲、为菊"。

④ 蜡梅：《宝颜堂秘笈》本作"腊梅"，绣水周氏家藏本、陈眉公重订本、《广百川学海》本、《说郛续》本作"蜡梅"。今据绣水周氏家藏本、陈眉公重订本、《广百川学海》本、《说郛续》本改。

注释

〔1〕花目：花卉品类。目：名称、品目。

〔2〕燕京：北京的古称。因春秋战国时期燕国建都于此而得名。

〔3〕南中：华南及华中一带，亦可泛指南部地区。《魏书·李寿传》："封建宁王，以南中十二郡为建宁国。"

〔4〕率：大都。

〔5〕巨珰：借指有权势的宦官。珰：一种冠饰，汉代的宦官侍中、中常侍等的帽子上有黄金珰的装饰品，故以珰借指宦官。

〔6〕大畹：代指豪门贵族。古代三十亩地称为"畹"，后引申指外戚居住的地方。

〔7〕幕：这里指为养花而搭的幕布。唐白居易《买花》："上张幄幕庇，旁织笆篱护。"

〔8〕致：获得。

〔9〕士族：士类，这里泛指读书人。北齐颜之推《颜氏家训》："近在并州，有一士族，好为可笑诗赋。"

〔10〕鹿豕：即鹿和猪，这里泛指山林中可供狩猎的动物。

〔11〕通邑大都：交通便利的大都市。

〔12〕时流：世俗之辈。《晋书·阮籍传》："诸人相与追之，裕亦审时流必当逐己，而疾去。"前蜀韦庄《绛州过夏留献郑尚书》："因循每被时流诮，奋发须由国士怜。"

〔13〕共标共目：共同作为榜样。

〔14〕隽士：才智出众的人。

〔15〕海棠：蔷薇科苹果属灌木或小乔木，是中国著名观赏树种之一，全国各地都有栽培。海棠的园艺变种有粉红色重瓣花朵和白色重瓣花朵。明王象晋《群芳谱》所记载的"海棠四品"即西府海棠、垂丝海棠、贴梗海棠和木瓜海棠。

〔16〕安石榴：即石榴，传说是由张骞出使西域后带回中国的。石榴花朵一般为红色或白色，有单瓣、重瓣之分。唐李商隐《石榴》："榴枝婀娜榴实繁，榴膜轻明榴子鲜。可羡瑶池碧桃树，碧桃红颊一千年。"

〔17〕木樨：别名有丹桂、刺桂、四季桂等。花小，有特殊的香气。白花者称"银桂"，黄称"金桂"，红称"丹桂"。宋苏籀《木樨花一首》："何处闻国芗，珍木秀岩谷。高标蕙兰枝，妙辑沈麝酷。叶叶秋声中，霏霏早英薿。介特有如松，繁华岂惭菊。"

〔18〕菊：多年生草本植物，中国传统十大名花之一。经中国著名隐士陶渊明诗句"采菊东篱下，悠然见南山"加持，菊花被誉为"隐逸者之花"。

〔19〕荀香何粉：此处指代名贵花卉。荀香指荀令香典故。荀彧为尚书令，故称荀令，据说他嗜爱香气，身带之，所坐之处，香气三日不散。后以"荀令香"指奇香异芳。何粉指何郎粉，即傅粉何郎。三国魏何晏性自喜，好修饰，平日粉白不去手，因以"何郎粉"借指年轻俊美的男子。

〔20〕迭：替换、更迭。

〔21〕凡卉：不算上品的普通花卉。唐柳宗元《戏题阶前芍药》诗："凡卉与时谢，妍华丽兹晨。"元赵孟𫞩《江城子·赋水仙》词："遮莫人间，凡卉避清妍。"

〔22〕老成：指年高有德之人，或阅历丰富、处事练达，可主持公道的长者。

〔23〕典刑：常法、常规。

〔24〕市井庸儿：一般指城市中流俗之人，这里指鄙俗平庸的人。

〔25〕溷：同"混"，此处指蒙混。

〔26〕贤社：有德有才之人的上流圈子。

〔27〕皇甫氏充隐：皇甫氏，即皇甫希之，是皇甫谧的六世孙。据《晋书·桓玄传》记载，桓玄见历代皆有高隐，唯本朝无，遂给皇甫谧的后代皇甫希之资用，命他假扮隐居。当时人称其为"充隐"。

〔28〕嗤：嘲笑。

译文

北京天气寒冷，南方的名贵花卉运到北京后能成活的很少。即使有，大多数也被富商豪门占为己有，贫寒书生根本无缘得到，不得不就近选取容易得到的花材来插花。选取花材就像选取朋友一样，那些隐居山林、超凡脱俗的高士，尽管是我结交朋友的最佳人选，但他们遁迹隐居于山野之中，

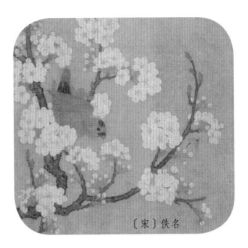

〔宋〕佚名

终日与木、石、山野动物为伴，我想与他们结交却没有机会。因此，在交通相对便利的大都市里，我想要和世人眼中才智出众之人交朋友，毕竟和他们距离比较近，更容易结交。同理，我挑选的插花花卉也以就近易得者为主：春天多选梅花、海棠；夏天多选牡丹、芍药、石榴；秋天以木樨、莲花和菊花为主；冬天以蜡梅为主。这样，相对名贵的时令花卉就可以被奉为上宾，轮流摆插于居室中。但即使是就近选取花材，我也不敢滥用不算上品的普通花卉充数。如果缺少相对名贵的花枝，我情愿采摘几枝竹、柏来补充，也不考虑用不算上品的普通花枝滥竽充数。就好比虽然没有练达世事的长者，但还有可以遵循的基本法则存在，怎么能让市井庸儿混迹于有德有才之人的圈子里，留下晋帝桓玄让皇甫希之退隐的闹剧，让人嘲笑呢？

二品第[1]

汉宫三千[2]，赵娣[3]第一；邢、尹①同幸，望而泣下[4]。故知色之绝者，蛾眉[5]未免俯首[6]。物之尤[7]者，出乎其类。将使倾城[8]与众姬同辇[9]，吉士[10]与凡才并驾，谁之罪哉？梅以重叶[11]、绿萼[12]、玉蝶[13]、百叶缃梅[14]为上；海棠以西府[15]、紫绵[16]为上；牡丹以黄楼子[17]、绿蝴蝶[18]、西瓜瓤②[19]、大红舞青猊[20]为上；芍药以冠群芳[21]、御衣黄[22]、宝妆成③[23]为上；榴花深红[24]、重台[25]为上；莲花碧台[26]、锦边[27]为上，木樨球子、早黄[28]为上；菊以诸色鹤翎[29]、西施[30]、剪绒[31]为上；蜡梅磬口香[32]为上。诸花皆名品，寒士斋中，理不得悉致，而余独叙此数种者④，要以判断群菲，不得使常闺艳质杂诸奇卉之间耳。夫一字之褒，荣于华衮[33]。今以蕊宫[34]之董狐[35]，定华林之《春秋》[36]，安得不严且慎哉。孔子曰："其义则丘窃取之矣⑤[37]。"

校勘

① 邢、尹:《宝颜堂秘笈》本作"邢、伊",《山居小玩》本、《群芳清玩》本、《借月山房汇钞》本作"邢、尹"。今据《山居小玩》本、《群芳清玩》本、《借月山房汇钞》本改。

② 西瓜瓤:《宝颜堂秘笈》本作"西瓜穰",绣水周氏家藏本、《借月山房汇钞》本"西瓜穰"作"西瓜瓤"。今据绣水周氏家藏本、《借月山房汇钞》本改。

③ 宝妆成:《宝颜堂秘笈》本作"宝装成";《山居小玩》本、《群芳清玩》本、《借月山房汇钞》本作"宝妆成";绣水周氏家藏本作"宝粧成",因形近而讹。今据《山居小玩》本、《群芳清玩》本、《借月山房汇钞》本改。

④ 此数种者:《宝颜堂秘笈》本作"此四种者",《山居小玩》本、《群芳清玩》本、《借月山房汇钞》本作"此数种者"。今据《山居小玩》本、《群芳清玩》本、《借月山房汇钞》本改。

⑤ 其义则丘窃取之矣:《宝颜堂秘笈》本作"其义则某窃取之矣",《山居小玩》本、《群芳清玩》本作"其义则丘窃取之矣"。今据《山居小玩》本、《群芳清玩》本改。

注释

〔1〕品第：评定高低，分列等次。

〔2〕汉宫三千：三千是虚指，形容汉朝后宫的嫔妃、美女很多。

〔3〕赵娣：即赵飞燕，是汉成帝第一爱妃。娣：妾。

〔4〕邢、尹同幸，望而泣下：邢、尹是指两位颇有姿色而受汉武帝宠爱的嫔妃邢夫人和尹夫人，据《史记·外戚世家》记载，尹夫人与邢夫人同时受汉武帝宠幸，汉武帝不令两人相见，尹请求见邢，帝许之，见后"乃低头俯而泣，自痛其不如也"。

〔5〕蛾眉：蚕蛾触须细长而弯曲，像美女的眉毛，后多用此比喻美女。《诗经·卫风·硕人》："螓首蛾眉，巧笑倩兮。"南朝梁何逊《咏舞》："逐唱回纤手，听曲动蛾眉。"

〔6〕俯首：低下头，意指顺从、臣服。

〔7〕尤：优异突出。

〔8〕倾城：倾国倾城的绝色美女。《汉书·外戚传》："延年侍上起舞，歌曰：'北方有佳人，绝世而独立，一顾倾人城，再顾倾人国。宁不知倾城与倾国，佳人难再得！'"后用"倾国倾城"或"倾城倾国"形容女子极其美丽。

〔9〕辇：帝王后妃所乘坐的人力推拉的车子。

〔10〕吉士：有贤德、有才华的人。

〔11〕重叶：即重叶梅，梅花的一种，古代人常称重瓣花为"重叶""千叶"或"百叶"。宋范成大《范村梅谱》："重叶梅，花头甚丰，叶重数层，盛开如小白莲，梅中之奇品。"宋辛弃疾《生查子·重叶梅》："百花头上开，冰雪寒中见。霜月定相知，先识春风面。主人情意深，不管江妃怨。折我最繁枝，还许冰壶荐。"

〔12〕绿萼：指绿萼梅，又名白梅，梅花的一个品种。花色洁白，有单瓣、重瓣和复瓣之分；花梗短，花萼为绿色。宋范成大《范村梅谱》："绿萼梅，凡梅花红蒂皆绛紫色，惟此纯绿，枝梗亦青，特为清高，好事者比之九疑仙人。"宋岳珂《小春六花·绿萼梅》："晚秋过了小春催，放尽山家绿萼梅。东阁渠关诗兴动，南要先放暖风回。素裳肌透未融雪，碧苍色欺初晕苔。惆怅东篱下岑寂，重阳消得满园开。"

〔13〕玉蝶：白梅的一种，开重瓣白色花，花萼绛紫色。明张瀚《松窗梦语》："时梅花同放，红者色如杏，白者色如李，心微黄者曰玉蝶，蒂色青者曰绿萼，有蜜色者曰蜡梅，种种皆佳。"

〔14〕百叶缃梅：又名黄香梅，品种不多，且都不易结果。

〔15〕西府：指西府海棠。

〔16〕紫绵：西府海棠中最佳者。明王世懋《学圃杂疏·花疏》："海棠种类甚多。……西府之名紫绵者尤佳，以其色重而瓣多也。"

〔17〕黄楼子：牡丹中花瓣多层如琼楼者称为"楼子"，色黄者叫"黄楼子"。黄楼子属于姚黄系统，花色鲜亮，是牡丹中的极品。宋王观《扬州芍药谱》："道妆成，黄楼子也。大叶中深黄小叶数重，又上展淡黄大叶，枝条硬而绝黄，绿叶疏长而柔，与红紫者异。"宋欧阳修《洛阳牡丹记》记载："姚黄者，千叶黄花，出于民姚氏家。"

〔18〕绿蝴蝶：牡丹的一个品种，开放时形状像荷花。清汪灏《广群芳谱·牡丹》："萼绿华，千叶楼子大瓣，群花卸后始开，每瓣上有绿色，一名佛顶青，一名鸭蛋青，一名绿蝴蝶，得自永宁王宫中。"清徐珂《清稗类钞·植物类》记载："曰绿蝴蝶，千叶大瓣，含苞，绿如鹦羽，放足，水绿色，每瓣尖仍深绿，形如蝶。"

〔19〕西瓜瓤：牡丹的一个品种。明薛凤翔《亳州牡丹史》："西瓜瓤，尖胎，枝叶青长，宜阳，出自曹县。花如瓜中红肉，色类软瓣银红。"

〔20〕大红舞青猊：牡丹的一个品种。《清稗类钞·植物类》记载："曰大红舞青猊，即瑞露蝉结绣，中出五青瓣，难开，含蕊时，须以竹刀划破，性宜阳。"清汪灏《广群芳谱·牡丹》："大红舞青猊，胎微短，花微小，中出五青瓣，宜阴。"

〔21〕冠群芳：芍药的一个品种，宋王观《扬州芍药谱》："冠群芳，大旋心冠子也，深红堆叶，顶分四五旋，其英密簇。广可及半尺，高可及六寸，艳色绝妙，可冠群芳，因以名之。"

〔22〕御衣黄：芍药的一个品种。宋王观《扬州芍药谱》："御衣黄，黄色浅而叶疏，蕊差深，散出于叶间，其叶端色又微碧，高广类黄楼子也，此种宜升绝品。"

〔23〕宝妆成：芍药的一个品种，因形状犹如成堆发髻而得名。宋王观《扬州芍药谱》："宝妆成，髻子也，色微紫。"

〔24〕深红：这里指深红色的石榴花。

〔25〕重台：即重台石榴，又称楼子。复瓣花，花瓣硕大，蕊珠如火，色深红；中心花瓣密集，隆突而起，层叠如台。唐韩偓《妒媒》诗："好鸟岂劳兼比翼，异华何必更重台。"前蜀毛文锡《月宫春》词："红芳金蕊绣重台，低倾玛瑙杯。"

〔26〕碧台：即碧台莲，又称碧莲，是莲花的一个品种，观赏花卉中的珍品。明王世懋《学圃杂疏·花疏》："碧台莲大佳，花白而瓣上恒滴一翠点，房之上复抽绿叶，似花非花。"唐吕岩《洞庭湖君山颂》："午夜君山玩月回，西邻小圃碧莲开。"

〔27〕锦边：古老的碗莲品种，是中小株型的重瓣复色莲花。

〔28〕球子、早黄：木樨的两个品种。明王世懋《学圃杂疏·花疏》："天香无比，然须种早黄、球子二种，不惟早黄七月中开，球子花密为胜，即香亦馥郁异常。"

〔29〕鹤翎：菊花的一个品种。茎直立，叶中圆，花朵直上，呈荷花形，着花量低。有金鹤翎、白鹤翎、粉鹤翎、紫鹤翎、蜜鹤翎等。明王象晋《群芳谱·黄鹤翎》："黄鹤翎，蓓蕾朱红如泥，金瓣而红，背黄开则外晕黄，面中韵红，叶青，弓而稀，大而长，多尖如刺，枝干紫黑，劲直如铁，高可七八尺，韵度超脱，菊中之仙品也。"明冯梦龙《醒世恒言·卢太学诗酒傲王侯》："那菊花种数甚多，内中惟有三种为贵。那三种？鹤翎、剪绒、西施。"

〔30〕西施：菊花的一个品种。叶呈椭圆形或倒卵形，先端渐尖，基部呈宽楔形。粉西施最为名贵，除此之外还有黄西施、白西施、赛西施、醉西施

等。清汪灏《广群芳谱》："初开红黄相杂，有宝色，开彻则淡粉红，瓣卷而纽，背惨而红如猱头然，柄弱不任，叶青而厚，长而瓦，狭而尖，亚深，叶根多冗。"

〔31〕剪绒：菊花的一个品种。清徐珂《清稗类钞·植物类》："菊花种类甚繁。……有所谓细种者，凡五十：曰大玉夹，曰大红剪绒，曰蜡瓣，曰金剪绒，曰绿剪绒……"

〔32〕磬口香：蜡梅的一个品种。花瓣较圆，花色深黄，香气浓，因其花心为紫色，又称檀香梅。宋范成大《范村梅谱》："梅经接，花疏，虽盛开，花常半含，名磬口梅。言似僧磬之口也。"清钱谦益《陆仲子移赠蜡梅二株次前韵为谢》其一："绿衣约略是前身，幻出宫妆不染尘。磬口半含仍索笑，檀心通体自生春。"

〔33〕华衮：古代王公贵族华贵的礼服，常用以表示极高的荣宠。宋王禹偁《五哀诗故尚书兵部侍郎琅琊王公》："毁誉两无私，华衮间萧斧。"

〔34〕蕊宫：即蕊珠宫，是道教传说中的仙宫，这里喻指花卉界。

〔35〕董狐：春秋时期晋国的史官，因评断正直公平，孔子称其为良史。这里喻指评定花卉品第当以董狐为师，应采取公正公允的态度来评定。

〔36〕定华林之《春秋》：此处喻指判断各种花品德高下。华林，即华林园，古代帝王的宫苑，这里喻指花卉界。

〔37〕其义则丘窃取之矣：此句出自《孟子·离娄下》。原文如下："王者之迹熄而《诗》亡，《诗》亡然后《春秋》作。晋之《乘》，楚之《梼杌》，鲁之《春秋》，一也；其事则齐桓、晋文，其文则史。孔子曰：'其义则丘窃取之矣。'"此处袁宏道借用此句，指他运用史传的笔法来为群芳作传。

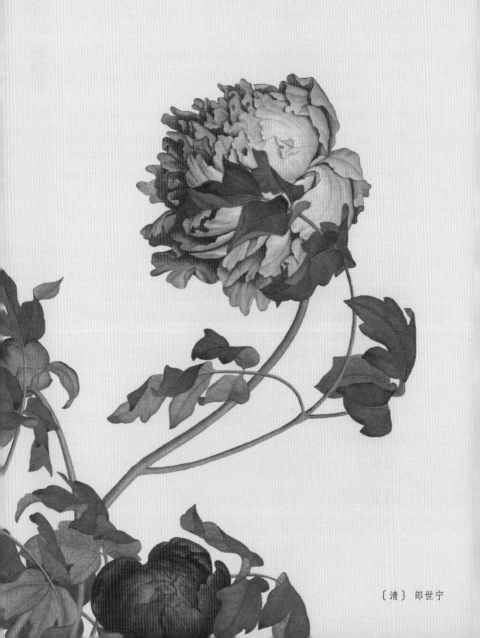

〔清〕郎世宁

译文

汉代后宫佳丽众多，以赵飞燕的姿色为第一，最受汉成帝宠爱；后又有邢夫人和尹夫人同时受到汉武帝的宠幸，但当尹夫人看见邢夫人的美貌时，却低头哭泣，自叹不如。可知，在绝色佳人前，一般的美女也只能甘拜下风。任何特别出众的事物，必然会出类拔萃，超出同类事物之上。如果让倾国倾城的佳人与一般美女同坐一辆车，让有德才之士与平庸之辈并驾而行，这又是谁的过错呢？梅花以重叶、绿萼、玉蝶、百叶缃梅为上品；海棠以西府、紫绵为上品；牡丹以黄楼子、绿蝴蝶、西瓜瓤、大红舞青猊为上品；芍药以冠群芳、御衣黄、宝妆成为上品；石榴以深红花石榴、重台石榴为上品；莲花以碧台、锦边为上品；木樨以球子、早黄为上品；菊花以各种颜色的鹤翎、西施、剪绒为上品；蜡梅以磬口香为上品。以上所列诸花都是名贵的品种，按常理来说，贫寒文人不易全部获得，摆放在自家书房之中。我在此特意提及这数种名品，是想说明评判花之品第的标准，不想使普通品质的花与这些名贵品种相混杂。古人认为，一个字的褒奖比获得华贵爵位还要荣耀。现在，我秉持着董狐一般公正公允的精神来评判花卉的品第，怎么能不严格而谨慎呢？孔子说："'义'是我私自取来运用到《春秋》中去的。"我也是运用如此笔法。

三 器 具

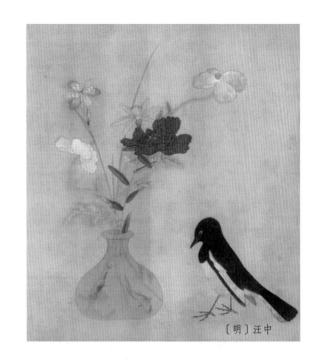

〔明〕汪中

　　养花瓶亦须精良。譬如玉环、飞燕[1]，不可置之茅茨[2]；又如嵇、阮、贺、李[3]，不可请之酒食店中。尝见江南人家所藏旧觚，青翠入骨，砂斑①垤[4]起，可见花之金屋。其次官、哥、象、定[5]等窑，细媚滋润[6]，皆花神之精舍也。大抵斋瓶宜矮而小，铜器如花觚[7]、铜觯[8]、尊罍、方汉壶[9]、素温壶[10]、匾壶[11]，窑器如纸槌、鹅颈、茄袋②、花尊、花囊[12]、蓍草、蒲槌[13]，皆须形制短小者，方入清供。不然，与家堂香火何异，虽旧亦俗也。然花形自有大小，如牡丹、芍药、莲花，形质既大，不在此限。尝闻古铜器入土年久，受土气深，用以养花，花色鲜明如枝头，开速而谢迟，就瓶结实〔14〕，陶器亦然。故知瓶之宝古者，非独以玩。然寒酸③之士，无从致此，但得宣、成等窑磁瓶各一二枚，亦可谓乞儿暴富也。冬花宜用锡管，北地天寒，冻水④能裂铜，不独磁也。水中投硫黄数钱亦得。

校勘

① 砂斑：《宝颜堂秘笈》本作"砂班"，绣水周氏家藏本、陈眉公重订本、《群芳清玩》本、《借月山房汇钞》本作"砂斑"。今据绣水周氏家藏本、陈眉公重订本、《群芳清玩》本、《借月山房汇钞》本改。

② 茄袋：绣水周氏家藏本、《山居小玩》本作"茹袋"，因形近而讹。

③ 寒酸：《山居小玩》本作"寒微"。

④ 冻水：《群芳清玩》本、《借月山房汇钞》本作"冻冰"。

注释

〔1〕玉环、飞燕：即杨玉环和赵飞燕。

〔2〕茅茨：用茅草盖屋顶，喻指茅屋。

〔3〕嵇、阮、贺、李：指嵇康、阮籍、贺知章和李白。嵇康和阮籍是魏晋"竹林七贤"中的两位名士，贺知章和李白是唐朝著名诗人、"酒中八仙"之二。这四人都是一代高士，生性豪放，爱好饮酒。

〔4〕埕：本义是小土堆，这里指凸起。

〔5〕官、哥、象、定：指官窑、哥窑、象窑、定窑中所产的瓷器，均是上等名品。

〔6〕细媚滋润：质地细腻，温润柔美。

〔7〕花觚：用来插花的觚形瓶器。

〔8〕铜觯：古代铜制的饮酒器，其形似樽，比樽小，盛行于中国商代晚期和西周初期。

〔9〕方汉壶：汉代一种盛酒器皿，又名钫、方壶，多由青铜制成，方口大腹。《仪礼·燕礼》："司宫尊于东楹之西，两方壶。"

〔10〕素温壶：一种铜制无花饰的盛酒器，深腹，圈足，壶口像蒜头形状。明高濂《遵生八笺·燕闲清赏笺·叙古鉴赏》："若古素温壶，口如蒜榴式者，俗云蒜蒲瓶，乃古壶也，极便滚水，插牡丹、芍药之类，塞口最紧，惟质厚者为佳。"

〔11〕匾壶：扁形的壶，器扁平而圆，椭圆口，方圈足，或有两耳，今多称扁壶。

〔12〕花囊：古代的一种供插花用的瓶罐类器皿，呈圆球形，也有其他形状，如梅花筒形等，顶部开有几个小圆孔，器身多有装饰花纹，中间可以插花。《红楼梦》第四十回："那一边设着斗大的一个汝窑花囊，插着满满的一囊水晶球的白菊。"

〔13〕蒲槌。指蒲槌瓶。因瓶身形似蒲槌而得名。

〔14〕就瓶结实：瓶中的花枝结出果实。

译文

插花所用的瓶器必须精致考究。就像杨玉环、赵飞燕这样的绝色佳人，不可随意安置在简陋的茅屋之中；又如嵇康、阮籍、贺知章和李白这样的高士，不可随意找个普通的酒馆饭铺招待他们一样。我曾经看到过江南人家收藏的古旧铜觚，铜锈通体青翠，朱砂斑凸起，真可称得上是插花最好的"金屋"啊！再如官窑、哥窑、象窑、定窑等名窑所烧制的瓷器，质地细腻，形美而泽润，也都是插花的"精舍"。大致说来，如在书斋和居室中插花，适宜用矮小精致的花瓶。铜器的如花觚、铜觯、樽、罍、方汉壶、素温壶、匾壶等；瓷器的如纸槌瓶、鹅颈瓶、茄袋瓶、花樽、花囊瓶、蓍草瓶、蒲槌瓶等，这些都是形制相对矮小精致的花瓶，适合放在书斋和小居室中插花摆设。如果不是这样，那与家中、祠堂供奉香火的花瓶有什么区别呢？即便是古董器物，也不雅致。不过，所选花材有大小之分，像牡丹、芍药、莲花这样的大型花材，就不受插花需用矮小精致瓶器这个原则的限制。我曾经听说古铜器掩埋在地下时间越长，受土气侵蚀越深，用它来养花，花色会鲜亮明丽，就像在枝头一样，开得早凋谢得晚，甚至还能在瓶中结果。用出土的陶器插花也有这样的效果。据此可知，古旧瓶器之所以这么宝贵，并非其仅仅具有玩赏之用，还有滋养和保鲜花枝之功用。然而，寒微的文人很难得到这样名贵瓶器，如果能得到一两个宣德窑或是成化窑烧制的瓷器，可称得上是乞儿暴富，心满意足了。冬天插花应将锡管插入花瓶内，将水与瓶器隔开。北方天气非常寒冷，瓶里水结冰可能将瓷瓶冻裂，甚至铜器也是如此。在瓶水中放数钱硫黄，也可以防止花瓶被冻裂。

四

择

水

　　京师[1]西山[2]碧云寺[3]水、裂帛湖[4]水、龙王堂[5]水，皆可用。一入高梁桥①[6]，便为浊品。凡瓶水须经风日者。其他如桑园水[7]、满井[8]水、沙窝水[9]、王妈妈井[10]水，味虽甘，养花多不茂。苦水[11]尤忌，以味特咸，未若多贮梅水[12]为佳。贮水之法：初入瓮时，以烧热煤土一块投之，经年不坏。不独养花，亦可烹茶。

校勘

① 高梁桥：《宝颜堂秘笈》本作"高梁桥"，《山居小玩》本、《群芳清玩》本、《借月山房汇钞》本作"高梁桥"。今据《山居小玩》本、《群芳清玩》本、《借月山房汇钞》本改。

注释

〔1〕京师：首都的旧称，明朝永乐时期首都迁至北京。

〔2〕西山：位于北京西南，属太行山支脉，历代名园、名寺多集中分布在这里，著名的有碧云寺和香山寺。

〔3〕碧云寺：位于北京海淀区香山公园北侧，寺院坐西朝东，依山势而建造，是一处园林式寺庙。

〔4〕裂帛湖：位于西山之玉泉山下，泉自崖壁中喷出，作裂帛声，所以称裂帛湖。

〔5〕龙王堂：今名龙泉庵，位于大悲寺西北侧。清于敏中《日下旧闻考》：
　　　　"龙王堂，阶下有方池，深五尺余，其西凿龙口吐水。"
〔6〕高梁桥：又称高亮桥，是古代桥梁建筑的杰作。位于北京西城区和海淀区
　　　　的交界处。明刘侗《帝京景物略》："水从玉泉来，三十里至桥下，荇尾
　　　　靡波，鱼头接流。夹岸高柳，丝丝到水。绿树绀宇，酒旗亭台，广亩小
　　　　池，荫爽交匝。岁清明，桃李当候，岸草遍矣。都人踏青高梁桥，舆者则
　　　　襄，骑者则驰，蹇驱、徒步，既有挈携。"
〔7〕桑园水：种桑树的园林里积的水，非常甘甜。
〔8〕满井：水井名。在北京市安定门外，明刘侗《帝京景物略》："出安定门
　　　　外，循古壕而东五里，见古井，井面五尺，无收有干。干石三尺，井高于
　　　　地，泉高于井，四时不落，百亩一润，所谓滥泉也。"
〔9〕沙窝水：低洼沙地所积之水。
〔10〕王妈妈井：北京城内的一口水井。
〔11〕苦水：味道苦涩的水。
〔12〕梅水：梅雨季节积蓄的雨水。

译文

　　北京西山碧云寺的泉水、裂帛湖的湖水、龙王堂的泉水
都可以作为插花用水。但一过高梁桥，水就变得浑浊起来，
不能用来插花。凡是插花用的水，最好经过了风吹日晒。其
他如桑园林里积的水、满井水、沙窝水、王妈妈井水，这些
地方的水味道虽然甘甜，但用来养花，花往往长得不够繁茂。
插花用水最忌味道苦涩，因为含碱量大、味道咸，不如多储
存一些梅雨季节的雨水。储存水的方法：雨水注入瓮中的时候，
投入一块烧红的木炭，这样储存的水一年也不会变质，不仅
可以用来养花，还可用来煮茶。

五宜称

插花不可太繁[1]，亦不可太瘦[2]。多不过二种三种，高低疏密①如画苑布置[3]方妙。置瓶忌两对，忌一律，忌成行列，忌以绳束缚。夫花之所谓整齐者，正以参差不伦[4]，意态天然。如子瞻[5]之文，随意断续；青莲[6]之诗，不拘对偶，此真整齐也。若夫[7]枝叶相当，红白相配，此省曹[8]墀下树[9]，墓门华表[10]也，恶得[11]为整齐哉？

校勘

① 高低疏密：《宝颜堂秘笈》本作"高低密"，绣水周氏家藏本、《山居小玩》本、《群芳清玩》本、《借月山房汇钞》本作"高低疏密"。今据绣水周氏家藏本、《山居小玩》本、《群芳清玩》本、《借月山房汇钞》本补。

注释

〔1〕繁：指花枝繁杂。

〔2〕瘦：指花枝稀疏。

〔3〕画苑布置：画坛高手绘画时的构图章法。

〔4〕参差不伦：指花高低、长短、大小不齐，没有条理次序。参差：不整齐。伦：条理，次序。

〔5〕子瞻：北宋诗人苏轼的字。名、字取意于《左传·庄公十年》"登轼而望之"句，"瞻"就是"望"。

〔6〕青莲：即青莲居士，是唐代诗人李白的号。李白诗风豪放，作诗常常不受格律对仗的限制，有"诗仙"之称。

〔7〕若夫：至于。用于句首或段落的开始，表示另提一事。

〔8〕省曹：省属衙门。

〔9〕墀下树：台阶前的对称大树。墀：台阶。

〔10〕华表：古代设在宫殿、陵墓等大建筑物前面做装饰用的大石柱，柱身多雕刻龙凤等图案，上部横插着雕花的石板。

〔11〕恶得：怎么能够。

译文

　　插花时花枝不能过于繁杂，也不能过于稀疏单薄。所用花材多的话，也不过两三种，花枝的搭配要做到高低相应，稀疏且错落有致，就像画师作画的构图章法一样，这样构图才妙。摆放瓶花，要避免两两相对，不宜大小、造型相雷同，不可呆板地成行成列摆放，亦不可用绳子捆绑花枝。所谓花之齐整有别于其他事物，并不强调一定的次序，插花艺术追求的是花材长短、高低、大小不齐，讲究意态天然，就像是苏轼的文章，落笔随意却又不失曲折舒缓；又如李白的诗歌，不拘泥于词牌格律对仗工整，这才是真正的"大协调"。至于枝叶大小、高低搭配，红白花色相间的插花，就好像省属衙门台阶前耸立的树木，或像坟墓前装饰的华表柱，虽整齐划一，却显得呆板，毫无生气，这样怎么能称得上是协调呢？

六

屏

俗〔一〕

室中天然几〔2〕一，藤床〔3〕一。几宜阔厚，宜细滑。凡本地边栏〔4〕漆卓〔5〕，描金〔6〕螺钿〔7〕床，及彩花〔8〕瓶架之类，皆置不用。

注释

〔1〕屏俗：摒弃俗气。屏：除去。

〔2〕天然几：一种阔大的案几，也称翘头案。长七八尺，宽尺余，高过桌面五六寸，两段飞角起翘，下面两足作片状，饰有云雷、如意一类的花纹。明文震亨《长物志》："以文木如花梨、铁梨、香楠等木为之，第以阔大为贵，长不可过八尺，厚不可过五寸，飞角处不可过尖，须平圆。"明张岱《陶庵梦忆》："癸卯，道淮上，有铁梨木天然几，长丈六，阔三尺，滑泽坚润，非常理。"

〔3〕藤床：藤条编制的床，夏天所用的坐卧具。唐白居易《小台》："六尺白藤床，一茎青竹杖。"

〔4〕边栏：漆桌周围的花边或者边框。

〔5〕卓：通"桌"，桌子。

〔6〕描金：为使器物美观而在其上用金银粉勾勒描绘作为装饰。

〔7〕螺钿：一种工艺。用螺蛳壳或贝壳镶嵌在漆器、硬木家具或雕镂器物的表面，做成有天然彩色光泽的花纹、图案。宋李心传《建炎以来系年要录》："温杭二州上供物寄留镇江，其间椅桌有以螺钿为之者。"

〔8〕彩花：彩绘花纹。

译文

居室中设置一张天然的几案，一张藤编床。小桌子最好宽大厚实，富有细腻光泽。凡是本地产的有花边或边框的漆桌、描金并镶嵌螺钿的漆床，以及有彩绘花纹的瓶架等家具，都可置之不用。

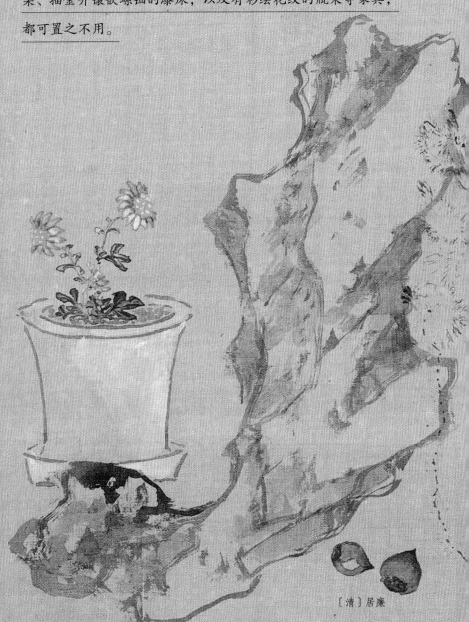

〔清〕居廉

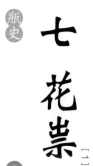

七

花

祟 [1]

　　花下不宜焚香，犹茶中不宜置果[2]也。夫茶有真味，非甘苦也；花有真香，非烟燎[3]也。味夺香损，俗子之过。且香气燥烈，一被其毒，旋即[4]枯萎，故香为花之剑刃。棒香[5]、合香[6]，尤不可用，以中有麝脐[7]故也。昔韩熙载[8]谓木樨①宜龙脑[9]，酴醿宜沉水[10]，兰宜四绝[11]，含笑宜麝，蒨卜宜檀。此无异笋中夹肉，官庖[12]排当[13]所为，非雅士事也。至若烛气煤烟，皆能杀花，速宜屏去。谓之花祟，不亦宜哉？

校勘

① 木樨：《宝颜堂秘笈》本作"木犀"，绣水周氏家藏本、《山居小玩》本、《群芳清玩》本、《借月山房汇钞》本作"木樨"。今据绣水周氏家藏本、《山居小玩》本、《群芳清玩》本、《借月山房汇钞》本改。

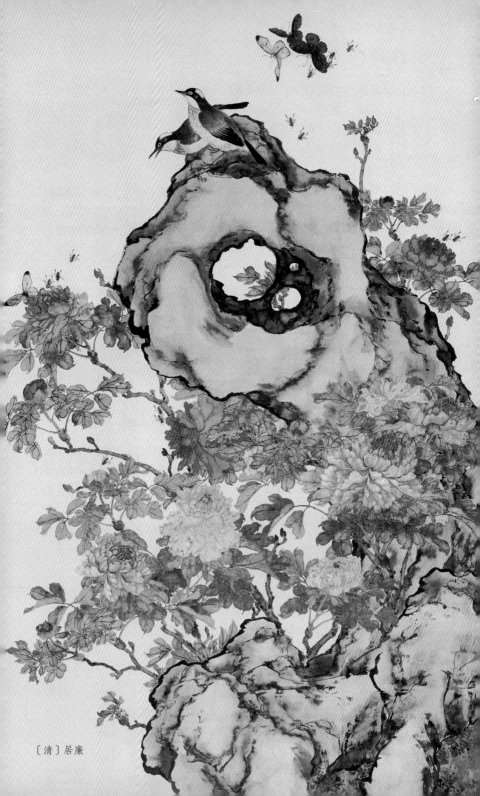

〔清〕居廉

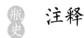

注释

〔1〕花祟：对花的摧残，这里指会损害瓶花的事物和做法。祟：鬼神带来的灾祸。

〔2〕果：果品。

〔3〕烟燎：焚香熏染。

〔4〕旋即：立刻，马上。

〔5〕棒香：用细竹棍或细木棍做芯子的香。《遵生八笺》中记载有棒香的做法：以黄檀香、丁香等与蜜、油合成香泥，"先和上竹芯子，作第一层，趁湿又滚"，檀香、沉香等合制的香粉作"第二层"，纱筛晾干即成。

〔6〕合香：多种香料合成的香。明方以智《通雅·器用》："合香曰调香，曰杂馥，曰练香。《内则》：'衿缨容臭。'正合诸香也。"

〔7〕麝脐：麝香的别称。麝香产于雄性麝的脐下，所以得名。唐代唐彦谦《春雨》："灯檠昏鱼目，薰炉咽麝脐。"

〔8〕韩熙载：五代南唐名臣，字叔言，青州北海（今山东潍坊青州）人。韩熙载擅长文章书画，官至中书侍郎，为人放荡不羁，提倡赏花焚香，有"五宜"之说，称为"香赏"。《韩熙载夜宴图》描绘了官员韩熙载家设夜宴载歌行乐的场面，是其生活写照。

〔9〕龙脑：一种香料，又叫冰片、冰片脑、梅花脑、梅冰等，由龙脑香的树干经蒸馏冷却而得，也可入药。

〔10〕沉水：即沉香，又名沉水香、蜜香等，一种瑞香科沉香属乔木。其花白色，树皮青色，叶似橘叶，古人多用以作熏料。晋嵇含《南方草木状》："木心与节坚黑，沉水者为沉香，与水面平者为鸡骨香。"后以"沉水"借指沉香。

〔11〕四绝：疑指四和香，通常以沉香、檀香、龙脑、麝香加别的材料合成，也有以其他香料合成的。宋代陈敬的《陈氏香谱》和明代周嘉胄的《香乘》中皆多次提及四和香。

〔12〕官庖：即御厨，宫廷厨师。

〔13〕排当：帝王宫中设宴之称。宋周密《齐东野语·御宴烟火》："穆陵初年，尝于上元日清燕殿排当，恭请恭圣太后。"

译文

　　花下不适宜焚香，就像茶中不适宜放果品一样。茶有其本味，并非甘苦；花也有自然之香，不可焚香熏染，不然，烟熏味会盖住并损害花的香味，这是俗人常犯的过错。并且熏香燥热猛烈，花材一旦染到烟气，很快就会枯萎，因此称熏香是损害鲜花的剑刃。由多种香料合成的棒香、合香等更不适合用，因为这类香料中含有麝脐。五代南唐的韩熙载主张木樨宜配龙脑，荼蘼宜配沉香，兰花宜配四和香，含笑花宜配麝香，蘦卜花宜配檀香。这好比将笋和肉一起烹饪，是宫廷厨师设宴的做法，不是文人雅士的追求。至于蜡烛、烟煤散发出来的烟气都能损害花，理应赶紧摒弃，称它们为"花祟"，不是很合适吗？

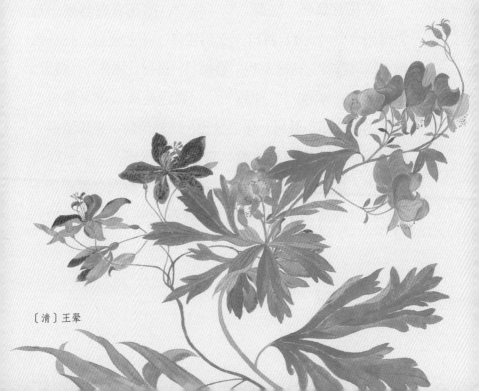

〔清〕王翚

八 洗沐〔1〕

京师风霾〔2〕时作，空窗净几之上，每一吹号，飞埃寸余。瓶君之困辱，此为最剧，故花须经日一沐。夫南威〔3〕、青琴〔4〕，不膏粉〔5〕、不栉泽〔6〕，不可以为姣〔7〕。今以数叶残芳①，垢面秽肤〔8〕，无刻饰之工，而任尘土之质〔9〕，枯萎立至，吾何以观之哉？

夫花有喜怒、寤寐〔10〕、晓夕，浴花者得其候，乃为膏雨②〔11〕。淡云薄日、夕阳佳月，花之晓也；狂号连雨、烈炎浓寒，花之夕也。唇檀〔12〕烘日、媚体〔13〕藏风，花之喜也；晕酣〔14〕神敛〔15〕、烟色迷离，花之愁也；欹枝困槛、如不胜风，花之梦也；嫣然流盼、光华溢目，花之醒也。晓则空庭大厦，昏则曲房奥室〔16〕，愁则屏气危坐，喜则欢呼调笑，梦则垂帘下帷，醒则分膏理泽，所以悦其性情，时其起居也。浴晓者上也，浴寐者次也，浴喜者下也。若夫浴夜③、浴愁，直〔17〕花刑耳，又何取焉。

浴之之法：用泉甘而清者，细微浇注，如微雨解醒〔18〕，清露润甲〔19〕。不可以手触花，及指尖折剔，亦不可付之庸奴猥婢〔20〕。浴梅宜隐士，浴海棠宜韵致客，浴牡丹、芍药宜靓妆④妙女，浴榴宜艳色婢，浴木樨宜清慧儿，莲宜娇媚妾⑤，浴菊宜好古而奇者，浴蜡梅宜清瘦僧。然寒花性不耐浴，当以轻绡〔21〕护之。标格〔22〕既称，神彩自发，花之性命可延，宁独滋其光润也哉？

校勘

① 数叶残芳：《宝颜堂秘笈》本作"残芳"，《山居小玩》本、《群芳清玩》本、《借月山房汇钞》本作"数叶残芳"。今据《山居小玩》本、《群芳清玩》本、《借月山房汇钞》本补。

② 膏雨：《广百川学海》本、《说郛续》本作"膏沐"。

③ 浴夜：《山居小玩》本、《群芳清玩》本、《借月山房汇钞》本作"浴夕"。

④ 靓妆：《宝颜堂秘笈》本作"靓装"，绣水周氏家藏本、《山居小玩》本、《群芳清玩》本、《借月山房汇钞》本作"靓妆"。今据绣水周氏家藏本、《山居小玩》本、《群芳清玩》本、《借月山房汇钞》本改。

⑤ 莲宜娇媚妾：《宝颜堂秘笈》本作"莲宜道流"，《山居小玩》本、《群芳清玩》本、《借月山房汇钞》本作"莲宜娇媚妾"。今据《山居小玩》本、《群芳清玩》本、《借月山房汇钞》本改。

注释

〔1〕洗沐：本义指沐浴，这里指浇灌花枝。

〔2〕风霾：指风尘弥漫，天色阴晦。

〔3〕南威：亦称南之威，春秋时晋国的美女，相传晋文公得到她，三日不上朝。《战国策·魏二》："晋文公得南之威，三日不听朝，遂推南之威而远之，曰：'后世必有以色亡其国者。'"三国魏曹植《曹子建集》："盖有南威之容，乃可以论于淑媛。"

〔4〕青琴：传说中的一位神女。《史记·司马相如列传》："若夫青琴宓妃之徒，绝殊离俗，姣冶娴都。"唐司马贞《史记索隐》："青琴，古神女也。"

〔5〕膏粉：涂脂抹粉。膏指古代妇女润发用的脂膏油，粉指妇女涂抹的妆粉，膏粉在这里用作动词，即打扮的意思。

〔6〕栉泽：梳洗打扮。栉：梳子和篦子的总称。

〔7〕姣：面容或外形美好。

〔8〕垢面秽肤：脸上和皮肤都不干净。

〔9〕质：质地，这里指花枝的朴实、朴素。

〔10〕寤寐：这里指日夜。寤：睡醒。寐：睡着。《诗经·关雎》："求之不得，寤寐思服。悠哉悠哉，辗转反侧。"

〔11〕膏雨：滋润作物的霖雨。汉班固《汉书》："是以元年膏雨降，五谷登。"

〔12〕唇檀：指嘴唇红艳。檀：浅绛色。

〔13〕媚体：娇美的体态。

〔14〕晕酣：这里指花色如人喝酒后的红润面颊一般。晕：日月周围形成的光圈，后引申为昏眩。酣：酒喝得很畅快。

〔15〕神敛：神色收敛。

〔16〕曲房奥室：这里泛指相对隐蔽的处所。曲房：密室。奥室：内室。

〔17〕直：真是、简直。

〔18〕醒：酒醉后神志不清。

〔19〕甲：草木初生时种子的皮壳。

〔20〕庸奴猥婢：这里指粗鄙、笨拙的仆人。

〔21〕轻绡：一种透明而有花纹的丝织品。这里泛指轻薄的丝织品。

〔22〕标格：风范、品格。宋苏轼《荷华媚》："霞苞电荷碧，天然地，别是风流标格。"

译文

　　北京常有沙尘暴，每当大风吹起，室内明亮的窗户和干净的小桌子上就都布满了灰尘。风沙灰尘对瓶花的损害非常大，所以隔些时候就需要对插摆的瓶花进行洗护。这就像春秋时期晋文公宠爱的美女南之威和古传说中的神女青琴一样，即使是美女，如果不梳妆打扮，也不会那么美丽动人。就瓶花来说，如果不修整、浇灌、养护，任凭风沙尘土损害它，那么花很快就会枯萎，这样的花又怎么能供人观赏呢？

　　花是有生命的，其生长习性如人一样，有喜怒之情，有日醒夜睡之需，有早晨和夜晚之别。养护鲜花就要懂得花儿的这些生长习性，根据这些习性给予适宜的养护，如此才能使它们呈现娇美之姿。淡薄的云彩、稀薄的阳光、柔和的黄昏余晖、皎洁的夜月，这样的环境最适合花儿生长，可称为花儿的早晨；狂风怒号、阴雨连绵、烈日炎炎、天气寒冷，这样的环境会使花儿变得萎靡不振，可称为花儿的夜晚。花蕊如美人之绛唇，花儿满含微笑迎接太阳，随着微风摇摆妩媚的身姿，这是花儿的喜悦之态；花儿收敛神色似酒酣未醒，精神萎靡好像烟雾笼罩一般，这是花儿的愁容之态；花枝斜倚着栏杆，一派弱不禁风的样子，这是花儿的睡梦之态；花儿身姿娇媚，光彩照人，流盼回眸嫣然一笑，这是花儿的苏醒之态。晨晓时应当把花儿摆在相对宽敞的庭院中，夜晚时则要把花儿放在相对幽密的房室中。花儿呈愁苦之态时，要小心谨慎，不可随意摆弄；花儿呈喜悦之态时，可以尽情地逗弄赏玩。花儿呈睡眠之态时，要把帷幕放下；花儿呈清醒之态时，可以浇灌、修剪、梳理它们。这就是所谓把握花儿的神态变化，尊重花儿的生长习性。洗沐花儿以晨晓花儿清醒时为佳，花儿睡觉的时候亦可，花儿高兴的时候洗沐，最不好了。如果在夜里或花儿愁苦的时候洗沐，简直就是给花儿施刑，对花儿伤害很大，这样又有什么可取之处呢？

给花儿洗沐的方法如下：用清冽甘甜的泉水轻轻浇洒，就像微雨飘洒、清露滋润初生的草木一样；保持花儿干净润泽，不能直接用手触摸花朵，也不能用指尖掐折、剔除枝叶和花朵；也不要把洗沐花儿的事情交给粗鄙、笨拙的仆人来做。洗沐梅花宜请幽隐之士来做，洗沐海棠宜请风韵雅致之人来做，洗沐牡丹、芍药宜请美丽的少女来做，洗沐石榴花宜请艳美的女婢来做，洗沐木樨宜请聪慧之人来做，洗沐莲花宜请娇媚的侍妾来做，洗沐菊花宜请好古性奇之人来做，洗沐蜡梅宜请清瘦的僧人来做。然而，隆冬季节天气寒冷，一般不适宜给花洗沐，可以用轻柔的丝织品覆盖花枝。如果做到这样养护，不仅可以使花儿神采焕发，而且还可延长花枝的寿命，岂止是使花儿滋润光泽呢？

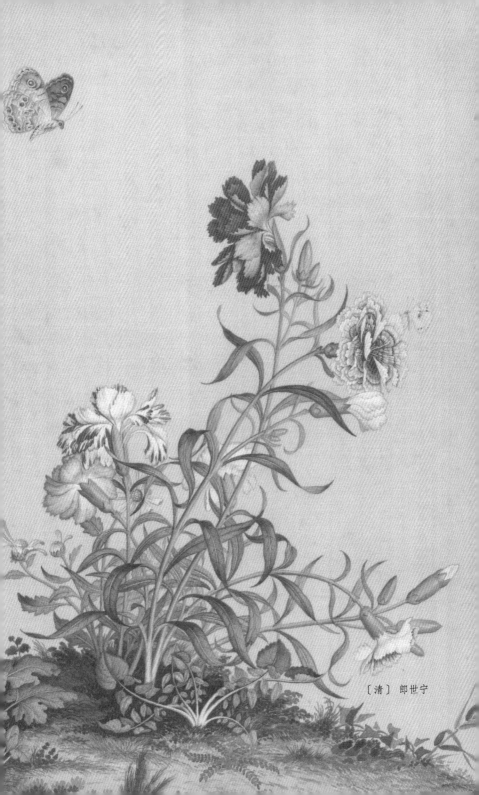

〔清〕 郎世宁

九 使 令 [1]

花之有使令，犹中宫之有嫔御[2]，闺房之有妾媵[3]也。夫山花草卉，妖艳实多，弄烟惹雨，亦是①便嬖[4]，恶可少哉？梅花以迎春、瑞香、山茶为婢，海棠以苹婆[5]、林檎②、丁香为婢，牡丹以玫瑰、蔷薇、木香[6]为婢，芍药以莺粟[7]、蜀葵为婢，石榴以紫薇、大红千叶木槿为婢，莲花以山矾、玉簪为婢，木樨③以芙蓉为婢，菊以黄白山茶、秋海棠为婢，蜡梅以水仙为婢。诸婢姿态，各盛一时，浓淡雅俗，亦有品评。水仙神骨清绝，织女之梁玉清[8]也。山茶鲜妍[9]，瑞香芬烈，玫瑰旖旎[10]，芙蓉明艳，石氏[11]之翔风[12]，羊家[13]之净琬[14]也。林檎、苹婆姿媚可人，潘生[15]之解愁[16]也。

莺粟、蜀葵妍于篱落，司空图[17]之鸾台[18]也。山矾洁而逸，有林下气，鱼玄机[19]之绿翘[20]也。黄白茶韵胜其姿，郭冠军[21]之春风[22]也。丁香瘦，玉簪寒，秋海棠娇，然而有酸态，郑康成[23]、崔秀才[24]之侍儿也。其他不能一一比像，要之皆有名于世。柔佞[25]纤巧，颐气有余，何至出子瞻榴花、乐天春草下哉！

校勘

① 亦是：《山居小玩》本、《群芳清玩》本、《借月山房汇钞》本作"亦自"。

② 林檎：《山居小玩》本、《借月山房汇钞》本作"林禽"；《群芳清玩》本作"林擒"，因形近而讹。

③ 木樨：《宝颜堂秘笈》本作"木犀"，绣水周氏家藏本、《山居小玩》本、《群芳清玩》本、《借月山房汇钞》本作"木樨"。今据绣水周氏家藏本、《山居小玩》本、《群芳清玩》本、《借月山房汇钞》本改。

注释

〔1〕使令：供使唤的人，泛指奴仆、侍者。

〔2〕嫔御：古代帝王、诸侯的侍妾和宫女。

〔3〕妾媵：古代诸侯贵族女子出嫁，以侄娣从嫁，称媵；妾指侧室，后以"妾媵"泛指侍妾。

〔4〕便嬖：在君王左右能说会道，善于迎合的宠臣。《孟子·梁惠王上》："声音不足听于耳与？便嬖不足使令于前与？王之诸臣皆足以供之，而王岂为是哉？"

〔5〕苹婆：一种锦葵科苹婆属常绿乔木，古时人们常常将其与苹果混称。明谢肇淛《五杂俎·物部三》："上苑之苹婆，西凉之蒲萄，吴下之杨梅，美矣。"

〔6〕木香：此处当指木香花，别名七里香、金樱等，是一种蔷薇科蔷薇属攀缘小灌木。木香花小色白，芳香可爱，另有黄木香花，花大而色黄，香味较淡。宋张耒《木香》："紫皇宝辂张珠幰，玉女熏笼覆绣衾。万紫千红休巧笑，人间春色在檀心。"宋董嗣杲《木香花》："斗雪轻微吐粉蕤，同开结约是酴醾。玉英递韵埋深叶，檀蕊分姿袅别枝。"

〔7〕莺粟：现写作"罂粟"，夏季开花，花瓣四片，有红、紫、白等色。果实是制取鸦片的主要原料，含吗啡和其他生物碱，有镇痛、止咳和止泻功用，但常用会成瘾。我国对罂粟的种植有严格的法律规定，除药用科研外，其他单位和个人一律禁植。

〔8〕梁玉清：传说中织女星的随从婢女。唐李元《独异志》："秦并六国时，太白星窃织女侍儿梁玉清逃入衙城小仙洞，且十六日不出。天帝怒命五丁搜捕太白归位。"

〔9〕鲜妍：鲜艳美好。唐元稹《梦游春七十韵》："鲜妍脂粉薄，暗淡衣裳故。"

〔10〕旖旎：繁盛柔美的样子。宋蔡绦《铁围山丛谈》："爇一炷，其香味浅短，乃更作，花气百和旖旎。"

〔11〕石氏：指石崇，是西晋时期的大臣、文学家、富豪。此人家中非常富有，以生活豪奢著称，骄奢当世，视珍奇异宝如瓦砾。

〔12〕翔风：石崇的爱婢，其姿色娇美，相传善别玉声，巧观金色。

〔13〕羊家：指羊侃，是南北朝时期的将领。据《梁书》记载，此人"性豪侈，善音律，自造《采莲》《棹歌》两曲，甚有新致；姬妾侍列，穷极奢靡。"

〔14〕净琬：羊侃的舞伎，此人天生丽质，但身体娇小，腰围仅一尺六寸，相传能在掌中起舞。

〔15〕潘生：指潘炕，是五代前蜀时期的大臣。潘炕为人有器量，喜怒不形于色。

〔16〕解愁：潘炕的爱妾，有倾国倾城之色，能诗善赋。

〔17〕司空图：唐代诗人、诗论家，其诗以抒发山水隐逸的闲情逸致居多。

〔18〕鸾台：司空图的爱婢，多姿色，有才艺，与司空图隐居在中条山王官谷。《旧唐书》中有记载："图布衣鸠仗，出则以女家人鸾台自随。"

〔19〕鱼玄机：晚唐女诗人，性聪慧，有才思，好读书，尤工韵调，情致繁缛。

〔20〕绿翘：鱼玄机的侍女，身姿丰腴，聪颖美丽，与鱼玄机同遁于咸宜观，因做事机灵，又十分乖巧听话，深得鱼玄机的信任和重用。

〔21〕郭冠军：即郭彰。历任散骑常侍、尚书、卫将军，后被封冠军县侯，故以为号。

〔22〕春风：郭彰的爱婢，天资聪颖，非常有韵致。

〔23〕郑康成：即郑玄，东汉末年儒家学者、经学家，所注经书对后世经学有极其深远的影响。

〔24〕崔秀才：即崔郊，唐朝元和间秀才。有诗《赠婢》："公子王孙逐后尘，绿珠垂泪滴罗巾。侯门一入深如海，从此萧郎是路人。"

〔25〕柔佞：原意指伪善谄媚，用在此处非贬义之词，而指聪明灵慧、善于言辞。

译文

　　各种名贵花卉都有奴婢、侍从，好比宫中有嫔妃、婢女，大家闺秀有侍女、丫鬟一样。大自然中原生的野草花卉，美艳动人的很多，它们总是与山风野雨相伴，历来颇受宠爱，怎么能少得了它们呢？梅花以迎春、瑞香、山茶为陪侍，海棠以苹婆、林檎、丁香为陪侍，牡丹以玫瑰、蔷薇、木香为陪侍，芍药以罂粟、蜀葵为陪侍，石榴花以紫薇、大红千叶木槿为陪侍，莲花以山矾、玉簪为陪侍，木樨以芙蓉为陪侍，菊花以黄色、白色的山茶和秋海棠为陪侍，蜡梅以水仙为陪侍。这些作为陪侍的花卉各有风姿，或浓艳华丽，或淡雅韵致，均值得品味欣赏。比如：神骨清绝的水仙花，好比织女星身边的侍女梁玉清一样美艳；娇艳明媚的山茶、芳香浓郁的瑞香、艳丽柔和的玫瑰、明艳美丽的芙蓉，皆像是石崇的侍女翔风一样美艳动人，又像羊侃的舞伎净琬一样能歌善舞；妩媚喜人的林檎和苹婆，好似潘炕的爱妾解愁一样聪慧迷人；罂粟、蜀葵虽然开在篱笆边、墙角处，却依然娇艳动人，就像那司空图的爱婢鸾台一样姿色可人；洁白淡逸的山矾花，富有山野幽逸清雅之气，好比鱼玄机的爱婢绿翘；神韵妙绝的黄色和白色山茶花有纯洁典雅之韵味，堪比郭彰的爱婢春风；清瘦的丁香、俏寒的玉簪、娇媚欲滴的秋海棠，略带一丝寒酸之气，像是郑玄和崔郊的仆人。还有诸多其他花卉，不能一一拿来描绘比照。总而言之，这些都是姿色和气质兼备的名花异卉，有些花卉虽柔媚纤弱，但它们各有非凡的气韵，哪里就不如苏轼笔下的石榴花和白居易笔下的春草呢？

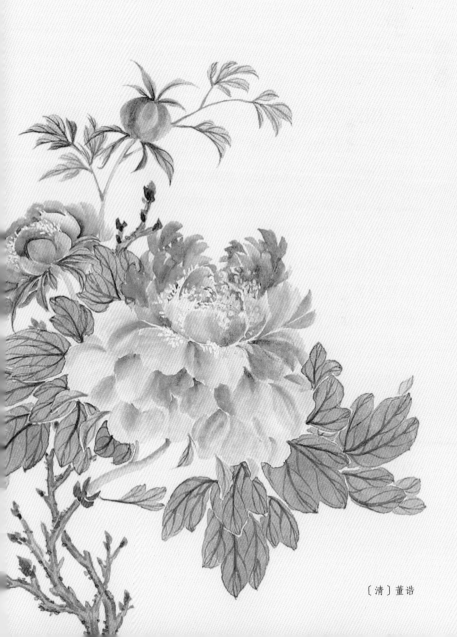

〔清〕董诰

十 好事[1]

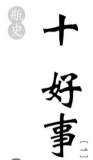

嵇康[2]之锻也，武子[3]之马也，陆羽[4]之茶也，米颠[5]之石也，倪云林[6]之洁也，皆以癖①而寄其磊块[7]俊逸②[8]之气者也。余观世上语言无味、面目可憎之人，皆无癖之人耳。若真有所癖，将沉湎酣溺，性命死生以之，何暇及钱奴宦贾之事？古之负花癖[9]者，闻人谈一异花，虽深谷峻岭，不惮蹶躄[10]而从之。至于浓寒盛暑，皮肤皴鳞[11]，汗垢如泥，皆所不知。一花将萼，则移枕携襆[12]，睡卧其下，以观花之由微至盛，至落，至于萎地[13]而后去。或千株万本以穷其变，或单枝数房以极其趣，或臭叶而知花之大小，或见根而辨色之红白③，是之谓真爱花，是之谓真好事也。若夫石公之养花，聊以破闲居孤寂之苦，非真能好之也。夫使其真好之，已为桃花洞口人矣，尚复为人间尘土之官哉？

校勘

① 癖：《山居小玩》本、《群芳清玩》本、《借月山房汇钞》作"僻"。

② 俊逸：《山居小玩》本、《群芳清玩》本、《借月山房汇钞》本作"隽逸"。

③ 见根而辨色之红白：《山居小玩》本、《群芳清玩》本、《借月山房汇钞》本作"见根而见色之红白"。

注释

［1］好事：喜欢、爱好的事情。

［2］嵇康：三国曹魏后期思想家、文学家、音乐家，"竹林七贤"之一，喜欢打铁和炼丹。元郝经《续后汉书》："康性好锻，宅中一柳甚茂，激水圜之，当盛夏袒裼锻于其下，以为乐。"

［3］武子：即王济，西晋外戚大臣。据《晋书·王浑传》记载，此人才华横溢，爱好骑射，能慧眼识良马。

［4］陆羽：唐代茶学家，生性诙谐，一生嗜茶，对茶道有精深研究，被誉为"茶仙"，著有《茶经》三卷，后世尊为"茶圣"。

［5］米颠：即米芾，北宋书法家、画家，喜蓄金石古器，尤嗜奇石，曾具衣冠拜石，呼之为兄。

［6］倪云林：即倪瓒，元末明初画家、诗人，文风清雅婉约，爱洁成癖。

［7］磊块：石块，常用来比喻郁积在胸中的不平之气。

［8］俊逸：卓异不凡、高迈超逸。

［9］负花癖：指爱花成痴。

［10］蹶躄：跌倒，这里喻指各种困难。

［11］皴鳞：这里指皮肤受冻裂开。《说文·皮部》："皴，皮细起也。"

［12］襆：本义指用以覆盖或包裹衣物等的布帕，这里指被子或行李。

［13］萎地：枯萎倒伏于地。

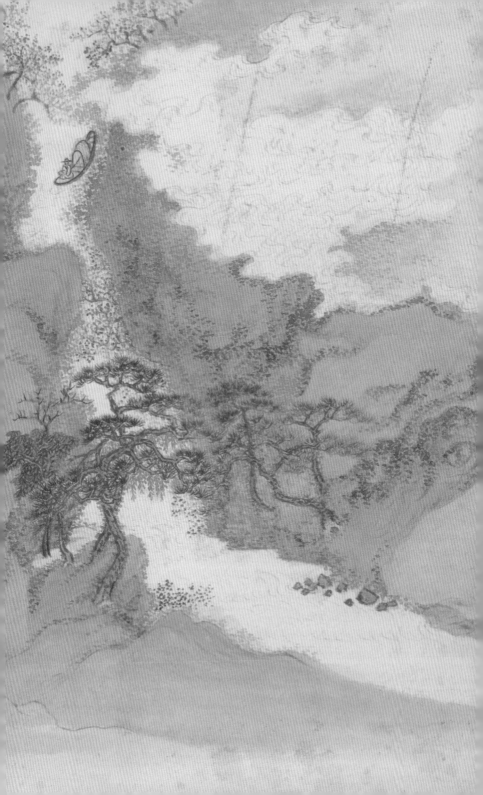

译文

　　嵇康爱好打铁、王济爱好骑射、陆羽喜爱品茶、米芾酷爱奇石、倪瓒爱洁成癖，以上种种都是借癖好来寄托各自心中的坦荡超迈或郁郁不平之气。在我看来，世间言语粗鄙、面目可憎之人，都是没有癖好的人，若是真的有所爱好，定会全神贯注、醉心沉迷于所爱之事，就算是付出性命也在所不惜，哪还有时间去钻营官场，想着升官发财的事情呢？自古以来，真正爱花成癖的人，听人谈及某种名花异卉，即便这种花远在高山深谷之中，也会不畏任何困难前去寻找，哪怕是隆冬严寒、皮肤皴裂，或是酷暑当头、汗垢如泥，也都置之度外；听到某花正值含苞待放之际，立刻就会携枕带褥睡卧花下，以便及时细致观察花苞绽放、盛开、凋谢、枯萎落地的过程，而后才肯离去。这些真正的花痴们赏花，会从千株万朵盛开的壮观场面中体悟大自然无穷的变化，也会从单一花枝上寥寥的几朵小花中感受生机和妙趣，或是仅仅嗅一下叶片就能知晓花朵的大小，或是仅看到根部就可以辨别花色是红还是白。这才算得上真正的爱花人，才称得上是名副其实的花痴啊！至于像我这样插花养花，只不过是聊以缓解一下闲居寂寞之苦，称不上是真正的嗜好。我若是真的爱花成痴，早已成为桃花源中隐居的世外高人了，哪里还能做世间风尘仆仆的小官吏呢？

〔清〕王翚

十一 清赏

　　茗赏[1]者上也，谭赏[2]者次也，酒赏者下也。若夫内酒越茶[3]及一切庸秽凡俗之语，此花神[4]之深恶痛斥者，宁闭口枯坐[5]，勿遭花恼可也。夫赏花有地有时，不得其时而漫然命客[6]，皆为唐突[7]。寒花[8]宜初雪，宜雪霁[9]，宜新月，宜暖房。温花[10]宜晴日，宜轻寒，宜华堂。暑花[11]宜雨后，宜快风，宜佳木荫，宜竹下，宜水阁。凉花[12]宜爽月，宜夕阳，宜空阶，宜苔径，宜古藤巉石边。若不论风日[13]，不择佳地，神气散缓，了不相属[14]，此与妓舍酒馆中花何异哉？

注释

〔1〕茗赏：品着茶欣赏插花。

〔2〕谭赏：一边漫谈，一边品赏插花。谭：同"谈"。

〔3〕内酒越茶：指亲近酒，远离茶。内：亲近。越：远离。

〔4〕花神：花仙。古人钟爱于花，常将花拟人、神化，称花为仙。

〔5〕枯坐：无所事事地干坐着。

〔6〕漫然命客：随意邀请客人。漫然：随意的样子。命客：此处意为邀请
　　客人。

〔7〕唐突：冒犯，亵渎。

〔8〕寒花：寒冷时节开放的花，多指菊花或蜡梅等。

〔9〕雪霁：这里指大雪停止，天气开始放晴。

〔10〕温花：春天开放的花。

〔11〕暑花：酷暑时节开放的花。

〔12〕凉花：秋凉时节开放的花。

〔13〕风日：这里泛指天气。唐李白《宫中行乐词》："今朝风日好，宜入未
　　央游。"

〔14〕了不相属：这里指的是气候、背景丝毫不相称。

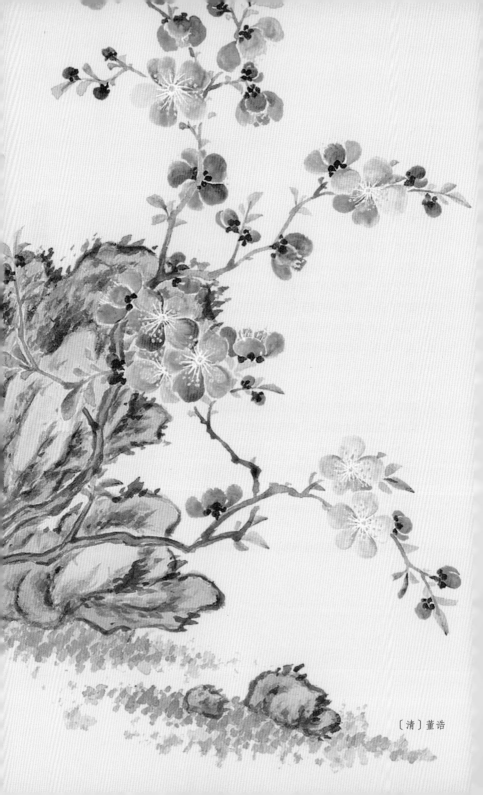

〔清〕董诰

译文

品茶赏花是欣赏插花的最佳方式，一边谈文论道一边赏花次之，一边喝酒一边赏花为最下者。若是近酒远茶，还满口污言秽语，那是花神最厌恶的行为了，宁可无所事事地呆坐着，也不要惹花神恼怒。欣赏插花作品要选择适宜的场合和时段，不合时宜贸然邀请客人来赏花，是很冒失无礼的行为。冬天开放的花，当以雪花初飘、雪后放晴、新月高悬为最佳观赏时机，以温暖的房室为最佳观赏地点；春天开放的花，以天气晴朗、乍暖还寒为最佳观赏时机，以华丽的厅堂为最佳观赏地点；夏天开放的花，以雨后初晴、凉风习习为最佳观赏时机，以阴凉的树荫下、竹林里或水边亭台楼阁为最佳观赏地点；秋天开放的花，以皓月当空、斜阳西下为最佳观赏时机，以空旷的台阶、长满苔藓的小路或老藤缠绕的危岩峻石边为最佳观赏地点。欣赏瓶花若是不考虑季节、天气的变化，不挑选花儿的摆放地点，随意把花儿放置在不适宜地方，必然会导致瓶花神情气貌涣散，与周围环境不相协调。这样的话，那与观赏酒馆、妓馆里摆放的粗俗插花有何区别呢？

十二 监戒 [1]

宋张功甫 [2]《梅品》，语极有致，余读而赏之，拟作数条，揭 [3] 于瓶花斋 [4] 中。花快意 [5] 凡十四条：明窗、净室、古鼎 [6]、宋研①[7]、松涛、溪声、主人好事能诗、门僧解烹茶、蓟州人送酒 [8]、坐客工画花卉、盛开快心友 [9] 临门、手抄艺花书、夜深炉鸣 [10]、妻妾校花故实 [11]。花折辱 [12] 凡二十三条：主人频拜客、俗子阑入 [13]、蟠枝 [14]、庸僧谈禅、窗下狗斗、莲子胡同歌童弋阳腔 [15]、丑女折戴、论升迁、强作怜爱、应酬诗债未了、盛开家人催、算帐 [16]、检《韵府》押字 [17]、破书狼籍 [18]、福建牙人 [19]、吴中赝画、鼠矢 [20]、蜗涎 [21]，僮仆偃蹇 [22]、令初行 [23] 酒尽、与酒馆为邻、案上有黄金白雪〔24〕、中原紫气〔25〕等诗②。燕〔26〕俗尤竞玩赏，每一花开，绯幕〔27〕云集。以余观之，辱花者多，悦花者少。虚心检点，吾辈亦时有犯者，特书一通座右，以自监戒焉。

校勘

① 宋研：《山居小玩》本、《群芳清玩》本、《借月山房汇钞》本作"宋砚"。
② 诗：《山居小玩》本、《群芳清玩》本、《借月山房汇钞》本作"语"，绣水周氏家藏本此处无字。

注释

〔1〕监戒：监察诚勉。
〔2〕张功甫：即张镃，南宋文学家，著有《梅品》一文，文中"疏花宜称、憎嫉、荣宠、屈辱四事，总五十八条，揭之堂上，使来者有所警醒，且示人徒知梅花之贵而不能爱敬也，使与予之言传布流诵亦将有愧色云"。

〔3〕揭：这里指揭贴，张贴。

〔4〕瓶花斋：袁宏道书斋的名字。

〔5〕花快意：使花儿快乐、舒服的事情。

〔6〕古鼎：古代炊器，相当于现在的锅，用于煮肉、盛肉。形状大多是圆腹、两耳、三足，也有四足的方鼎。

〔7〕研：同"砚"。砚台。

〔8〕蓟州人送酒：蓟州人送来的酒。蓟州是唐代设置的行政区，有着悠久的酿酒历史和酒文化。

〔9〕快心友：称心好友，知己朋友。快心：感到畅快或满足，称心。

〔10〕炉鸣：指在炉上温酒或煮茶时器皿里发出的声音，提示酒已温好或茶已煮好。

〔11〕校花故实：校对、核查与花卉相关的典故。

〔12〕花折辱：指让花儿感到侮辱、厌烦而无法忍受的事情。折辱：侮辱。

〔13〕阑入：本指无凭证而擅自进入，后泛指擅自进入不应进去的地方。明杨慎《古音丛目》："无符籍妄入宫曰阑。"《唐律疏议·卫禁上》："应入出者悉有名籍。不应入而为'阑入'，各得二年徒坐。"

〔14〕蟠枝：盘曲的花枝。

〔15〕弋阳腔：一种戏曲声腔，国家级非物质文化遗产之一，系在南戏曲调的基础上，结合弋阳当地民间音乐、语言，并吸收北曲演变而成，因产生于江西弋阳而得名。

〔16〕算帐：现多写作"算账"。

〔17〕检《韵府》押字：在韵谱中寻找作诗要用的韵字。《韵府》，疑为《韵府群玉》。《韵府群玉》是元以前今韵中仅存且最早的一部韵书，清康熙年间张玉书等人奉敕编撰音韵巨著《佩文韵府》时，将《韵府群玉》全部录入。

〔18〕狼籍：现多写作"狼藉"。

〔19〕牙人：旧时居于买卖双方之间，从中撮合以获取佣金的人。

〔20〕鼠矢：老鼠的粪便。矢：通"屎"。

〔21〕蜗涎：蜗行所分泌的黏液。涎：本指口水，这里指黏液。

〔22〕偃蹇：骄傲，傲慢。

〔23〕令初行：刚开始行酒令。

〔24〕白雪：洁白的雪，这里指雪白的银子。

〔25〕中原紫气：这里指歌功颂德的诗。中原：中土、中州，这里泛指天下。紫气：紫色的云气，祥瑞的先兆，古代以祥瑞之气附会为帝王、圣贤等出现的预兆。

〔26〕燕：这里指燕京，即北京。

〔27〕绯幕：红色布幔。

译文

南宋文学家张镃所著的《梅品》，文笔晓畅，语言精辟而有韵味。我读后非常赞赏，因此想模仿着写几则，张贴在我的瓶花斋中，作为监督诫勉的座右铭。令瓶花快意之事可以列出十四条：窗明几净；室雅居静；室内摆放有古鼎；书案上摆放有宋朝古砚；能听到松涛之声；能听到小溪潺潺的流水之声；瓶花主人不仅爱花，而且擅诗文，有风雅之气；造访的僧人熟知烹茶之道；品酌蓟州人送来的名酒；到访客人擅长画花卉；花开时节挚友来访；净手抄录花卉方面的书籍；夜深人静唯有温酒发出的声音；妻妾女眷们校对研究养花的典故。使花卉感到羞辱而不能忍受的事有二十三条：主人忙于迎来送往，频繁接待客人；庸俗粗鄙之人擅自闯入宅中；花枝盘曲在花丛中；见识浅陋却坐而论道的僧人；窗下有狗相斗不清静；赏花时有歌童唱着喧闹不雅的弋阳腔；无姿色的女子随意采摘佩戴花朵；谈论官场升迁之道；勉强做出一副爱花的样子；应承写诗文而拖延；赏花时节被家人连连催回家；插花时却考虑算账的事情；作诗时临时在韵谱中寻找韵字；破旧古书随意摆放；花枝被巧舌如簧的福建籍掮客玩赏；瓶花与吴中一带的假画同处一室；瓶花摆放附近有老鼠的粪便；瓶花叶片上有蜗牛爬过留下的黏液痕迹；瓶花主人家童仆骄横傲慢；刚开始行酒令就把酒喝完了；瓶花摆放之处与酒馆相邻；几案上摆放有黄金白银；在瓶花前吟咏有关时政和颂德的诗文。北京一带，玩赏风气尤盛，每当花开时节，京城富家有搭大红布幔的习俗，宾客云集前来观赏。据我看来，这些观赏行为，对花卉来说辱者多、悦者少。实际上，检视自身，我们时常也会犯这些毛病，所以特意写了上述两类文字置于座右，引以为戒。

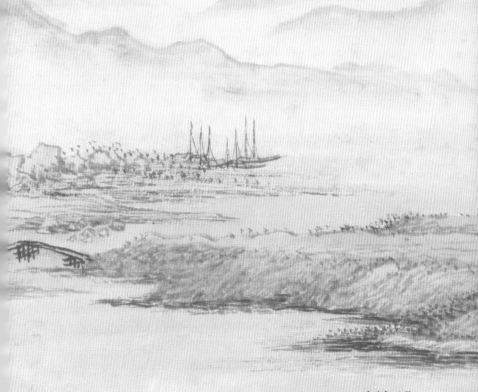

〔清〕王翚

瓶花之宜

瓶花之宜①有二用，如堂中插花，乃以铜之汉壶，太古[1]尊罍，或官哥大瓶，如弓耳壶[2]、直口敞瓶②，或龙泉菁草大方瓶，高架两傍，或置几上。折花须择大枝，或上茸下瘦，或左高右低、右高左低，或两蟠台接、偃亚偏曲，或挺露一干中出，上簇下蕃，铺盖瓶口，令俯仰高下，疏密斜正，各具意态，得画家写生折枝之妙，方有天趣。若直枝蓬头花朵，不入清供。取花或一种二种。冬时插梅，投以硫黄五六钱，欲大枝梅花插供，方快人意。若书斋插花，瓶宜短小，以官哥胆瓶、纸槌瓶、鹅颈瓶、青东磁[3]、古龙泉俱可插花。折枝宜瘦巧，不宜繁杂，宜一种，多则二种，须分高下合插，俨若一枝天生二色方美。或先凑簇像生，即以麻丝根下缚定插之。若彼此各向，则不佳。大率插花须要花与瓶称，花高于瓶四五寸则可。假若瓶高二尺，肚大下实者[4]，花出瓶口二尺六七寸，须折斜冗[5]花枝，铺撒[6]左右，覆瓶两傍之半则雅。若瓶高瘦，却宜一高一低双枝，或屈曲斜袅，较瓶身少短数寸似佳。最忌花瘦于瓶，又忌繁杂。如缚成把，殊无雅趣。若小瓶插花，令花出瓶，须较瓶身短二寸，如八寸长瓶，花止六七寸方妙。若瓶矮者，花高于瓶二寸亦可。插花、挂画二事，是诚好事者本身执役[7]，岂可托之僮仆为哉？客曰："汝论僻[8]矣，人无古瓶，必如所论，则花不可插耶？"不然，余所论者，收藏鉴家积集既广，须用合宜，使器得雅称云耳。若以无所有者，则手执一枝，或采满把即插之水钵[9]、壁缝，谓非爱花人欤？何论瓶之美恶？又何分于堂室二用乎哉？吾惧客嘲，具此以解。

校勘

① 瓶花之宜：《山居小玩》本、《群芳清玩》本作"瓶花之具"，《钦定四库全书》
本《遵生八笺》中作"瓶花之宜"，今据《钦定四库全书》本《遵生八笺》改。

② 直口敞瓶：《山居小玩》本、《群芳清玩》本作"直口厂瓶"，《钦定四库全书》
本《遵生八笺》中作"直口敞瓶"，今据《钦定四库全书》本《遵生八笺》改。

注释

〔1〕太古：指秦代以前的时代。

〔2〕弓耳壶：两侧耳呈弓状的壶。

〔3〕青东磁：疑为瓯窑青瓷。温州一带古称东瓯，此处的瓷窑即为东瓯窑，简
称瓯窑。瓯窑所用的瓷土原料与烧造的方法有别于其他青瓷窑系。

〔4〕肚大下实者：如瓮之类的大肚器物。

〔5〕斜冗：倾斜繁杂，这里指倾斜繁杂的花枝。

〔6〕铺撒：本指散发、施舍，这里指铺开、分散的样子。

〔7〕执役：服役，承担劳役。

〔8〕僻：不正、歪斜，这里指偏差。

〔9〕水钵：陶制的盛水圆形器皿。

译文

适合摆放瓶花的场合有两种。一种是摆放于厅堂之中，所用的
插花瓶器主要是铜制的汉壶，早期的铜樽、铜罍，或官窑、哥窑烧
制的大瓶，如弓耳壶、直口敞瓶，或龙泉窑烧制的菖草大方瓶，它
们适合摆放在高架桌的两旁或花几上。摆放于厅堂的花需要选取相
对大的花枝，如上部花枝繁富、下部相对清瘦稀疏的，或左右高低
错落排列的，或花枝呈盘结之势、枝条弯曲下垂的，或花枝主干部
分挺立外露、上部紧凑密集、下部蓬松繁茂，让花叶铺盖瓶口，使
花枝高低俯仰、疏密斜正，各呈异态，有画家写生折枝花的自然美态，
这才有情趣。如果瓶花枝干太直，或花头过于蓬松散乱，不可取用。
花材的种类最好取一两种，不宜太多。北方冬季寒冷，向花瓶中投

入五六钱硫黄,可防止水结冰而撑裂花瓶。冬季插上一大枝时令蜡梅,最为惬意。另一种适宜摆放瓶花的场合是书斋雅室,所用花瓶宜短小精致,宋代官窑、哥窑所烧制的胆瓶、纸槌瓶、鹅颈瓶、瓯窑青瓷瓶,以及古龙泉窑所烧制的小瓶均可。斋室插花用的花材宜稀疏瘦巧,不宜繁杂,花色宜选一种,最多两种。两种合插的时候,须插制得有高低层次感,犹如同枝生两色花一般;或者将花枝束成一束,先用麻线捆好枝干后再插入花瓶中,这是因为花枝方向杂乱分

散也不美观。大致来说,插花要讲究花枝与瓶器相称,花枝比瓶器高四五寸为佳。如果选用高两尺且肚大的瓶器,花枝高出瓶体两尺六七寸即可。最好选取斜向生长的繁杂花枝,花朵左右铺散或稍微掩盖瓶口,这样的瓶花有高雅之美。如果瓶器高且瘦,则宜插制一高一低两根花枝,或选择弯曲斜生的花枝,长度比瓶体略短数寸为佳。瓶花最忌花枝比瓶器瘦小,但又忌过于繁杂,如随意将花枝束成把状,就毫无雅趣可言了。摆放小瓶插花可使花枝高出瓶口,但高出的长度上要比瓶身短两寸,如瓶体高八寸,花枝则高出六七寸为宜,要是瓶器较低矮,插花时使花枝高于瓶器约两寸也适宜。插花与挂画一样是门艺术,真正爱好这门艺术的人最好还是亲力亲为,怎么能委托给奴仆书童来做呢?有人说:"你的论述未免有些偏颇,依你的说法,如果没有古瓶,就无法插花了吗?"其实不是这样的,我以上谈论的是当今收藏鉴赏家们的插花技法,他们平日已经收集了数量可观的瓶器,如果做到妥善保养、合理搭配,则能使其与花枝彼此更加高雅相称。至于说那些没有足够瓶器的插花爱好者们,他们手执一枝,或采摘成把花枝,随意插入水钵或壁缝之中,难道不能称之为爱花之人吗?为什么一定要褒贬瓶器的好坏,又为什么要强分堂花和斋室之瓶花这两种用途呢?我怕客人们嘲笑,所以在这里不厌其烦地解释了一通。

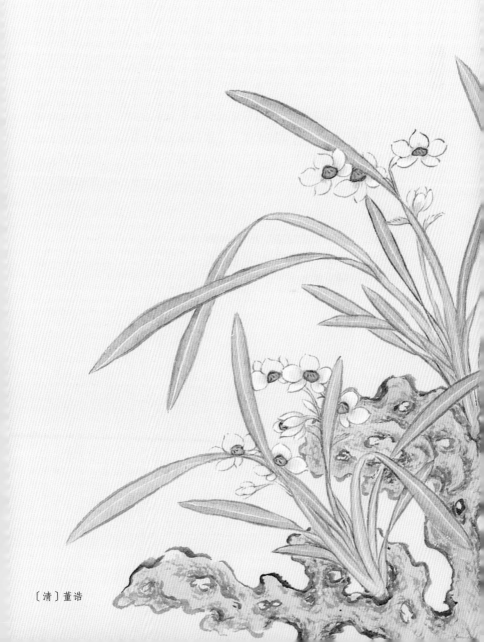

〔清〕董诰

瓶花之忌

瓶忌有环,忌放成对①,忌用小口瓮肚[1]、瘦足药坛,忌用葫芦瓶。凡瓶忌雕花、妆彩[2]花架,忌置当空几上,致有颠覆[3]之患。故官哥古瓶下,有二方眼者,为穿皮条,缚于几足,不令失损②。忌香烟、灯煤熏触,忌猫、鼠伤残,忌油手拈弄,忌藏密室,夜则须见天日。忌用井水贮瓶,味咸,花多不茂,用河水或天落水佳。忌以插花之水入口,凡插花之水有毒,惟[4]梅花、秋海棠二种尤甚。

校勘

① 忌放成对:《山居小玩》本、《群芳清玩》本作"忌放生对",《钦定四库全书》本《遵生八笺》中作"忌放成对",今据《钦定四库全书》本《遵生八笺》改。

② 不令失损:《山居小玩》本、《群芳清玩》本作"不令失顿",《钦定四库全书》本《遵生八笺》中作"不令失损",今据《钦定四库全书》本《遵生八笺》改。

注释

〔1〕瓮肚:指肚大如瓮的瓶器。瓮:一种盛水或酒等的陶器。

〔2〕妆彩:涂妆抹彩,这里指色彩鲜艳华丽。

〔3〕颠覆:倾侧、翻倒。

〔4〕惟:尤以。

译文

插花忌用带环的花瓶，亦忌同型花瓶成对使用，不宜使用小口瓮肚瓶、细足的药罐，也忌用葫芦形状的瓶体。花瓶忌放在雕有花纹或者涂有华丽色彩的花架上；忌放在过高或悬空的桌几上，因为这样会有倾倒的隐患。所以，古代官窑、哥窑所烧制的瓶器底下常备有两个方孔，方便用来贯穿皮绳把瓶器绑缚固定在桌几上。瓶花忌被熏香的烟气或灯芯燃烧后的炭灰熏燎或接触，忌被猫、鼠残害，忌用沾满油污的手拈弄花枝，忌将插花放在密闭不通风的房室中，夜里则将其摆放在室外无风处。忌用井水装瓶养花，井水味咸，用来养花花多半长得不茂盛，用河水或雨水养花较佳。忌饮插花之水，插花之水都有毒性，尤以梅花和秋海棠两种的为甚。

〔清〕陈书

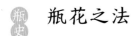

瓶花之法

松：取其针短寸许，枝干偃蹇[1]有古意者，插瓶最清。只用河水。

竹：惟凤尾水竹[2]，可插瓶中。取其枝叶如笔法[3]者，折入小口瓶，内贮沸汤，以绵纸紧塞其口，勿令泄气。俟汤寒或易瓶，瓶底加泥一撮。

梅：折枝不可太烦[4]，择其有韵[5]古怪、苍藓[6]鲜皱者。宜古铜瓶贮之，甚寒时则铜亦绽裂，须用汤入盐少许，将花折处火燎[7]之，然后插瓶中，仍用纸塞瓶口。

牡丹：折后，即将灯燃折处，待软为度[8]。贮滚汤于小口瓶中，紧塞口，则数日不谢。芍药同法。一云以蜜作水，插牡丹不悴[9]，蜜亦不坏。

戎葵、凤仙花、芙蓉花：凡柔枝花，皆用滚汤贮瓶，插下塞口，则不憔悴。

栀子花：将折枝根捶碎，擦盐，入水，则花不黄。其结成栀子[10]，初冬折枝插瓶，其子赤色若花蕊，可观。

荷花：将乱发密缚折处，仍以泥封其窍。先入瓶中，至底后，灌以鱼池水或天落水，不令入窍，窍中进水则易败。

海棠花：以薄荷包枝根，水养，则难谢。

石榴：勿折新条，必隔年枝[11]乃佳。

金凤花：千叶洒金者，取其傍枝[12]，将折处用湿石灰封之。

紫薇花：用汤制，然后水插。

水仙花：泥封折处，用水插。

蒼卜花：取叶细者佳，将折处碎①[13]，用盐擦之，其色不黄。

凡折花须晨带露，取半开者。如从登临访友处得来，就于此处，以法制之。藏之密室，则易谢，可露无风处，冬月不妨。

折花须拣其受气[14]、完足、堪玩[15]者。人不善赏花，只爱花之妙。花好在颜色，颜色人可效[16]。花妙在精神，精神人莫造[17]。寓意于物者自得之。

冬间插花，须用锡管，不惟不坏磁瓶。即铜者亦畏冰冻。如瑞香、梅花、水仙、粉红山茶、蜡梅，皆冬月妙品。虽曰硫黄投之不冻，恐亦难敌，惟近日色南窗下置之，夜近卧榻，庶可[18]多玩。一法，用肉汁去浮油入瓶，插梅花，则萼尽开而更结实。或云以炉灰置瓶底则不冻。

校勘

① 将折处碎：《借月山房汇钞》本作"将折处捶碎"。

注释

〔1〕偓蹇：此处取"高耸"之义。

〔2〕凤尾水竹：水竹的一种。凤尾水竹枝细而柔软，叶子密生，随风摇摆时犹如凤尾，故得此名。水竹茎挺叶茂，层次分明，秀雅自然，四季常绿，是室内清供佳品，亦是切花的好材料，因此深得瓶花爱好者的青睐。

〔3〕笔法：写字作画时执笔和用笔的方法。主要以线条为表现形式，用柔软尖锋的毛笔描绘出富有变化的线条。

〔4〕太烦：太过繁杂。烦：同"繁"。

〔5〕韵：韵致、气韵。

〔6〕苍藓：苍翠的苔藓。

〔7〕燎：烧灼。

〔8〕度：限度。

〔9〕悴：枯萎，萎靡不振。

〔10〕栀子：栀子花所结的果实。

〔11〕隔年枝：不是当年生长出来的枝条，这里指去年的老石榴花枝。

〔12〕傍枝：侧枝。傍：即"旁"。

〔13〕碎：此处用作动词，取"捣碎、捶碎"之义。

〔14〕受气：吸收元气。

〔15〕堪玩：值得玩赏。

〔16〕效：效仿，学习。

〔17〕莫造：没有办法达到。

〔18〕庶可：或许就能够。

译文

松枝：取松针较短，枝干高耸曲折、苍劲有古意的松枝插瓶最为清雅。插花之水只用河水。

竹类：仅凤尾水竹可插入瓶中作瓶花观赏。摘取枝叶有国画笔法之美的凤尾水竹枝条斜插入小口瓶中，再将开水注入瓶中，用绵纸团紧紧塞住瓶口，这样可减少水分消耗，让水竹保持鲜活。等开水冷却后或更换瓶器时，在瓶底涂抹上一把细泥。

梅花：折取的梅花枝条不宜太过繁杂，选择有韵致、造型古怪且附着有苍藓的花枝即可。适宜使用古铜瓶器来插贮，但天气特别寒冷的时候，铜瓶也会被冻裂，须向铜瓶中注入少许加盐的热水，将花枝折断处用火稍微烧灼一下，然后再插入瓶中，之后，仍要用绵纸球塞紧瓶口。

牡丹：将牡丹花枝折断之后，用灯火烧灼其折断处，待其变软即可。在小口瓶中注入开水，插入花枝后紧塞瓶口，这样花朵可保持数日不凋谢。芍药花枝的处理方法与此相同。又有一说法是用蜂蜜水作为贮养之水，插入的牡丹花枝不会枯萎，并且蜂蜜水也不会变质。

戎葵、凤仙花、芙蓉花：凡是花枝柔软的花，都可插入灌有滚烫开水的瓶中贮养，插入后紧紧塞住瓶口，花朵便不易枯萎、凋谢。

栀子花：将花枝折断处捣碎，擦上细盐，插入瓶中，花朵不会变黄。栀子花结成的果实，色鲜红如花蕊，初冬时折下带果的花枝插入瓶中，可供观赏。

荷花：用发丝将断折处紧密绑扎，然后用泥巴封住茎干的孔，将绑扎封好的荷花花枝插入瓶中至瓶底后，再灌入鱼池之水或天降之水。用泥巴封住孔洞是为了防止水进入茎干之中，这是由于孔中进水会导致荷花容易枯萎、凋谢。

海棠花：用薄荷叶包裹海棠花枝折断处，再插入水中，这样花朵不易凋谢。

石榴花：不要折取新生的枝条，要选取去年的老石榴花枝才佳。

金凤花：选取花瓣上附有金点的金凤花，择其侧枝，用湿石灰将折断处封住。

紫薇花：用热水注瓶，然后将花枝插入瓶中。

水仙花：用泥封住花枝折断处，插入水中。

蘑卜花：择取枝叶细长的蘑卜花最佳，将花枝折断处捶碎，用细盐擦拭，可保持花朵不变黄。

折取花枝，应在清晨露水未干时，选取半开的花朵最好。如果是去外地拜访好友时折取花枝，就在当地按照一定的方法进行采摘、贮养。若将瓶花置于封闭的空间，花朵容易枯萎、凋谢，可将快谢的花枝摆放至露天、无风的地方，即使是冬季也无妨。

折花须择取气韵饱满、花枝完整、值得玩赏的。不善于赏花的人，只晓得喜欢花外在的美妙姿色，但花的姿色是可以效仿的。花的妙趣在于精神，而其精神是不可效仿的。寓意于物，物本身自得，绝不是人可以轻易达到的。

冬天使用瓷瓶插花，需要在其内部放入锡制内胆，这样瓷瓶就不会被冻裂。铜瓶亦是如此。瑞香、梅花、水仙、粉红山茶、蜡梅等，都是冬天插花的妙品。虽说将硫黄投入瓶中可以防止瓶水结冻，但过于寒冷恐怕也无法抵挡，只有考虑将瓶花摆放在接近阳光的南窗下，或者夜里将瓶花摆放在卧榻旁，这样或许可以多玩赏几日。有一种方法，那就是将撇去浮油的肉汁灌入花瓶中，再插入梅花枝，这样可以延长花的寿命，至花朵全部开放，甚至是结出果实。也有人说把炉灰放在花瓶下面，瓶体也不会被冻裂。

瓶史月表

明

屠本畯 著

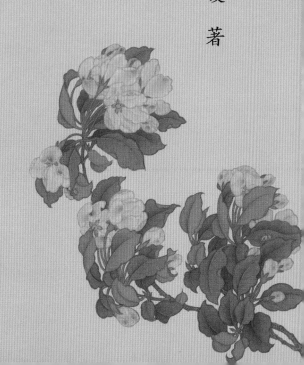

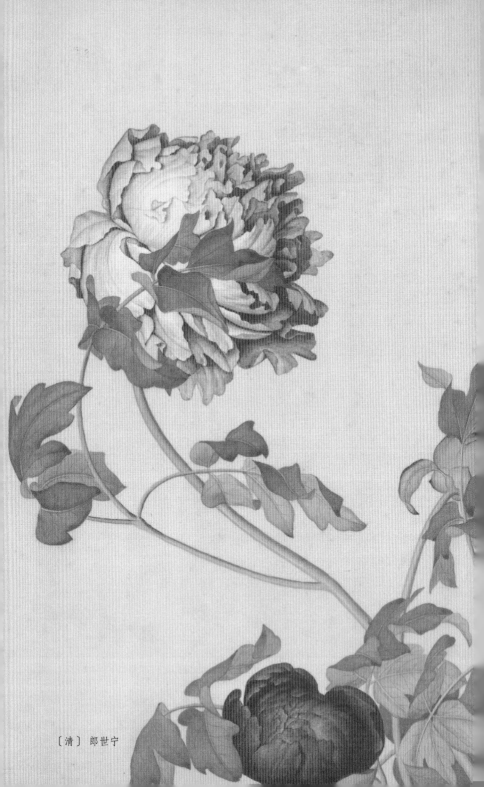

〔清〕 郎世宁

解题

　　屠本畯，生卒年不详，主要活动于明万历年间，字田叔，号汉陂、桃花渔父，晚年自称憨先生、豳叟等，浙江鄞县（今浙江宁波）人。他是继张谦德、袁宏道之后又一位插花专家。屠本畯出身于官宦世家，家学渊源，父亲屠大山为嘉靖癸未（1523）年进士，曾为兵部右侍郎兼督察院右佥都御史。屠本畯本人曾任刑部检校、太常寺典薄、礼部郎中、两淮运司同知、湖广辰州知府等职，后进阶中宪大夫致仕。屠本畯为官廉洁，淡泊名利，涉猎广泛，好读书，所著书籍涉及戏剧、海产品、花草园艺等多个领域，著作有《五子谐策》《闽中海错疏》《海味索引》《闽中荔枝谱》《野菜笺》《离骚草木疏补》等。另外，屠本畯还爱品茶，所著《茗笈》在历代茶书中亦占有重要地位。

　　中国传统插花艺术盛行于明代中期江南一带，当时仕宦商贾大族的客厅、书斋、起居室都会摆放瓶花来装饰。花材的类属与搭配、瓶器的大小、瓶花摆放的处所都有所讲究，瓶器或铜或瓷，瓶花随季节而更换。在实践的过程中，传统插花逐渐形成了具有东方特色的中国瓶花技法和欣赏美学。在明一代的插花技法著作中，张谦德的《瓶花谱》和袁宏道的《瓶史》着重于讲解中国瓶花技法和欣赏美学，而程羽文的《花月令》和屠本畯的《瓶史月表》则侧重于讲解瓶花中时令花材的选择和花材搭配的主次等级。明代中后期是我国插花艺术的鼎盛时期，插花为文人雅士所推崇，文人官宦雅集唱和之时，常以花会友，寄情于花木之间。屠本畯的《瓶史月表》正是士大夫阶层所谓"雅趣"背景下的产物。屠本畯追求闲情逸致，致仕后便隐逸山林，畅游于大自然与艺术之间，借助插花来寄托人生，以尽享林泉逍遥之乐。

《瓶史月表》是一部按照花木时令所做的著作。时令，指"随时之政令"，也就是古人根据季节变化而制定的关于农事的政令，后来也广泛用于指花草树木的物候特性。俗语云："花木管时令，鸟鸣报农时。"时令的变化和花木有着紧密的联系，花木的时令性是爱好者需要掌握和遵循的，对瓶花花材的选择和养护自然也不例外。在中国古代，专门描写这种时令花木的经验总结并不多见，程羽文的《花月令》和屠本畯的《瓶史月表》属于这一方面著作，前者多文人气息，文字优美也较简练，但所列植物种类太少；后者多民间特色，所列植物种类较多，还能分出"盟主""客卿""使令"三个档次，但常有互相矛盾之处。总之，两者互有长短，可结合起来应用。

《瓶史月表》详细记载了一年十二个月中每个月份适宜插制的花材，并且把每月的花材分"花盟主""花客卿""花使令"三类排列成组合，以标明花材的主次搭配原则（这里要说明的是，书中的月份全部为农历，不能以公历对照）。如正月花盟主为"梅花、宝珠茶"，花客卿为"山茶、铁干海棠"，花使令为"瑞香、报春、木瓜"。他在《山林经济籍》中写到："梅为花魁，标先春而独芳。牡丹花王，冠群芳而独艳，是为首出者，尊斯品类，为盟主。而兰为大国之香，盟主之也宜矣。与盟主周旋朝夕折为客卿，玩其葩，固是可儿，抑其芳，仍为悦目，客之卿之，谁谓不然？下此诸卉，鲜妍似可驱中原风度，终难比肩客卿也，第可备员执御、执射之科，故曰使令云。至于蔬花幽草，生长岩壑之中，瓶盆之内，所谓不事王侯、高尚其志，别为小友，置谱焉。"就瓶花花材间的关系来说，其与袁宏道在《瓶史》中观点不同，袁宏道认为每一时令的花材之间是主婢关系，而屠本畯把不同花材在瓶中的关系说成是主宾关系。

对瓶花花材的品评上，屠本畯有其独到的视角，认为"小径疏花，寒岩幽草"为"幽卉"，是山林隐居之"真宰"。他发掘这些"幽卉"之德，给予"幽卉"以崇高的地位。而屠本畯之所以推崇"幽卉",是其文人幽隐的身份和视角决定的。他认为"小径疏花,寒岩幽草,各荷真宰",作为士,实应,否则有失于史德。他将董狐、左丘明等民间逸士比拟成"幽卉",认为"幽卉"有"史德",其幽隐之性当媲美于"牡丹"等高雅之花,"今出幽卉,不厕于奇葩,岂董狐、左丘明家法耶",可见其对幽卉的称扬上升到了史德的高度,足见其重视程度。

屠本畯亲近自然,钟情于清雅的隐居生活,亲力亲为育花插花。在插花的实践中,他对花材品性与品第的评价非常客观实际,不与世俗为伍。在《瓶史月表·七月》中,他将历代瓶花选材不选的"向日葵"评为"花使令"。向日葵大约自明中叶传入中国,而屠本畯却突破传统将其纳入七月插花素材,其品第的眼光可谓独到。

《瓶史月表》按时令将每个月份的几种花材以"盟主""客卿""使令"三级划分排列,很好地指导了插花实践,对后来的插花艺术理论形成和完善有很大的影响。其总结的插花原则和技法对现如今花展上花材的选择和搭配,以及居家插花技法都有很强的指导意义。

《瓶史月表》原本已亡佚,今以清顺治三年(1646)宛委山堂刻本《说郛续》卷四十中辑录的《瓶史月表》为底本,并参看了《古今图书集成·博物汇编·草木典·花部汇考》略作校注,希望对瓶花爱好者有所帮助。

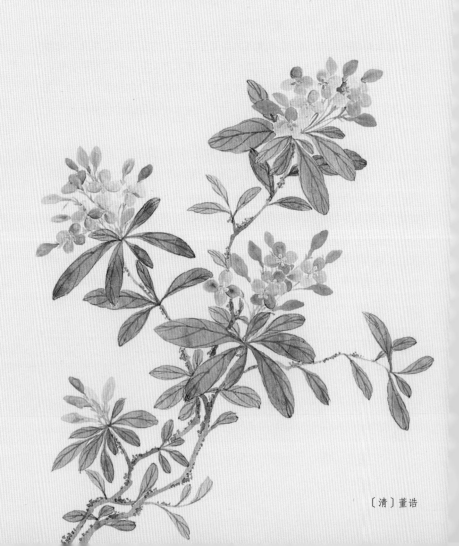

〔清〕董诰

正月

花盟主：梅花、宝珠茶[1]。

花客卿：山茶、铁干海棠[2]。

花使令：瑞香、报春[3]、木瓜。

注释

[1] 宝珠茶：滇山茶的古老品种，花瓣大，色艳红，呈宝珠状，故得此名。清汪灏《广群芳谱·山茶》："宝珠茶，千叶攒簇，色深少态。"其实，列为"花盟主"的宝珠茶是山茶的一个支系品种。这里将普通山茶视作"花客卿"，宝珠茶则高于一般山茶。

[2] 铁干海棠：即贴梗海棠，属明王象晋《群芳谱》所记载的"海棠四品"之一。

[3] 报春：即报春花。由于此花多在春节前后开放，人们把它视为报告春天来临的信使，故美其名曰"报春花"。报春花是中国传统花卉、云南八大名花之一，花色绚烂丰富，具有很高的观赏价值。《植物名实图考》记载："报春花生云南，铺地生，叶如小葵，一茎一叶。立春前抽细葶发杈，开小筒子五瓣粉红花。"宋杨万里《嘲报春花》："嫩黄老碧已多时，骇紫痴红略万枝。始有报春三两朵，春深犹自不曾知。"

二月

花盟主：西府海棠、玉兰、绯桃[1]。

花客卿：绣球花[2]、杏花。

花使令：宝相花[3]、种田红[4]、木桃[5]、李花[6]、月季花[7]、剪春罗。

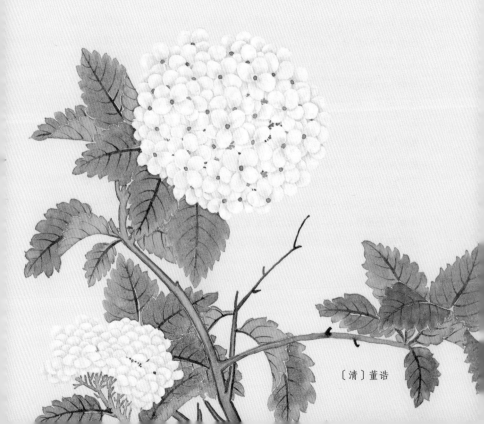

〔清〕董诰

注释

〔1〕绯桃：桃的一个著名品种，又名苏州桃花。花枝多，花色深红艳丽，花瓣细密重叠，成簇如球。唐代唐彦谦有《绯桃》诗："短墙荒圃四无邻，烈火绯桃照地春。"

〔2〕绣球花：又名八仙花、紫阳花。因其伞房状聚伞花序形态酷似绣球，故得此名。花型、花色丰富多样，是常见的盆栽观赏花木，公园和风景区多有种植。元汤炳龙《绣球花》："谁掷流苏满小园，无心花萼密相联。唐宫玉蝶团风软，后土琼花簇月圆。妖态欲来茵上舞，异香宜在帐中悬。试看有物浑成处，如在东风太素天。"

〔3〕宝相花：蔷薇的一个品种，特点是花大、色艳。

〔4〕种田红：覆盆子的俗名，是蔷薇科悬钩子属灌木。其果可食，味道酸甜，也可入药，有明目、补肾之功效。

〔5〕木桃：即木瓜海棠，因其果似桃而硬，故有此名。

〔6〕李花：即李树的花，又名嘉应子、嘉庆子、山李子等。花瓣白色，花朵小而繁茂，清新素雅。唐李商隐《李花》："李径独来数，愁情相与悬。自明无月夜，强笑欲风天。减粉与园箨，分香沾渚莲。徐妃久已嫁，犹自玉为钿。"

〔7〕月季花：又名月月花、月月红等，是蔷薇科蔷薇属灌木。花型多样，品种繁多，色彩艳丽，有深红、淡红、白、绿、黄、紫等色。宋代宋祁《益部方物略记》："此花即东方所谓四季花者，翠蔓红花。蜀少霜雪，此花得终岁，十二月辄一开。"清汪灏《广群芳谱》："月季花，一名长春花，一名月月红，一名斗雪红，一名胜春，一名瘦客。灌生，处处有，人家多栽插之。"明张新《月季花》："一番花信一番新，半属东风半属尘。惟有此花开不厌，一年长占四时春。"

三月

花盟主：牡丹、滇茶、兰花、碧桃[1]。

花客卿：川鹃[2]、梨花、木香、紫荆[3]。

花使令：木笔花[4]、蔷薇、谢豹[5]、丁香、七姊妹[6]、郁李[7]、长春[8]。

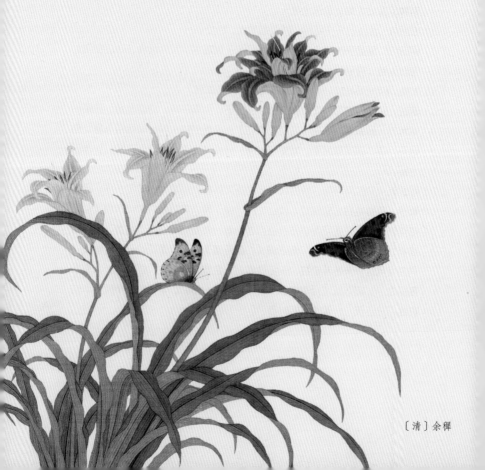

〔清〕余穉

注释

[1] 碧桃：即千叶桃。详见第22页第29条"千叶桃"注释。

[2] 川鹃：即产自四川的杜鹃。四川是杜鹃的三大分布中心之一。川鹃多为常绿杜鹃，花簇大，叶片大；花朵呈宽漏斗状，多为粉红色，内具深色斑点；较耐寒，初春开放。

[3] 紫荆：又名紫珠、满条红等，是豆科紫荆属丛生或单生灌木，花多为紫红色或粉红色。明王象晋《群芳谱·紫荆》："紫荆一名满条红，丛生，春开紫花，甚细碎。"清高士奇《北墅抱瓮录·紫荆》："紫荆丛生，花无常处，缘干附枝，上下遍发，故又名满条红。王敬美尝云：此等花虽非奇卉，而点缀春光，不可无一。可谓知言。"唐韦应物《见紫荆花》："杂英纷已积，含芳独暮春。还如故园树，忽忆故园人。"

[4] 木笔花：即紫玉兰。详见第23页第39条"辛夷"注释。

[5] 谢豹：即杜鹃。详见第26页第58条"杜鹃"注释。

[6] 七姊妹：又名十姊妹、七姐妹，是野蔷薇的一个变种，一枝十花或七花，故得此名。清陈淏子《花镜·十姊妹》："十姊妹又名七姊妹。花似蔷薇而小，千叶磬口，一蓓十花或七花，故有此二名。"

[7] 郁李：又名菊李、棠棣、策李等，是蔷薇科樱属灌木。花蕾犹如桃红色的宝石，花朵繁密，果实呈深红色，是园林中重要的观花、观果树种。唐白居易《惜郁李花》："朝艳蔼霏霏，夕凋纷漠漠。辞枝朱粉细，覆地红绡薄。由来好颜色，常苦易销铄。不见莨荡花，狂风吹不落。"

[8] 长春：此处应指月季花。详见第133页第7条"月季花"注释。

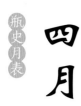

四月

花盟主：芍药、蔷卜、夜合。

花客卿：石岩〔1〕、罂粟、玫瑰①。

花使令：刺牡丹〔2〕、粉团〔3〕、龙爪、垂丝海棠〔4〕、虞美人②〔5〕、楝树花②〔6〕。

校勘

① 石岩、罂粟、玫瑰：《古今图书集成》本作"罂粟、玫瑰、石岩"。

② 垂丝海棠、虞美人：《古今图书集成》本作"虞美人、垂丝海棠"。

注释

〔1〕石岩：古人称野生的满山红为石岩，是杜鹃花科杜鹃花属落叶灌木。花芽呈卵球形，花冠呈阔漏斗形，多为鲜红色或暗红色，4—5月开花。清陈元龙《格致镜原》中记载："与杜鹃花本一种，石岩先敷叶后着花，其色丹如血；杜鹃先着花，后敷叶，色差淡。……花之红者曰杜鹃，叶细、花小、色鲜、瓣密者，曰石岩。"

〔2〕刺牡丹：疑为荼蘼的一种。《古今图书集成·博物汇编·艺术典》中有记载："《花史》云：酴醿十友中称为韵友，此最能弘其臭味者，按酴醿谱中载有黄色，此词专咏白者，又有粉红者名刺牡丹，故予兼红白赞之。"

〔3〕粉团：又名雪球荚迷，是五福花科荚蒾属落叶灌木。叶略呈圆形，有锯齿，多皱纹，生细毛，夏初开白花，千瓣簇聚，雌雄花丛集成球，直达二寸许，可入药。

〔4〕垂丝海棠：明王象晋《群芳谱》所记载的"海棠四品"之一。宋杨万里《垂丝海棠》："无波可照底须窥，与柳争娇也学垂。破晓骤晴天有意，生红新晒一绚丝。"

〔5〕虞美人：又名丽春花、满园春，传说此花是项羽的爱妾虞姬的化身，所以给其命名为"虞美人"。清高士奇《北墅抱瓮录·虞美人》："茎叶花蕊似罂粟而小，或云此花闻人歌声，能应节而舞，又有舞草之名，花极娟秀。"明孙七政有诗《题虞美人草》："君王诚慷慨，为妾总销魂。伏剑酬君觊，留花吊楚人。风翻红袖舞，露泫翠眉颦。吴会依春树，乌江伴渚蘋。浮云随代变，芳草逐年新。空使英雄泪，感慨欲沾巾。"

〔6〕楝树花：即楝树的花。花瓣一般为紫色或淡紫色，呈倒卵状匙形，有香气。明高濂《草花谱》："苦楝发花如海棠，一蓓数朵，满树可观。"唐温庭筠《苦楝花》："院里莺歌歇，墙头蝶舞孤。天香薰羽葆，宫紫晕流苏。晻暧迷青琐，氤氲向画图。只应春惜别，留与博山炉。"

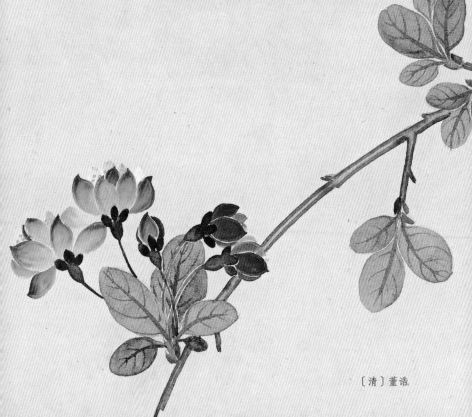

〔清〕董诰

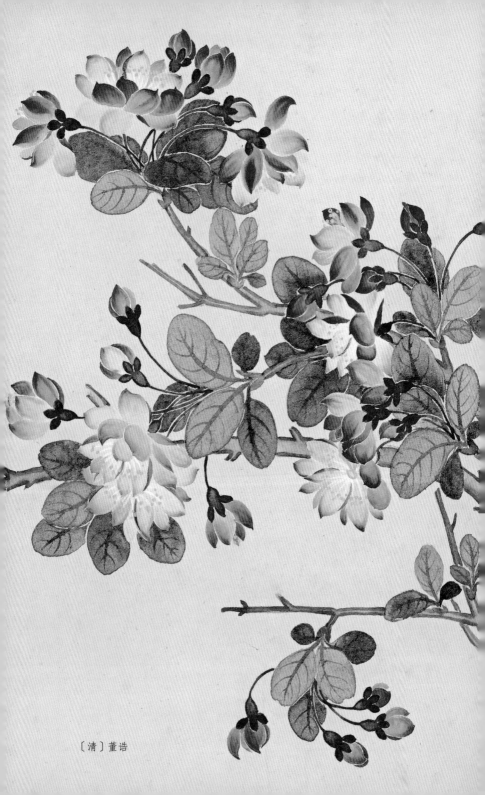

〔清〕董诰

花盟主：石榴、番萱[1]、夹竹桃[2]。

花客卿：蜀葵、乐阳花[3]、午时红[4]。

花使令：川荔枝[5]、栀子花、火石榴[6]、孩儿菊[7]、

一丈红[8]、石竹花[9]。

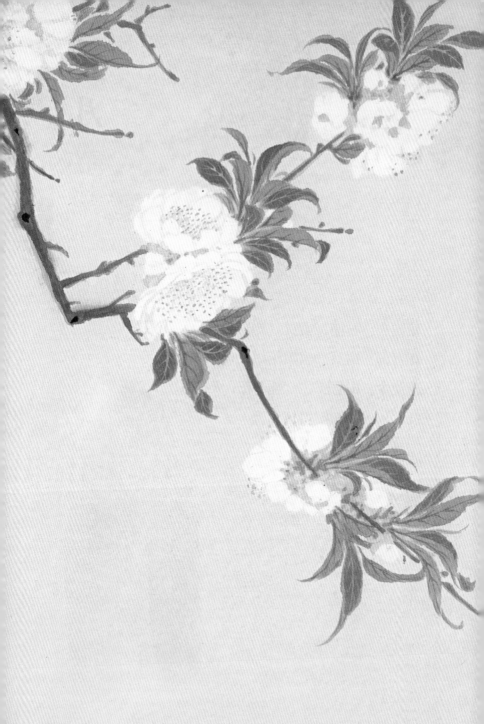

〔明〕项圣谟

注释

〔1〕番萱：即萱草。详见第24页第46条"忘忧"注释。

〔2〕夹竹桃：夹竹桃科夹竹桃属常绿灌木。花色淡红，娇艳类桃，叶狭长类竹，因此得名"夹竹桃"；又因它的叶片也像柳叶，又名"柳叶桃"。夹竹桃花色多为玫瑰红色或白色，通常为重瓣，花有香气，是中国著名的观赏花卉。清陈淏子《花镜·夹竹桃》："本名枸那，自岭南来。……因其花似桃，叶似竹，故得名，非真桃也。"宋汤清伯《夹竹桃》："芳姿劲节本来同，绿荫红妆一样浓。我若化龙君作浪，信知何处不相逢。"

〔3〕乐阳花：此处当指洛阳花，即重瓣的石竹花。明高濂《遵生八笺》有云："石竹二种，单瓣者名石竹，千瓣者名洛阳花。二种俱有雅趣，亦须每年起根分种则茂。"

〔4〕午时红：即午时花，又名夜落金钱、子午花等，是锦葵科午时花属草本植物。花瓣五片，红色，呈宽倒卵形，因近中午时开放，凌晨闭合，故有此名。

〔5〕川荔枝：即产自四川的荔枝，四川是中国主要的荔枝产地之一。荔枝花序顶生，阔大，多分枝，花梗纤细，无花瓣。宋蔡襄《荔枝谱》："大略其花，春生薿薿然白色，其色多少在风雨时与不时也。有间岁生者谓之歇枝，有仍岁生者半生半歇也。"

〔6〕火石榴：石榴的一种。植株矮小，枝密细软。叶片呈狭椭圆形，对生或丛生。花单瓣，自夏至秋均有开放。清陈淏子《花镜·火石榴》："火石榴，以其花赤如火而得名，究不外乎榴也。树高不过一二尺，自能开花结实，以供盆玩。亦有粉红、纯白者，皆可入目。若嫌其叶多花少，常摘去嫩头，偏于烈日中以肥水浇之，则花更茂。"明高濂《遵生八笺·火石榴花三种》："上盆小株花多色红，有粉、红、白色三种，甚可入目。"

〔7〕孩儿菊：一种菊花。宋史正志《史氏菊谱·孩儿菊》："紫萼白心茸茸然，叶上有光，与他菊异。"宋范成大《范村菊谱》："紫菊，一名孩儿菊，花如紫茸，丛茁细碎，微有菊香，或云即泽兰也。"

〔8〕一丈红：专指红色的蜀葵。

〔9〕石竹花：此处当指单瓣的石竹花。

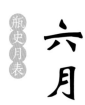

六月

140

花盟主：莲花、玉簪、茉莉〔1〕。

花客卿：百合〔2〕、山丹〔3〕、山矾、水木樨〔4〕。

花使令：锦葵、锦灯笼〔5〕、长鸡冠〔6〕、仙人掌〔7〕、赪桐〔8〕、凤仙花。

注释

〔1〕茉莉：原产印度，"茉莉"一词由梵文音译而来，古时有多种叫法。明王象晋《群芳谱·茉莉》："茉莉一名抹厉，一名没利，一名末利，一名末丽，一名抹丽。……夏秋开小白花，花皆暮开，其香清婉柔淑，风味殊胜。"宋杨巽斋《茉莉花》："脐麝龙涎韵不侔，薰风移植自南州。谁家浴罢临妆女，爱把闲花带满头。"

〔2〕百合：百合科百合属草本植物，花朵大，多为黄、白、粉红、橙红等色，有的花瓣上具紫色或黑色斑点，也有一朵花呈多种颜色的。花瓣有平直展开的，也有向外翻卷的。宋陆游《窗前作小土山蓺兰及玉簪最后得香百合并种之戏作》："方兰移取遍中林，余地何妨种玉簪。更乞两丛香百合，老翁七十尚童心。"

〔3〕山丹：一种细叶百合，花色多为鲜红色，花瓣向外翻卷。清陈淏子《花镜·山丹》："山丹一名渥丹，一名重迈。根叶似夜合而细小，花色朱红，诸卉莫及。茂者一干三四花，不但不香，而且更夕即谢，相继只数日，性与百合同。又有黄、白二色，世称奇种。须在春分时种，亦结小子。"宋杨万里《山丹花》："春去无芳可得寻，山丹最晚出云林。柿红一色明罗袖，金粉群虫集宝簪。花似鹿匆还耐久，叶如芍药不多深。青泥瓦斛移山药，聊著书窗伴小吟。"

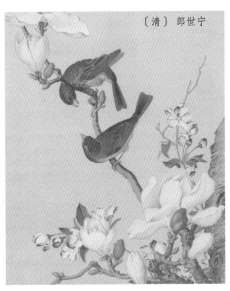

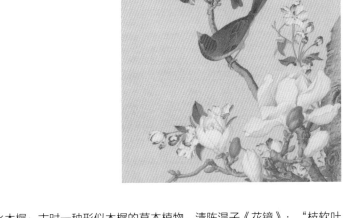

〔清〕郎世宁

〔4〕水木樨：古时一种形似木樨的草本植物。清陈淏子《花镜》："枝软叶
细，五六月开细黄花，颇类木樨。中多须药，香亦微似。其本丛生，仲春
分种。"明高濂《遵生八笺》："花色如蜜，香与木樨同味，但草本耳。
亦在二月分种。"

〔5〕锦灯笼：即挂金灯，又名红姑娘、泡泡草、毛酸浆、金姑娘等，是茄科酸
浆属草本植物。花为白色，呈萼钟状，结果时花变大，呈囊状包于果外。
果实可入药，有清热解毒、镇咳利尿的功效。

〔6〕长鸡冠：是最常见的一类鸡冠花，详见第27页第61条"鸡冠"注释。

〔7〕仙人掌：仙人掌科仙人掌属丛生肉质灌木，上部分枝呈宽倒卵形、倒卵
状椭圆形或近圆形，萼状花被片呈宽倒卵形至狭倒卵形。清陈淏子《花
镜·仙人掌》："仙人掌出自闽、粤，非草非木，亦非果蔬，无枝无
叶。"在明清之际，仙人掌之类的肉质植物尚为罕见，故云："录此以见
草木之异云尔。"

〔8〕赪桐：又名龙船花、荷包花、状元红等，是马鞭草科大青属落叶小灌木。
其花冠和花梗均为鲜艳的深红色。晋嵇含《南方草木状》："赪桐花，岭
南处处有，自初夏生至秋，盖草也。叶如桐，其花连枝萼，皆深红之极
者。俗呼贞桐花，贞音讹也。"宋方岳《赪桐花》："厥草惟天簇绛缯，
猩红初滴尚火蒸。西风坐阅芙蓉老，合是药中耐久朋。"

七月

花盟主：紫薇、蕙。

花客卿：秋海棠、重台朱槿[1]。

花使令：波斯菊[2]、水木香[3]、矮鸡冠[4]、向日葵[5]

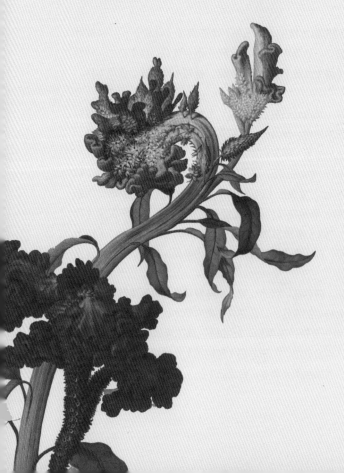

〔清〕郎世宁

注释

〔1〕重台朱槿：即重瓣朱槿，其特点是花上有花。清吴其濬《植物名实图考》："佛桑一名花上花，花上复花重台也，即扶桑，盖一类二种。"

〔2〕波斯菊：即秋英，又名格桑花、扫地梅等，是菊科秋英属草本植物。秋英叶形雅致，花色丰富，有粉、白、深红等色，是常见的草本园林植物。

〔3〕水木香：疑为木香花的一种。

〔4〕矮鸡冠：株型较矮的鸡冠花，花多为紫红色或暗红色。

〔5〕向日葵：菊科向日葵属一年生草本植物，因花序随太阳转动而得名。植株强壮，茎直立，夏季开花。清陈淏子《花镜·仙人掌》："向日葵，一名西番葵。高一二丈，叶大于蜀葵，尖狭多刻缺。六月开花，每干顶上只一花，黄瓣大心，其形如盘。随太阳回转，如日东升则花朝东，日中天则花直朝上，日西沉则花朝西。"

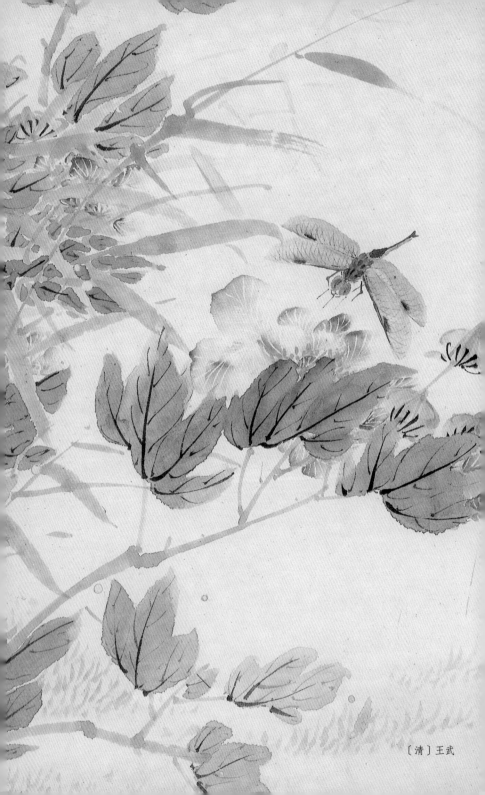

〔清〕王武

八月

花盟主：丹桂、木樨、芙蓉。

花客卿：宝头鸡冠^[1]、杨妃槿^[2]。

花使令：水红花^[3]、剪秋罗、秋牡丹、山查花^[4]。

注释

[1] 宝头鸡冠：鸡冠花的一种，开球状花，花期与普通鸡冠相差无几。

[2] 杨妃槿：疑为木槿的一种，大约是花十分漂亮的古老品种。

[3] 水红花：即红蓼，又名荭草、东方蓼等。水红花花序呈穗状，长而下垂，花呈淡红色或白色，茎、叶、花均可观赏，是绿化、美化庭园的优良草本植物。

[4] 山查花：即山楂花。山楂是蔷薇科山楂属落叶乔木，花具伞形花序，花瓣白色，呈倒卵形或近圆形。果实味酸，可食，亦入药。

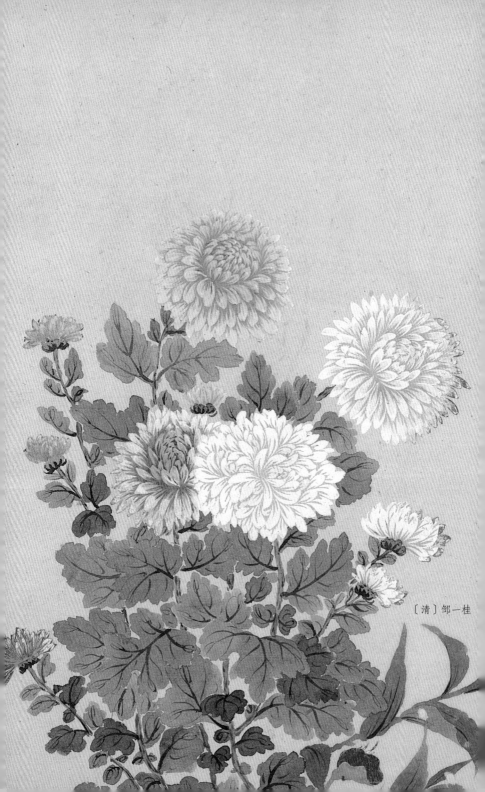

〔清〕邹一桂

九月

花盟主：菊花^①。

花客卿：月桂^{〔1〕}。

花使令：老来红^{〔2〕}、叶下红^{〔3〕}。

校勘

① 菊花：《说郛续》本作"菊花、月桂"，《古今图书集成》本作"菊花"。今据《古今图书集成》本删。

注释

〔1〕月桂：樟科月桂属小乔木，树冠呈卵圆形，分枝较低，小枝绿色，全体有香气。唐段成式《酉阳杂俎续集》："月桂叶如桂，花浅黄色，四瓣，青蕊，花盛发如柿叶蒂棱，出蒋山。"

〔2〕老来红：即苋。又名三色苋、老来少、雁来红等，是苋科苋属一年生草本植物。因入秋后，有的品种顶生叶会变成红、黄、绿三色相间，有的会变成黄色，有的会变为红色，加之深秋是北雁南归之时，所以人们便给它起名为"雁来红""雁来黄""三色苋"等。

〔3〕叶下红：疑为紫金牛，紫金牛干燥全株又称平地木。因其果实呈红色且生于叶下而得"叶下红"之名。清赵学敏《本草纲目拾遗》："叶下红一名平地木，长五六寸，茎圆，叶下生红子，生山隰等处。"

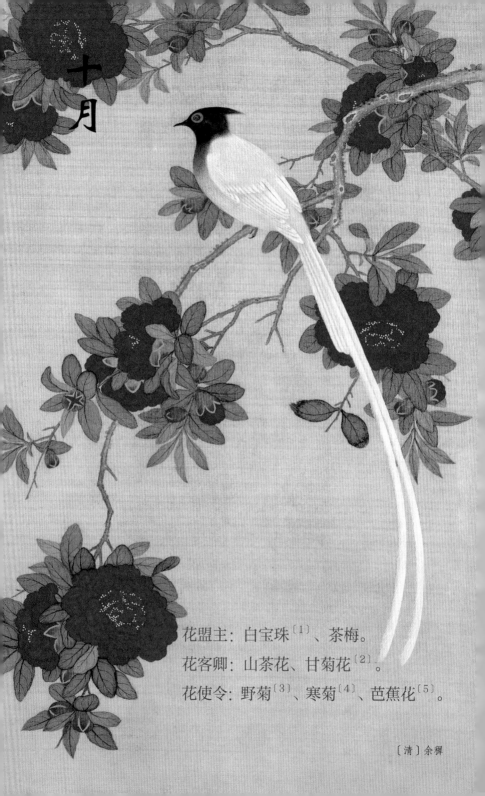

十月

花盟主：白宝珠[1]、茶梅。

花客卿：山茶花、甘菊花[2]。

花使令：野菊[3]、寒菊[4]、芭蕉花[5]。

〔清〕余穉

注释

〔1〕白宝珠：山茶花佳品之一，属于较为少见的白色山茶花。其特点是枝条细柔下垂，小叶呈椭圆形。清陈元龙《格致镜原·山茶花》："白宝珠似宝珠而蕊白，九月开花，清香可爱。"

〔2〕甘菊花：即甘菊的花。甘菊花香浓郁，可入药。清蒋溥《钦定盘山志》："甘菊黄色，产涧边，花小而繁，气最馥，九日采之，置枕中能明目。"

〔3〕野菊：花黄色，野生在路边荒地。野菊花及全草均可入药，性微寒，味苦辛，功能清热解毒，主治疮疡肿毒等症。宋史正志《史氏菊谱·野菊》："细瘦，枝柯凋衰，多野生，亦有白者。"

〔4〕寒菊：菊花的一种，因生于深秋，故命名。宋史铸《百菊集谱·寒菊》"大过小钱，短白瓣，开多日，其瓣方增长明黄心，心乃攒聚，碎叶突起，颇高，枝条柔细，十月方开。"唐朱湾《秋夜宴王郎中宅赋得露中菊》："众芳春竞发，寒菊露偏滋，受气何曾异，开花独自迟，晚成犹待赏，欲采未过时，忍弃东篱下，看随秋草衰。"

〔5〕芭蕉花：即芭蕉的花。芭蕉是芭蕉科芭蕉属多年生草本植物，叶片呈长圆形，叶面鲜绿、有光泽，叶柄粗壮；花序顶生，下垂，苞片呈红褐色或紫色。

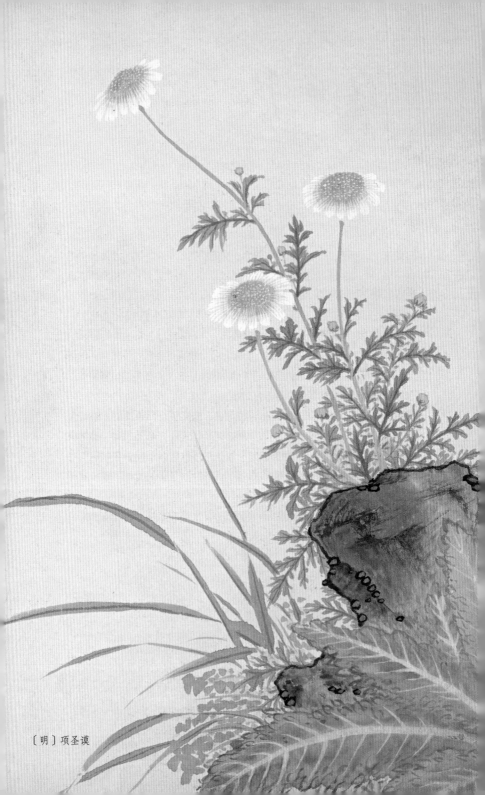

〔明〕项圣谟

十一月

花盟主：红梅。

花客卿：杨妃茶〔1〕。

花使令：金盏花〔2〕。

注释

〔1〕杨妃茶：山茶花的一个古老品种。清陈淏子《花镜·山茶》："杨妃茶，单叶，花开最早，桃红色。"明张新《杨妃茶》："曾将倾国比名花，别有轻红晕脸霞。自是太真多异色，品题兼得重山茶。"

〔2〕金盏花：又名金盏菊、盏盏菊，是菊科金盏花属草本植物。明朱橚《救荒本草·金盏儿花》："人家园圃中多种。苗高四五寸，叶似初生莴苣叶。……茎端开金黄色盏子样花，其叶味酸。"明王象晋《群芳谱·金盏花》："茎高四五寸，嫩时颇肥泽。叶似柳叶厚而狭，抱茎生，甚柔脆。花大如指，顶金黄色，瓣狭长而顶圆，开时团团如盏子，生茎端，相续不绝。"

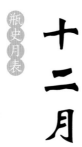

十二月

花盟主：蜡梅①、独头兰〔1〕。

花客卿：茗花〔2〕、漳茶〔3〕。

花使令：枇杷花〔4〕。

校勘

①蜡梅：《说郛续》本作"腊梅"，《古今图书集成》本作"蜡梅"。今据《古
　今图书集成》本改。

注释

〔1〕独头兰：花序具单朵花，极罕两朵，故得此名。清汪灏《广群芳谱·独头
　　兰》："色绿，一花，大如鹰爪，干高二寸，叶类麦门冬，入腊方薰馥可
　　爱，建、浙间谓之献岁正，山乡有之，间有双头。"

〔2〕茗花：指茶树的花。茶树花白色，花瓣阔卵形，秋冬季开花。明程羽文
　　《百花历》："十二月腊梅坼，茗花发，水仙负冰，梅青绽，山茶灼，雪
　　花大出。"

〔3〕漳茶：即福建茶花。古时，人们常根据花的产地给花命名，云南、福建等
　　地均盛产茶花，滇茶、漳茶均颇负盛名。清朴静子《茶花谱》中曾提到闽
　　南茶花生长茂盛。因茶花四季常青，且花期很长，是重要的插花材料。

〔4〕枇杷花：即枇杷的花。枇杷是蔷薇科枇杷属常绿小乔木，顶生圆锥花序，
　　具多花，花梗密生锈色柔毛，花瓣白色，呈长圆形或卵形。枇杷花是一味
　　中药，具有疏风止咳、通鼻窍之功效。清汪灏《广群芳谱》："十一月，
　　摘星轩枇杷花，味空亭腊梅，苍寒堂南天竺，花院水仙。"

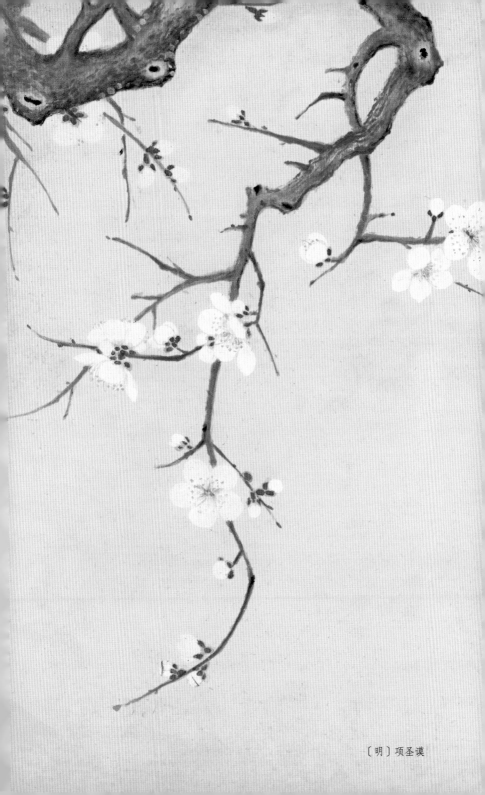

〔明〕项圣谟

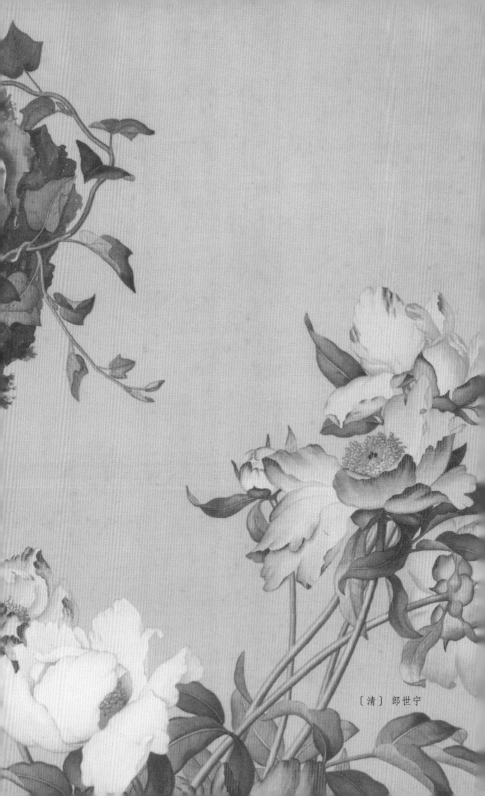

〔清〕郎世宁

花小友：茨菰^{〔1〕}、蓝绵^{〔2〕}。

注释

〔1〕茨菰：又名慈姑、燕尾草、驴耳朵草等，是泽泻科慈姑属水生草本植物。
　　叶片宽大，形似箭头，柄长，秋季开白花，花有3枚圆形花瓣。

〔2〕蓝绵：疑为蓝棉，是木棉的一个品种。木棉花多为橘红色，3—4月开花，
　　先开花后长叶，蓝棉当为其变异品种之一。

花小友：菖蒲、紫兰[1]、艾[2]、水葱[3]、茴香[4]。

注释

[1] 紫兰：白及的别称，又名连及草、苞舌兰，是兰科白及属地生草本植物。叶片呈狭长圆形或披针形，花苞片呈长圆状披针形，花朵大，呈紫红色或粉红色。

[2] 艾：又名艾蒿、医草、灸草等，是菊科蒿属植物。植株有浓烈香气，常用来杀虫或为房间消毒。南朝梁宗懔《荆楚岁时记》："采艾以为人，悬门户上，以禳毒气。"

[3] 水葱：莎草科水葱属植物。植株细长，夏季开花，花小，聚生成小穗。晋嵇含《南方草木状》："水葱，花叶皆如鹿葱，花色有红、黄、紫三种，出始兴。"

[4] 茴香：伞形科茴香属草本植物。复伞形花序顶生与侧生，花柄纤细，花瓣黄色，呈倒卵形或近倒卵圆形。果实可做香料，也可以入药，有祛风、祛痰、散寒、健胃和止痛之功效。明徐光启《农政全书》："茴香，一名蘹香子，北人呼为土茴香。茴、蘹声相近，故云耳。"

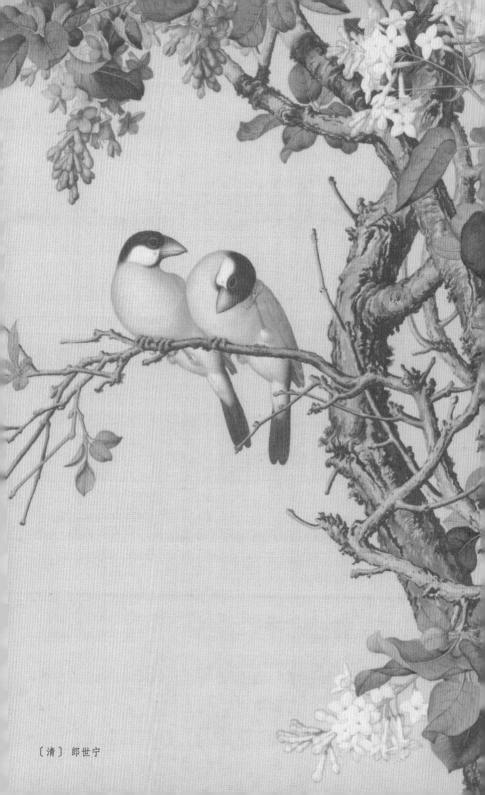

〔清〕郎世宁

花小友：挺翠^{〔1〕}、金线草^{〔2〕}、虎茨^{〔3〕}、观音草^{〔4〕}。

注释

〔1〕挺翠：挺拔苍翠，指竹。南朝宋谢灵运《山居赋》："其竹则二箭殊叶，四苦齐味。……既修竦而便娟，亦萧森而蓊蔚。露夕沾而凄阴，风朝振而清气。捎玄云以拂杪，临碧潭而挺翠。"

〔2〕金线草：蓼科多年生草本植物。夏秋间在茎端叶腋抽生细长花轴，轴上生细花，呈长穗状花序。萼四片，呈红色，部分为白色，非常雅观，可作园池点缀佳品。清陈淏子《花镜·金线草》："金线草，俗名重阳柳。长不盈尺，茎红叶圆，重阳时特发枝条。有细红花，累累附于枝上，别有一种风致。一云即蟹壳草，叶圆如蟹壳，节间有红线条。长尺许，生岩石上，或井池边，性寒凉。"历代有很多吟咏金线草的诗句。宋舒岳祥《金线草》："金线比方浑未尽，玉函收录尚多遗。"

〔3〕虎茨：即虎刺。茜草科虎刺属常绿亚灌木。初夏开花，腋生或顶生。花冠为漏斗状，白色。核果近球形，熟时深红。可制作成盆栽，供冬日观赏。清陈淏子《花镜·虎茨》："虎刺一名寿庭木。……夏开小白花，花开时子犹未落，花落后复结子，红如珊瑚。其子性坚，虽严冬厚雪不能败。性畏日喜阴，本不易大，百年者止高二三尺。……吴中每栽盆内，红子累累，以补冬景之不足。"

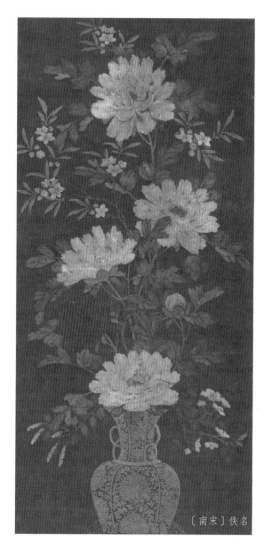

〔南宋〕佚名

[4] 观音草: 爵床科多年生草本植物。传说中佛成道时吉祥童子所奉的草, 故
　　名。清徐珂《清稗类钞》: "观音草, 惟南方有之, 生于竹林之阴, 其根
　　茎有细长叶甚多, 花红紫, 不下垂, 实熟后色赤, 鲜艳可爱。或以诗咏
　　之, 末二句云: '凭将一滴杨枝水, 润到西天紫竹林。'"

冬

　　花小友：风兰[1]、天茄[2]、金豆[3]、金柑[4]、金橘[5]。

注释

[1] 风兰：兰科风兰属草本植物，因多生长在通风、湿度高的地方，故得此名。风兰植株矮小，根系发达，属于附生植物，喜欢附生在树皮或岩石上。明王象晋《群芳谱·风兰》："风兰产温台山阴谷中。悬根而生，干短劲，花黄白，似兰而细。不用土栽，取大窠者盛以竹篮，或束以妇人头髻，铜铁丝、头发衬之，悬见天不见日处。"明谢肇淛《五杂俎》："吾闽，兰之种类不一，有风兰者，根不着土，丛蟠木石之上，取而悬之檐际，时为风吹，则愈茂盛，其叶花与家兰全无异也。"清李调元《南越笔记》："外有风兰，花如水仙，黄色，从叶心抽出作双朵，系置檐间，无水土自然繁茂。"

[2] 天茄：即丁香茄，旋花科虎掌藤属草本植物。花朵呈紫色，花瓣卷曲，颇为美丽。多生长在田野之中，种子可入药，具有泻下、解蛇毒之功效。清徐珂《清稗类钞·植物类》："天茄，广西思恩府有之，似普通所食之茄而差小，实大如栗，色微紫，中间淡青，生于路旁陂岸间。"

[3] 金豆：金柑的一种，因花蕾似金豆而得名。果实较小，可供观赏，不能食用。清陈淏子《花镜·金柑》："又一种名金豆者，树只尺许，结实如樱桃大，皮光而味甜，植于盆内，冬月可观。"

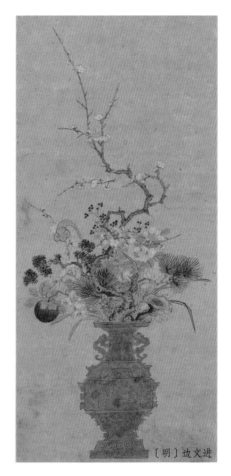

〔明〕边文进

〔4〕金柑：芸香科柑橘属常绿灌木或小乔木。金柑枝繁叶茂，四季常青，开花时清香四溢，白色的花朵小巧可爱，结果后橙黄色的球形果实挂满满树梢，是一种可观叶、观花、观果的小型盆栽树种。清陈淏子《花镜·金柑》："其树不甚大，而叶细，婆娑如黄杨。夏开小白花，秋冬实熟，则金黄色，大如指头，或如弹丸。"

〔5〕金橘：柑橘属的一种。宋韩彦直《橘录》："金橘生山径间，比金柑更小。形色颇类，木高不及尺许。结实繁多，取者多至数升，肉瓣不可分。止一核，味不可食。"也有一说即金柑，清陈淏子《花镜·金柑》："金柑，一名金橘，一名瑞金奴。"

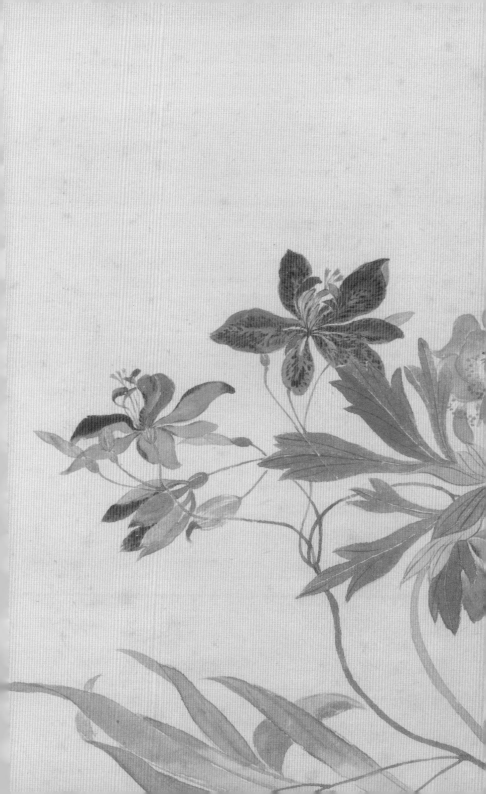

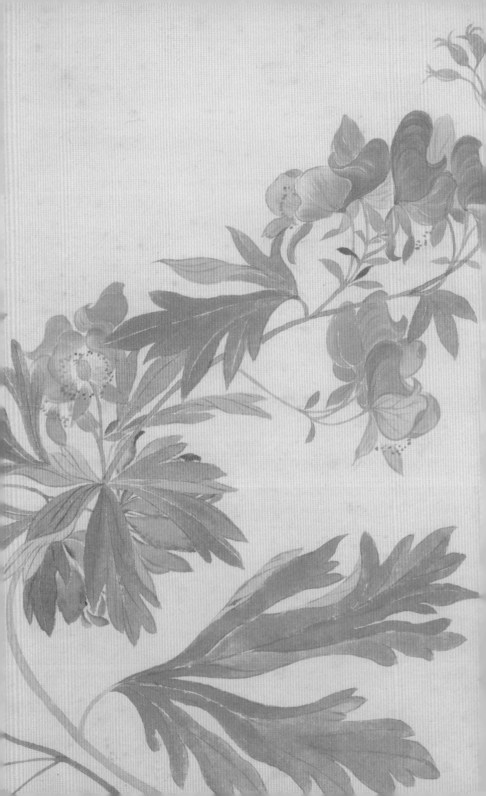